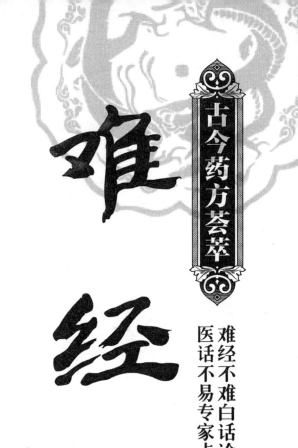

古今药方荟萃

难经

王竹星◎主编

白话精解

难经不难白话诠释　古典奇书传承中医精要

医话不易专家点评　现代白话再现治病奇招

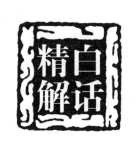

U0353106

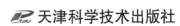

天津科学技术出版社

图书在版编目(CIP)数据

难经白话精解/王竹星主编. —天津:天津科学
技术出版社,2010.5(2018.9 重印)
ISBN 978 - 7 - 5308 - 5361 - 0

I. ①难… Ⅱ. ①王… Ⅲ. ①难经—研究 Ⅳ. ①R221.9

中国版本图书馆 CIP 数据核字(2010)第 048568 号

责任编辑:孟祥刚　王朝闻
责任印制:王　莹

天津科学技术出版社出版
出版人:蔡　颢
天津市西康路 35 号　邮编 300051
电话(022)23332402(编辑室)　23332392(发行部)
网址:www.tjkjcbs.com.cn
新华书店经销
三河市祥宏印务有限公司印刷

开本 710×1000　1/16　印张 20　字数 336 000
2018 年 9 月第 1 版第 2 次印刷
定价:68.00 元

杨　序

　　黄帝八十一难者，斯乃渤海秦越人所作也。越人受桑君之秘术，遂洞明医道，至能彻视腑脏，刳肠剔心，以其与轩辕时扁鹊相类，乃号之为扁鹊。又家于卢国，因命之曰卢医。世或以卢扁为二人者，斯实谬矣。按黄帝有内经二帙，帙各九卷，而其义幽赜；殆难穷览，越人乃采摘英华，抄撮精要。二部经内，凡八十一章，勒成卷轴，伸演其首，探微索隐，传示后昆，名为八十一难。以其理趣深远，非卒易了故也。既弘畅圣言，故首称黄帝。斯乃医经之心髓，救疾之枢机，所谓脱牙角于象犀，收羽毛于翡翠者矣。逮于吴太医令吕广为之注解，亦会合玄宗，足可垂训，而所释未半，徐皆见阙。余性好医方，问道无梣。斯经章句，特承师授。既而耽研无梣，十载于兹。虽未达其本源，盖亦举其纲目。此教所兴，多历年代，非唯文句舛错，抑亦事绪参差。后人传览，良难领会。今辄条贯编次，使类例相从，凡为一十三篇，仍旧八十首。吕氏未解，今并注释。吕氏注不尽，因亦伸之，并别为音义，以彰厥旨。昔皇甫玄晏，总三部为甲乙之科。近世华阳陶贞白，广肘后为百一之制，皆所以留情极虑，济育群生者矣。余今所演，盖亦远慕高仁，迩遵盛德。但恨庸识有量，圣旨无涯，绠短汲深，玄致难尽。

前歙州歙县杨玄操序

滑　序

　　《难经本义》者,许昌滑寿本《难经》之义而为之说也。《难经》相传为渤海秦越人所著,而《史记》不载,隋唐书经籍艺文志乃有秦越人《黄帝八十一难经》二卷之目。岂其时门人子弟,私相授受,太史公偶不及见之耶。考之《史记正义》及诸家之说,则为秦越人书不诬矣。盖本黄帝《素问》《灵枢》之旨,设为问答,以释疑义。其间荣卫度数,尺寸部位,阴阳王相,脏腑内外,脉法病能,与夫经络流注,针刺俞穴,莫不该备。约其辞,博其义,所以扩前圣而启后贤,为生民虑者,至深切也。历代以来,注家相踵,无虑数十,然或失之繁,或失之简。醇疵杂混,是非攻击。且其书经华佗煨烬之余,缺文错简,不能无遗憾焉。夫天下之事,循其故则其道立,浚其源则其流长,本其义而不得其旨者,未之有也。若上古《易》书本为卜筮设子,朱子推原象占,作为本义,而四圣之心以明。《难经本义》窃诸此也。是故考之《枢》《素》,以探其原;达之仲景叔和,以释其绪。凡诸说之善者,亦搜而博致之,缺文断简,则委曲以求之。仍以先儒释经之变例而传疑焉。呜呼!时有先后,理无古今。得其义斯得其理,得其理则作者之心旷百世而不外矣。虽然,斯义也,不敢自谓其已至也。后之君子见其不逮,改而正之,不亦宜乎。

至正辛丑秋九月己酉朔自序

徐　序

　　《难经》，非经也。以《灵》《素》之微言奥旨引端未发者，设为问答之语，俾畅厥义也。古人书篇名义，非可苟称，难者辩论之谓，天下岂有以难名为经者? 故知《难经》非经也。

　　自古言医者，皆祖《内经》，而《内经》之学，至汉而分：仓公氏以诊胜，仲景以方胜，华佗氏以针灸杂法胜，虽皆不离乎《内经》，而师承各别。逮晋、唐以后，则支流愈分，徒讲乎医之术，而不讲乎医之道，则去圣远矣。惟《难经》则悉本《内经》之语，而敷畅其义，圣学之传，惟此为得其宗。然窃有疑焉，其说有即以经文为释者，有悖经文而为释者，有颠倒经文以为释者。夫苟如他书之别有师承，则人自立说，源流莫考，即使与古圣之说大悖，亦无从而证其是非。

　　若即本《内经》之文以释《内经》，则《内经》具在也，以经证经而是非显然矣。然此书之垂已二千余年，注者不下数十家，皆不敢有异议，其间有大可疑者，且多曲为解释，并他书之是者反疑之，则岂前人皆无识乎? 殆非也。盖经学之不讲久矣! 惟知溯流以寻源，源不得，则中道而止，未尝从源以及流也。

　　故以《难经》视《难经》，则《难经》自无可议；以《内经》之义疏视《难经》，则《难经》正多疵也。余始也，盖尝崇信而佩习之，习之久而渐疑其或非，更习之久而信己之必是。非信己也，信夫《难经》之必不可违乎《内经》也。

　　于是本其发难之情，先为申述《内经》本意，索其条理，随文诠释；既乃别其异同，辨其是否，其间有殊法异义，其说不本于《内经》，而与《内经》相发明者，此则别有师承，又不得执《内经》而议其可否。惟夫遵《内经》之训而诠解未洽者，则摘而证之于《经》，非以《难经》为可訾也，正所以彰《难经》于天下后世，使知《难经》之为《内经》羽翼，其渊源如是也。因名之为《经释》。

《难经》所以释《经》，今复以《经》释《难》，以《难》释《经》而《经》明，以《经》释《难》而《难》明。此则所谓医之道也，而非术也。其曰秦越人著者，始见于《新唐书·艺文志》，盖不可定，然实两汉以前书云！

雍正五年三月既望松陵徐大椿叙

叶 序

医书之繁，汗牛充栋，然剽袭伪托者多矣。何从而信之哉，亦在慎辨之尔。辨之法有三：考其年以求其世；此后味其辞而索其旨之浅深；临其诊以证其言之是非，而真伪无所匿矣。执是以观古今医籍，盖十不失一焉。若世传之《难经》者，杨玄操序言渤海秦越人所作，殆难穷考。而仲景《伤寒论》自序，有撰用《素问》《九卷》《八十一难》云云，其为汉以前书无疑，是即史迁《仓公传》所谓扁鹊之脉书也。而《隋书·经籍志》云：《黄帝八十一难》二卷，与杨氏之序不侔。夫难，问难也。经者，问难《黄帝内经》之义也。云黄帝者，或原于此，越人之作，似属可信。自古言医者，皆祖述《内经》。而《内经》十八卷，西晋乱后，亡佚益多。《素问》九卷，梁《七录》隋全元起注本，只有其八，已佚第七一卷。王太仆拉杂《阴阳大论》之文，以补其亡，妄托得自张公秘本，殊不足据。《针经》九卷，唐人搜其残帙，易名《灵枢》，亦非庐山真面。越人去古未远，采摘《内经》精要，意周旨密，虽为华元化烬余之书，经吕广编次，不无衍阙。然医经补逸，独赖此篇，厥功伟矣。惟理趣深远，非浅学得窥堂奥。故诠注者亡虑数十家，间见精义，究不能处处实有指归，岂得为后学津筏，读者病之！霖学识庸陋，难探元微，谨考经文，寻其意旨，旁采群籍，资为左证。质以诸贤之笺释，西士之剖验，以正其义。非敢启幽前秘，嘉惠来兹，唯在讲肆之际，取便翻阅尔。

目 录

难经白话精解

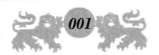

目 录

难经 白话精解

目 录

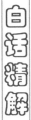

难经 白话精解

难经 白话精解

第一难

一难曰：十二经中皆有动脉①，独取寸口，以决五藏六府死生吉凶之法，何谓也②？

然：寸口者，脉之大会，手太阴之脉动也③。人一呼脉行三寸，一吸脉行三寸，呼吸定息，脉行六寸④。人一日一夜，凡一万三千五百息，脉行五十度周于身。漏水下百刻，营(诸本均作荣。下同)卫行阳二十五度，行阴亦二十五度，为一周也，故五十度复会于手太阴。寸口者，五藏六府之所终始，故法取于寸口也⑤。

注 释

①指手足三阴三阳经在体表都有动脉显现。

徐灵胎：十二经，手足三阴三阳也。动脉，脉之动现于外，如手太阴天府、云门之类，按之其动亦应手是也。

滑寿：十二经，谓手足三阴三阳合为十二经也。手经则太阴肺，阳明大肠，少阴心，太阳小肠，厥阴心包，少阳三焦也。足经则太阴脾，阳明胃，少阴肾，太阳膀胱，厥阴肝，少阳胆也。皆有动脉者如手太阴脉动中府、云门、天府、侠白，手阳明脉动合谷、阳溪，手少阴脉动极泉，手太阳脉动天窗，手厥阴脉动劳宫，手少阳脉动和髎，足太阴脉动箕门、冲门，足阳明脉动冲阳、大迎、人迎、气冲，足少阴脉动太溪、阴谷，足太阳脉动委中，足厥阴脉动太冲、五里、阴廉，足少阳脉动下关、听会之类也。谓之经者，以荣卫之流行，经常不息者而言。谓之脉者，以血气之分衮行体者而言也。故经者，径也。脉者，陌也。越人之意，盖谓凡此十二经，经皆有动脉，如上文所云者，今置不取，乃独取寸口，以绝脏腑死生吉凶何耶！

吕广：是手足经十二脉也。

丁德用：十二经皆有动脉者，人两手足各有三阴三阳之经也，以应天地各有三阴三阳之气也。所谓天地三阴三阳，各有所主。其时自春分节后，到夏至之前九十日，为天之三阳所主也；夏至之后，秋分之前九十日，天之三阴所主也；秋分节后，冬至之前九十日，是地之三阴所主也；冬至之后，春分节前九十日，地之三阳所主也。凡左右上下，各有此三阴三阳之气，合为十二。故人亦有十二经也，所主左右上下之分也。又，入膈以上者，手三阴三阳所主也，即通于天气；膈以下，足三阴三阳所主也，即通于地气。其通天气者，为气为脉，其通地气者，主味归形。故十二经通阴阳行气血也。又，经者，径也，递相溉灌，无所不通。所以黄帝云：十二经处百病决死生，不可不通也。其言十二经皆有动脉者，即在两手三部各有会动之脉也。即左手寸部，心与小肠动脉所出也。心脉曰手少阴，心包络脉曰手心主，小肠脉曰手太阳，其应东南方君火，在巽是也。左手关部，肝胆动脉所出也，肝脉曰足厥阴，胆脉曰足少阳，其应东方木，在震是也。左手尺部，肾与膀胱动脉所出也。肾脉曰足少阴，膀胱脉曰足太阳，其应北方水，在坎是也。右手寸部，肺与大肠动脉所出也。肺脉曰手太阴，大肠脉曰手阳明，其应西方金，在兑是也。右手关部，脾胃动脉所出也。脾脉曰足太阴，胃脉曰足阳明，其应中央土，在坤是也。右手尺部，心包络与三焦动脉所出也。心包络曰手厥阴，三焦脉曰手少阳。其应南方相火，在离是也。此三部动脉所出，故经言皆有动脉也。

杨曰：凡人两手足，各有三阴脉三阳脉，合十二经脉。肝脉曰足厥阴，脾脉曰足太阴，肾脉曰足少阴，胆脉曰足少阳，胃脉曰足阳明，膀胱脉曰足太阳，肺脉曰手太阴，心脉曰手少阴，心包络脉曰手心主，大肠脉曰手阳明，水肠脉曰手太阳，包络脉曰手厥阴，三焦脉曰手少阳。凡脉皆双行，故有六阴六阳也。

吕广：足太阳动委中，足少阳动耳前。

杨曰：下关穴也，又动悬钟。

吕广：足阳明动跗上。

杨曰：冲阳穴也，在足跗上，故以为名。又动颈人迎，又动大迎。

吕广：手太阳动目外眦。

杨曰：瞳子髎穴也。

吕广：手少阳动客主人。

杨曰：又动听会。

吕广：手阳明动口边。

杨曰：地仓穴也。

吕广：又动阳溪，足厥阴动人迎。

杨曰：按人迎乃足阳明脉，非足厥阴脉也。

吕广：厥阴动人迎，误矣。人迎通候五脏之气，非独因厥阴而动也。按厥阴脉动于回骨焉。

吕广：足少阴动内踝下。

杨曰：太溪穴也。按此动脉非少阴脉也，斯乃冲脉动耳。冲脉与少阴并行，因谓少阴脉动，其实非也。亦吕氏之谬焉。少阴乃动内踝上五寸间也。经曰：弹之以候死生是也。

吕广：足太阴动髀上。

杨曰：箕门穴也。

吕广：手少阴动腋下。

杨曰：极泉穴也，又动灵道、少海。

吕广：手心主动劳宫，手太阴脉动太渊。

杨曰：又动尺泽、侠白、天府也。

虞庶：吕、杨二注，惟各取其经脉流行之穴。言其动脉，与本经下文独取寸口之义，不相乘也。庶今举之。经曰：脉会太渊。太渊在两手掌后鱼际间，乃手太阴脉之动也。太阴主气，是知十二经脉会于太渊。故圣人准此脉要会之所，于人两手掌后鱼际间，分别三部，名寸、尺、关，于三部中诊其动脉，乃知人五脏六腑虚实冷热之证。谓一经之中，有一表一里。来者为阳，去者为阴。两手合六部，六部合之为十二经，其理明矣。察阳者，知病之所在。察阴者，知死生之期。故曰十二经皆有动脉也，乃合诊法。

②寸口，又叫脉口、气口，即桡骨动脉在腕部的显现处，属手太阴肺经动脉。决，此指依据脉诊而做出判断。死生吉凶，指疾病的各种预后情况。

徐灵胎：寸口，即太渊、经渠穴之分，兼两手上中下三部脉也。

滑寿：此一篇之大旨，下文乃详言之。寸口，谓气口也。居手太阴鱼际，却行一寸之分。气口之下曰关曰尺云者，皆手太阴所历之处。而手太阴又为百脉流注，朝会之始也。《五脏别论》帝曰：气口何以独为五脏主？岐伯曰胃者，水谷之海，六腑之大源也。五味入口，藏于胃以养五脏气，而变见于气口也。《灵枢》第一篇云：脉会太渊。《玉版论》云：行奇恒之法，自太阴始。注谓先以气口太阴之脉，定四时之正气，然后度量奇恒之气也。《经脉别论》云：肺朝百脉。又云气口成寸以决死生。合数论而观之，信之。寸口当手太阴之部，而为脉之大会明矣。此越人立问之意。所以独取夫寸口，而后世宗之，为不易之法。著之篇首，乃开卷第一义也。学者详之。

丁德用：夫独取寸口诊法者，其一指指下，各有上下左右长短浮沉滑涩迟数，见病吉凶也。此法是黄帝《脉要精微论》中之旨也。越人引此一篇，以为众篇之首也。昔黄帝问曰：诊法何如？岐伯对曰：常以平旦，阴气未动，阳气未散，饮食未进，经脉未盛，络脉调匀，气血未乱，乃可诊有过之脉。切脉动静，视精明，察五色，视五脏有余不足，形之盛衰，参伍决死生之分也。此者是独取寸口之法也。

杨曰：自难曰至此，是越人引经设问。从然字以下，是解释其义。余悉如此，例可知也。

叶霖：首发一难，问手足十二经皆有动脉，何以独取寸口以决死生，以起下文之义。按：五脏六腑之气，昼夜循环，始于肺而终于肺，是肺为一身之主气，而寸口乃肺之动脉，在太渊、经渠之分，为脉之大会，故越人独取此以候五脏六腑之气。然诸经动脉，不可不知，否则握手不及足，难免长沙之呵斥矣。手阳明大肠脉动合谷(在手大指次指歧骨间)，手少阴心脉动极泉(在臂内腋下筋间)，手太阳小肠脉动天窗(在颈侧大筋间曲颊下)，手少阳三焦脉动和髎(在耳兑发陷中)，手厥阴心包络脉动劳宫(在掌中屈中指无名指尽处是)，足太阳膀胱脉动委中(在膝腘约纹里)，足少阴肾脉动太溪(在足踝后跟骨上)，足太阴脾脉动冲门(在期门下，同身寸之一尺五分)，足阳明胃脉动冲阳(足大指次指陷中为内庭；上内庭，同身寸五寸是)，足厥阴肝脉动太冲(足大指本节后，同身寸二寸是)，足少阳胆脉动听会(在耳前陷中)。考《明堂针灸图》《甲乙经》诸书，指称动脉者二十余穴，惟此十余穴，或可用以诊候，而此十余穴中，又以太溪、冲阳、太冲三足脉为扼要也。

③大会，指经脉的主要会合处。其机理源于肺朝百脉。百脉会于肺，通过寸口脉显现其生理病理情况。

徐灵胎：会，聚也。手太阴，肺之经也。大会，《灵·动输篇》云：胃为五脏六腑之海，其气清上注于肺，肺气从太阴而行之，其行也，以息往来是也。又《灵·经脉篇》云，手太阴之脉，循鱼际，出大指之端。

吕广：太阴者，肺之脉也。肺为诸脏上盖，主通阴阳。故十二经皆会手太阴寸口，所以决吉凶者。十二经有病，皆见寸口。知其何经之动，浮沉滑涩，春秋逆顺，知其死生也。

丁德用：其手太阴者，是右手寸部也，为肺，主其气，为五脏六腑之华盖，凡六脏六腑有病皆见于气口。故曰大会也。

虞庶：五味入胃，化生五气。五味者，甘、辛、咸、苦、酸。五气者，臊、腥、香、焦、腐。乃五行之气味也。其味化气，上传手太阴。太阴主气，得五气以溉灌五脏。若胃失中和，则不化气，手太阴无所受，故寸口以浮、沉、长、短、滑、涩，乃知病发于何脏。故经云：寸口者，脉之大要会也。《五脏别论》曰：五味入口，以藏于胃，以养五脏气。本经曰：人受气于谷。《玉机真脏论》曰：因胃气乃能至手太阴。《阴阳应象大论》曰：味归形，形归气，气归精，精归化。夫如是，则知人之气自味而化，上传手太阴。故寸口为要会也。

叶霖：然，答辞。会，聚也。手太阴，肺之经，言肺主气，十二经之脉动，皆肺气鼓之,故肺朝百脉,而大会于寸口。寸口者,即《素问·经脉别论》"气口成寸,以决死生"之义,故曰寸口。寸口三部,鱼际为寸,太渊之高骨为关,经渠为尺,是手太阴肺经之动脉也。人之饮食入胃,其清气上注于肺,以应呼吸,而行脉度。越人立问之意,所以独取夫寸口,而后世宗之,为不易之法,四十五难脉会太渊,亦此义也。

④一呼一吸谓之息。呼吸定息,是把呼吸之间确定为一个时间单位。以此推测气血在经脉中的运行长度。

徐灵胎:呼,出气也。吸,内气也。《灵·五十营篇》:人经脉上下、左右、前后二十八脉,周身十六丈二尺……呼吸定息,气行六寸……二百七十息,气行十六丈二尺……一周于身……一万三千五百息,气行五十营于身。度,过也,犹言过一次也。二十八脉实数,详《灵·脉度篇》。

吕广:十二经、十五络、二十七气,皆候于寸口,随呼吸上下。呼,脉上行三寸;吸,脉下行三寸。呼吸定息,脉行六寸。二十七气,皆随上下行,以癗行于身,痳行于脏,昼夜流行,无有休息时。

丁德用:言人一呼脉行三寸,一吸脉行三寸,呼吸定息,脉行六寸者,即是天地阴阳升降定息也,即是周于六甲,而又日月晓昏。人呼吸上下,以六气周身,故乃法定息六寸也。

⑤五十度,即五十周次。人体气血遍行五脏六腑十二经脉为一周次。《灵枢·营卫生会篇》认为气血昼夜间在人体运行五十周次。漏水,古时的计时器,又称壶漏,滴水授时,日夜百刻制。为一周也,此指昼夜五十周次为一周遍单位。营卫,即营气与卫气。终始,指气血出于手太阴而会于手太阴。法取于寸口,依规律取脉于寸口。

徐灵胎:漏水下百刻,按《隋志》刻漏始于黄帝。一昼一夜定为百刻,浮箭于壶内,以水减刻出,分昼夜之长短。营卫,《灵·营卫生会篇》云:人受气于谷,谷入于胃,以传于肺,五脏六腑,皆以受气,其清者为营,浊者为卫,营在脉中,卫在脉外是也。合言脉,则营卫在其中矣。日行阳而夜行阴,昼夜各二十五度,则五十度为一周也。盖昼夜有长短,此举其中而言。其行阳行阴、起止出入之法,详《灵·卫气行篇》。起于手太阴,止于手太阴,故曰终始。五脏六腑之气皆现于此,故取寸口可以决生死吉凶也。《灵·营卫生会篇》云:营出于中焦,卫出于下焦。帝曰:愿闻三焦之所出。岐伯曰:上焦出胃上口,并咽贯膈……循太阴之分而行,还至阳明,上至舌,下足阳明,常与营俱行于阳二十五度,行于阴亦二十五度,一周也,故五十度而复大会于手太阴矣。此营卫之常度也。

吕广:人一息脉行六寸,十息脉行六尺,百息脉行六丈,千息六十丈,万息六百丈，一万三千五百息，合为八百一十丈为一周。阳脉出行二十五度，阴脉入行二十五度，合为五十度。阴阳呼吸，覆溢行周毕度数也。脉行周身毕，即漏水百刻亦毕也，谓一日一夜漏刻尽。天明日出东方，脉还寸口，当复更始也。故曰：寸口者，五脏六腑之所终始也。

丁德用：按旧经注，其脉息以为八百一十丈，即当水下二刻，得周身一度。如百刻，计周身五十度。如此，则行阳五十度，行阴亦五十度。此乃甚与经意不同也。经言行阳二十五度，行阴二十五度，共得五十度而复会也。所谓行阳行阴各二十五度者，谓一岁阴阳始于立春，交相复会于立春，故行五十度也。日之晓昏，人之寤寐，皆在于平旦，日行二十四时，复会于是。人气始自中焦，注手太阴，行其经络，计二十四，亦复交会于手太阴。其右寸内有穴太渊，是脉之大会始终。故各计二十五。所以言寸口者，脉之终始也。

虞庶：二百七十息，脉行一十六丈二尺，及一周身，应漏水二刻。一万三千五百息，脉行八百一十丈，应漏水下百刻。是知一日一夜，行五十周于身。凡行阴阳，分昼夜，是故行阳二十五度，行阴二十五度也。

叶霖：此承上文言，人谓平人，不病而息数调匀者也。《灵枢·五十营篇》：漏水下百刻，以分昼夜，人一呼脉再动，气行三寸，一吸脉亦再动，气行三寸，呼吸定息，气行六寸，十息气行六尺，二百七十息，气行十六丈二尺，气行一周于身，水下二刻，二千七百息，气行十周于身，水下二十刻，一万三千五百息，气行五十营于身，水下百刻，凡行八百一十丈。《营卫生会篇》：人受气于谷，谷入于胃，以传于肺，其清者为营，浊者为卫，营在脉中，卫在脉外；营周不休，五十度而复大会，卫与营俱行阳二十五度，行阴二十五度，一周也，故亦五十度而复大会于于太阴矣。《素问·平人气象论》：人一呼脉再动，一吸脉再动，呼吸定息，脉五动，闰以太息，命曰平人。是脉者，营气也。行经脉一日五十周，今日平旦始于于太阴之寸口，明日平旦又会于手太阴之寸口，此五脏六腑之所终始，故取法于寸口也。按：脉者，血中之气也。经言营气，取营运于中之义。西医言食入于胃至小肠，皆有微丝管吸其精液，上至颈会管，过肺入心左上房(心体中空，四壁嶙峋，或凹或凸，中有直肉隔之，故称左房右房，左右半截。又有横肉间之，以分上下，筋丝数条牵连，故自能开阖，以应呼吸也)，化赤为血，此即清者为营也。其血从左上房落左下房，入总脉管，由脊之膂筋，循行经脉之间，一日夜五十度周于身，尽八百十丈之脉道，以应呼吸。漏下者，营气也。若夫卫气，取卫护于外之义，经脉中之血气，由脉管之尾，出诸气街，入微丝血管(经谓孙络者是也)，与阳明之悍气(人之饮食，五味杂投，奚能无毒，西医谓之炭气者此也)相合，散

布通体皮腠之间,充肤热肉,淡渗毫毛,此即浊者归卫也。脉管之赤血,既入微丝血管,合阳明悍气,则其色渐变渐紫(西医因其有毒,谓之炭气),散布遍体,渐并渐粗,而接入回血管(经谓络脉者是也)之尾,血入回血管,内而脏腑,外而经脉并脉管,交相逆顺而行。外行经脉者,有阴阳之别,一支浮于肌腠之上,一支沉于分肉之间,即阳络行于皮表,阴络行于皮里,而皆与脉管偕行,经言营行脉中,卫行脉外者是也。回血管内外行遍,入总回管,至心右上房,落右下房,递入于肺,呼出悍气,吸入生气,其血复化为赤,入心左上房,阴阳相贯,如环无端者,此之谓也。然气中有血,血中有气,气与血不可须臾之相离,乃阴阳互根,自然之理也。夫运行经脉中之血气,周夜行五十周者,如月之应水,流贯地中,其行疾。出诸气街,合阳明悍气,缠布周身之血气,昼夜行一周者,如日随天道,绕地环转,其行迟,故人与天地参也。行阴行阳者,阴络阳络中血气随经脉偕之卫气也。至若外邪袭入,热伤气,寒伤血,当责诸孙络缠布周身之卫气。伏气内发,当责诸络脉中之卫气。浮于脉外者,可刺之以泄其气。沉于脉内者,宜急攻以杀其毒。诊脉察病,当责诸运气脉管之营气。盖血入心之上房,落下房,过总脉管,皆开阖声与呼吸相应,故可候脉之动数,而西医听声以辨心疾,亦取乎此。

语 译

一难谈到:十二经同时显现出动脉,而单独取按寸口部脉象,就可以判断五脏六腑疾病的轻重以及预后佳恶,道理何在呢?

答:寸口部位,为十二经脉之经气总会合的地方,为手太阴肺经经脉的搏动处。正常人一呼脉气行三寸,一吸脉气同样行三寸,一次呼吸终了,脉气总共行六寸。人在一昼夜间,总共呼吸 13 500 次,脉气在人体五脏六腑十二经脉循行 50 周次,环周于全身。在昼夜百刻的时间内,营卫在白天循行 25 周次,在黑夜也循行 25 周次,这就是营卫昼夜间运行的周遍情况,故 50 周次后重又于手太阴肺的寸口处会合。寸口的部位,是五脏六腑气血循环运行的起止点,所以诊脉依据气血运行法则可以独取于寸口。

第二难

二难曰:脉有尺寸,何谓也?

然:尺寸者,脉之大要会也①。从关至尺是尺内,阴之所治也;从关至鱼际是寸口内,阳之所治也②。故分寸为尺,分尺为寸③。故阴得尺中一寸④,阳得寸内九分⑤,尺寸终始一寸九分,故曰尺寸也⑥。

注 释

①尺寸,此指寸口脉部的两个分位,即自《难经》以来寸口脉法的寸关尺三部的尺部和寸部。要会,切脉的重要部位。

徐灵胎:要会,言要切之地、会聚之处也。

滑寿:尺,《说文》云:尺,度名,十寸也。人手却十分动脉为寸口,十寸为尺,规矩事也。古者寸尺,只寻常仞诸度量,皆以人主体为法,故从尸从乙。象布指之状。寸,十分也。人手却一寸动脉谓之寸口,从又从一。

吕广:诸十二经脉,三部九候,有病者皆见于尺寸。故言脉之大要会也。

丁德用:旧经注此说为五脏六腑之法者,非也。大要会者,谓尺寸阴阳往复,各有要会也。

叶霖:会,聚也。要会者,言切要聚会之处也。人之一身,经络营卫,五脏六腑,莫不由于阴阳,而或过与不及,于尺寸见焉,故为脉之大要会也。一难言寸口为脉之大会,以肺朝百脉而言也。此言尺寸为脉之大要会,以阴阳对待而言也。

②关,尺部和寸部的界位,在桡骨茎突部。至尺,到尺部,此处尺指尺泽部,即腕至肘部。鱼际,拇指鱼际部。

徐灵胎:关者,尺寸分界之地,《脉诀》所谓高骨为关是也。关下为尺,生肾肝而沉,故属阴。鱼际,大指本节后内廉大白肉名曰鱼,其赤白肉分界甲鱼际也。关上为寸口,主心肺而浮,故属阳治理也。

滑寿:关者,掌后高骨之分,寸后尺前两境之间,阴阳之界限也。从关至尺泽谓之尺。尺之内,阴所治也。从关至鱼际是寸口,寸口之内,阳所治也。

吕广:至尺者,言从尺至关。其脉见一寸。而言尺者,是其根本。寸口长一寸,而脉见九分。阳数奇,阴数偶也。

叶霖:关者,尺寸分界之地,《脉诀》所谓高骨为关是也。关下为尺,主肾肝而沉,故属阴。鱼际,大指本节后内廉大白肉名曰鱼,其赤白肉分界即鱼际也。关上为寸口,主心肺而浮,故属阳。治,理也。欲明阴阳为病之治者,须于尺寸候之也。

③此句意为关前分出一寸余而为尺;关后分出一尺余而为寸。

徐灵胎:此二句释尺寸二字极明晓。言关上分去一寸,则余者为尺;关下分去一尺,则余者为寸,此言尺寸之所以得名也。

滑寿:寸为阳尺为阴,阳上而阴下。寸之下尺也,尺之上寸也。关居其中,以为限也。分寸为尺,分尺为寸,此之谓欤。分犹别也。

丁德用:分寸为尺者,人从关至尺泽穴当一尺也。于其尺内,分一寸以代一尺之法。是故分寸为尺,分尺为寸也。

叶霖:寸为阳,尺为阴,阳上而阴下,寸之下尺也,尺之上寸也,关居其中以为限也。言分寸为尺,分尺为寸者,谓关上分去一寸,则余者为尺,关下分去一尺,则余者为寸,此明尺寸之所以得名也。

④关后尺部为阴,关后至肘部为一尺,而常人之脉显现一寸。

丁德用:阴数偶也。

⑤关前寸部为阳,常人之脉显现九分。

徐灵胎:此二句又于尺寸之中分其长短之位,以合阴阳之数。一寸为偶数,九分为奇数也。盖关以下至尺泽,皆谓之尺,而诊脉则止候关下一寸;关以上至鱼际,皆谓之寸,而诊脉止候关上九分,故曰尺中一寸,寸内九分也。

滑寿:老阴之数终于十,故阴得尺内之一寸;老阳之数极于九,故阳得寸内之九分。

丁德用:阳数奇也。

叶霖:此又于尺寸中分其长短之位,以合阴阳之数,一寸为偶数,九分为奇数也。盖关以下至尺泽,皆谓之尺,而诊脉则止候关下一寸,关以上至鱼际,皆谓之寸,而诊脉止候关上九分,故曰尺中一寸,寸内九分也。

⑥此指常人之寸口脉显现的总长度为一寸九分。这里的尺寸均指同身寸。

徐灵胎:此又合尺寸之数而言。然得一寸不名曰寸,得九分不名曰分者,以其在尺之中,在寸之中也。

滑寿:寸为尺之始,尺者寸之终。云尺寸者,以终始对待而言。其实贮寸得九分,尺得一寸,皆阴阳之盈数也。庞安常云:越人取手太阴之行度鱼际后一寸九分,以配

阴阳之数。盖谓此也。

丁德用：尺寸之法，旧经有注，言诸家所传撰不同。执引三寸，辄相去一寸，以备三寸，并不见一寸九分之理。其一寸九分之法者，盖为尺寸之位，各有阴阳始终也。阳气者，生于尺而动于寸。阴气者，生于寸而动于尺。是以法阳气始生于立春，上至芒种之节，其数九，三阳旺于前，法寸内九分而浮。夏至之节，其气下行，至立冬而终。其数十，即三阴旺于后，法尺内一寸而沉。故知尺寸各有终始也。此是越人引其阳中阴阳始终也。所谓阴中阴阳始终也者，阴气复从立秋而生，下至冬至之节，其数十。冬至之后，随少阳上行，至立夏之节，其数九，此者，天地阴阳始终。故法尺寸阴阳各有始终也。天地要会之门在于四立，谓之天门、地户、人门、鬼门。人之气口人迎左右神门，亦法也。

杨曰：寸、关、尺三位，诸家所撰，多不能同，故备而论之，以显其正。按皇甫士安脉诀，以掌后三指为三部，一指以下为六分，三部凡一寸八分。华佗脉诀云：寸尺位各八分，关位三分，合一寸九分。王叔和《脉诀》云：三部之位，辄相去一寸，合为三寸。诸经如此差异，则后之学者，疑惑弥深。然脉法始于黄帝，《难经》起自扁鹊。此之二部俱祖宗，诸家诸论盖并枝叶尔。正可务本遗末，不容逐末忘本。今的举指归，用明人要，宜依黄帝正经，以掌后三寸为三部，则寸与关尺各得一寸，备三才之义也。此法永定，不可移改。其王叔和可谓得之矣。凡诊脉者，先明三部九候之本位，五脏六腑之所出，然后可以察其善恶，以别浮沉。如其本位尚迷，则病源莫辨，欲其愈疾，亦难矣哉。三部者，寸、关、尺也。九候者，天、地、人也。一部之中则有天、地、人，三部之中合为九候，以候五脏之气也。其五脏六腑所出者，左手寸口者，心与小肠脉之所出也。关上者，肝与胆脉之所出也。尺中者，肾与膀胱脉所出也。关前一分者，人迎之位也。关后一分，神门之位也。右手寸口者，肺与大肠脉之所出也。关上者，脾与胃脉之所出也。尺中者，命门、三焦脉之所出也。关前一分者，气口之位也。关后一分者，神门之位也。凡五脏之脉并为阴，阴脉皆沉。六腑之脉并为阳，阳脉皆浮。假令左手寸口脉浮者，小肠脉也，沉者，心之脉也。余皆仿此。斯乃脉位之纲维，诊候之法式也。

虞庶：杨氏诸论，数家寸尺长短部分，互有不同，令后人难为依据。虞今明之以示后学。华佗之说，乃如《脉经》言，果不诊矣。王叔和以三寸为式，义有隐微，此乃黄帝正经之说，岂有误也。况上古以一肤指为四寸，王叔和必取其肤指之三寸，与今之一寸九分，短长相近也。何休注《公羊传》云：侧手为肤，按指为寸，即其义也。况越人生于周，采《灵枢》《素问》作此《难经》。今之寸尺度量，乃周之制也。故越人取一寸九

分为定式,乃天九地十之义也。

叶霖:寸为尺之始,尺者寸之终,云尺寸者,以终始对待而言,其实贮寸得九分,尺得一寸,背阴阳之盈数也。然得一寸不名曰寸,得九分不名曰分者,以其在尺之中在寸之中也。

语 译

二难问道:诊脉部位,有的称为尺,有的称为寸,这是什么意思呢?

答:尺和寸的部位,为十二经脉重要的会合之处。从关部到尺泽属于尺部的范畴,为阴气所治理;从关部到鱼际属于寸部的范畴,归阳气所治理。所以分开关部以上的一寸余下为尺部,分开关部以下的一尺而向上为寸部。阴位取尺内的一寸,阳位取寸内的九分,尺和寸的起止为一寸九分长,所以叫做尺寸。

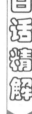

第三难

三难曰：脉有太过，有不及，有阴阳相乘，有覆有溢，有关有格，何谓也？

然：关之前者，阳之动也，脉当见九分而浮。过者，法曰太过；减者，法曰不及。遂上鱼为溢，为外关内格，此阴乘之脉也①。关以后者，阴之动也，脉当见一寸而沉。过者，法曰太过；减者，法曰不及。遂入尺为覆，为内关外格，此阳乘之脉也②。故曰覆溢，是其真藏之脉，人不病而死也③。

📖 **注释**

①太过，指脉势超出本位。不及，指脉势不达本位。乘，乘袭之义，指一方气势压倒另一方。覆，本为覆盖之义，在此似是脉势沉潜。溢，本为满溢之义，在此似是脉势浮越。脉气覆溢均为死脉。关，闭阻。格，阻抗、格拒之义。真脏脉，《素问·玉机真脏论》："诸真脏脉见者，皆死不治也……病甚者，胃气不能与之俱至于手太阴，故真脏之独见，独见者病胜脏也，故曰死。"依此，真脏脉又私无胃气之脉，即死脉。

徐灵胎：太过、不及，病脉也。阴乘阳，则阴过而犯阳；阳乘阴，则阳过而犯阴，此太过不及之甚。覆、溢、关、格，又相乘之甚者也。详见下文。关前为阳，见上文。浮，阳之象也。过，谓浮出九分也。减，谓浮不至九分也。鱼，即鱼际。上鱼，浮至鱼际，太过之甚也。溢，满而出于外也。关格，据三十七难言阳气太甚，则阴气不得相营，故曰关；阴气太盛，则阳气不得相营，故曰格。则此云外关者，外而阳盛越于外；内格者，内而阴盛距于内也。阴乘，阴气上乘阳位也。

滑寿：太过不及，病脉也。关格覆溢，死脉也。关格之说，《素问·六节脏象论》及《灵枢》第九篇、第四十九篇，皆主气口人迎，以阳经取决于人迎，阴经取决于气口也。今越人乃以关前关后言者，以寸为阳而尺为阴也。

吕广：过者，谓脉过九分。出一寸名曰大过。减者，脉不及九分，至八分、七分、六分也。此为不及之脉也。遂上鱼者，出一寸至鱼际也。一名溢脉，一名外关之脉，一名内格之脉，一名阴乘之脉。一脉有四名也。

丁德用：太过者，寸脉本脉浮，又加实大，是为阳太过也。上鱼者，阴阳溢。浮而

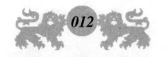

损小者,是阳不及也。阳不及则阴乘之,又名阴溢,此者,是外关内格。

虞庶:气有余,脉乃太过,气不足,脉乃不及,外关则内脉不得出。故曰不及,亦曰阴乘脉。内格则外脉不得入,故曰太过,亦曰溢脉,下文关后之义。反此言之也。

叶霖:此言太过不及,皆病脉也。阴乘阳,则阴太过而犯阳,为阳不及;阳乘阴,则阳太过而犯阴,为阴不及。若相乘之甚者,则为覆溢之脉,而成关格之证。关前为阳,寸脉所动之位。脉见九分而浮,九,阳数,寸之位浮,阳脉是其常也。过谓过于本位,过于常脉,不及谓不及本位,不及常脉,是皆病脉也。遂者,径行而直前也。鱼,即鱼际。溢,如水之溢满,而出于外也。阳气太盛,则阴气不得相营,故曰关。阴气太盛,则阳气不得相营,故曰格。此阴乘阳位,其脉遂溢于鱼际之分,而成外关内格之证也。

②关以后者,关指寸关尺三部之关。关以后指尺部。内关外格,关指阻闭之义。

徐灵胎:关后为阴。沉,阴之象也。过,谓沉过一寸也。减,谓沉不及寸也。尺,一寸后尺中也。覆,反而倾也。内关,谓阳反在下,居阴之位;外格,谓阴反上越,居阳之位也。阳乘,阳气下入阴中也。

吕广:过者,谓脉出过一寸,至一分、二分、三分、四分、五分,此太过之脉也。减者,谓不满一寸,脉见八分、七分、或六分、五分,此为不及之脉。遂入尺以言覆。覆脉者,脉从关至尺泽皆见也。此覆行之脉。所以言覆者,脉从关至尺泽,脉见一寸,其余伏行不见也。今从关见至尺泽,故言覆行也。一名覆脉,一名内关,一名外格,一名阳乘之脉也。

丁德用:太过者,为尺脉本沉,又加实大,名曰阴太过。沉之损小者,是谓不及。阴不及则阳入乘之,此为阳覆,又名内关外格也。

叶霖:关后为阴,尺脉所动之位。脉见一寸而沉,一寸阴数,尺之位沉,阴脉是其常也。过谓过于本位,过于常脉;不及谓不及本位,不及常脉,皆病脉也。覆者,如墙之倾覆也。经云:阳气太盛,则阴气不得相营也。以阴不得营于阳,阳遂下陷而覆于尺之分,此阳乘阴位之脉,而成内关外格之证也。

③真脏脉,又称无胃气之脉,即死脉。不病,指没有脉象之外的明显症候表现。

徐灵胎:真脏之脉,谓脏气已绝,其真形独现于外,不必有疾病而可决其必死也。按此当与三十七难合观之。

滑寿:经曰:阳气太盛,则阴气不得相营也。以阴气不得营于阳,阳遂下陷而覆于尺之分,为内关外格也。内关外格,谓阴内闭而不上,阳从而外入以格拒之。此阳乘阴位之脉也。覆如物之覆,由上而倾于下也;溢如水之溢,由内而出乎外也。覆溢

难经 白话精解

之脉，乃孤阴独阳，上下相离之诊，故曰真脏之脉，谓无胃气以和之也。凡人得此脉，虽不病犹死也。

吕广：脉来见如此者，此皆诸病相乘克之脉，非谓外邪中风伤寒之类。脉已见，人虽未病即死，不可治也。

丁德用：此者是自有增损，使阴阳不守本位。有此覆溢，故形不病而死也。

虞庶：阴阳不相荣，脉乃上鱼入尺。故曰覆溢之脉。脉既覆溢，此由关格所致欤。本经曰：关格者，不得尽其命而死也，不病亦死。

叶霖：覆溢之脉，乃阴阳离决之征。若覆溢之微，虽关格重证，犹或未至危殆。若覆溢之甚，为真脏之脉。真脏者，谓脏气已绝，其真形独现于外，不必有疾病，而可决其必死也。按：脉乃血中之气，谓之营气。西医言谷食入胃，其精液及至颈，过肺奉心，化赤为血，应呼吸，行脉道。即《灵枢·营气篇》云：营气之道，内谷为宝，谷入于胃，乃传之肺，流溢于中，布散于外，精专者行于经隧，常营无已，终而复始者是也。盖脏气者，不能自至于手太阴，必因于胃气，乃至于手太阴，是左右寸口，虽属于肺，而皆有阳明胃气，鼓舞其间，故胃为脉之根，肺为脉之干也。《素问·脉要精微论》云：阴阳不相应，病名曰关格。《六节脏象论》以人迎一盛至四盛以上为格阳，寸口一盛至四盛以上为关阴。而《灵枢·终始》《禁服》诸篇，亦以人迎四盛，且大且数，名曰溢阳，溢阳为外格。脉口四盛，且大且数，名曰溢阴；溢阴为内关不通，死不治。人迎与太阴，脉口俱盛四倍以上，命曰关格。关格者，与之短期。此人迎寸口，指结喉两旁人迎，太渊、经渠间之寸口而言也。越人既独取寸口，不诊十二经动脉，无取乎结喉之人迎。推溢阳为外格，溢阴为内关之意，知人迎为寸口肺脉之根，寸口为人迎胃脉之干，人迎脉大至一倍二倍三倍四倍，未有不变见于气口者，以根大而干亦大也。如人迎四倍以上为外格证，则寸口之脉，亦溢于鱼上为溢阳脉，以应人迎之气，为其根干相通，是寸口以上可察人迎之气，而结喉两旁之人迎亦不必诊也。此越人独取寸口，以尺寸分覆溢关格脉证之意也。后之注《难经》者，不能达越人之意，多主此一脉四名之说，或谓人迎当诊于结喉两旁，死于句下，泥执经文，皆属误会。不知此节大旨，诊尺寸以详阴阳相乘之候，而察关格之病也。故其设问，谓古之论脉者，曰太过，曰不及，曰阴阳相乘，曰覆溢，曰关格，若是说来，各有所异否？答辞始举关之前后，申明阴阳之位，而以过之与减，解太过不及为脉之形势，以上鱼入尺，解覆溢为脉之现体，而后结其义曰，是为关格病之所成也。仲景《平脉篇》云：寸口脉浮而大，浮为虚，大为实，在尺为关，在寸为格，关则不得小便，格则呕逆。是据此节而申明其证者也，何注家不察之甚耶？

语 译

三难问：脉势可见太过和不及两种，有阴阳气势的互相乘袭，有下覆上溢，有闭阻亦有阻抗，关于它们的具体情况如何呢？

答：关部前的寸位，为阳脉搏动的地方，脉体当长九分而见浮象显现。大于九分的，叫做太过；小于九分的，叫做不及。直向上浮越达到鱼部的称为溢脉，这是阳气被关闭于外而阴气格拒于内的缘故，为阴盛乘阳的脉象。关部后的尺位，为阴脉搏动的地方，脉体当长一寸而见沉象。大于一寸的，叫做太过；小于一寸的，叫做不及。向下行超出一寸，甚至深入尺泽方向的称为覆脉，这是阳气被阻闭于内而阴气阻抗于外的缘故，为阳盛乘阴的脉象。故覆脉和溢脉，都是真脏脉，此时，病人的症状表现虽不明显，而往往也会死亡。

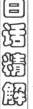

第四难

四难曰：脉有阴阳之法，何谓也？

然：呼出心与肺，吸入肾与肝，呼吸之间，脾受谷味也，其脉在中①。浮者阳也，沉者阴也，故曰阴阳也②。

心肺俱浮，何以别之？

然：浮而大散者心也，浮而短涩者肺也③。

肾肝俱沉，何以别之？

然：牢而长者肝也④，按之濡，举指来实者肾也⑤。脾者中州，故其脉在中⑥。是阴阳之法也。

脉有一阴一阳，一阴二阳，一阴三阳；有一阳一阴，一阳二阴，一阳三阴。如此之言，寸口有六脉俱动耶？

然：此言者，非有六脉俱动也，谓浮、沉、长、短、滑、涩也⑦。浮者阳也，滑者阳也，长者阳也⑧；沉者阴也，短者阴也，涩者阴也。所谓一阴一阳者，谓脉来沉而滑也⑨，一阴二阳者，谓脉来沉滑而长也⑩，一阴三阳者，谓脉来浮滑而长，时一沉也⑪；所谓一阳一阴者，谓脉来浮而涩也⑫，一阳二阴者，谓脉来长而沉涩也⑬，一阳三阴者，谓脉来沉涩而短，时一浮也⑭。各以其经所在，名病逆顺也⑮。

注释

①脉有阴阳之法，是依据脉势分为阴阳属性。吸入肾与肝，有肾主纳气之义。谷味，此指营养。

徐灵胎：阴阳，谓脉之属于阴、属于阳也。心肺在上部，故出气由之，属阳。肾肝在下部，故入气归之，属阴。脾主中宫，故司出入之间也。受谷味，即因胃气以至手太阴义。在中，介乎阴阳之间也。

滑寿：呼出为阳，吸入为阴。心肺为阳，肾肝为阴，各以部位之高下而应之也。一呼再动，心肺主之。一吸再动，肾肝主之。呼吸定息，脉五动，闰以太息，脾之候也。故曰呼吸之间，脾受谷味也。其脉在中，在中者，在阴阳呼吸之中。何则以脾受谷味，灌溉诸脏,诸脏皆受气于脾土,主中宫之义也。

吕广:心肺在膈上,脏中之阳,故呼其气出。肾肝在膈下,脏中之阴,故吸其气入。脾者,中州,主养四脏,故曰呼吸以受谷气。

丁德用:经言呼出者,非气自心肺而出也,为肾肝在膈下,主内,因呼而出至心至肺,故呼出心与肺也。又心肺者在膈上,主外,故吸即随阴而入,至肾至肝,故经曰:呼者因阳出,吸者随阴入,其呼吸阴阳相随上下,经历五脏之间,乃脾受谷味也。又脾者主中州,故言其脉在中也。

叶霜:此言脉之阴阳虽在于尺寸,其阴阳之气又在浮沉,如心肺居膈上,阳也,呼出必由之,肾肝居膈下,阴也,吸入必归之。脾受谷味,为生脉之原而在中,而呼出吸入,无不因之,故诊脉之法,浮取乎心肺,沉取乎肾肝,而中应乎脾胃也。按:经言呼出者,非气自心肺而出也,为肾肝在膈下,其气因呼而上至心至肺,故呼出心与肺也。心肺在膈上,其气随吸而入至肾至肝,故吸入肾与肝也。夫呼者因阴出,吸者随阳入,其呼吸阴阳,相随上下,经历五脏之间,乃脾胃受谷气以涵养之也,故言其脉在中。读此节不得刻舟求剑,谓呼出之气为阳,吸入之气为阴也。

②脉趋向浮者,为阳脉。脉趋向沉者,为阴脉。

徐灵胎:浮为表,故属阳。沉为里,故属阴。

丁德用:谓脉循行皮肤血脉之间,在肌肉之上,则名曰浮也。谓脉循行帖节辅骨,名曰沉。

杨曰:按之不足,举之有余,故曰浮。按之有余举之不足,故曰沉。

虞庶:阳象火而炎上,故曰浮也。阴象水而润下,故曰沉。

叶霖:按之不足,举之有余曰浮,浮为阳者,象火而炎上也。按之有余,举之不足曰沉,沉为阴者,象水而润下也。

③大散,指脉体宽大而散。短涩,指脉体短小而滞涩不畅。

徐灵胎:呼出心与肺,故俱浮。别,分别也。心属火,故其象大散;肺属金,故其象短涩,此心肺之本脉,而浮则其所同者也。

丁德用:心者,南方火也,故脉来浮而大散,其大者是脏,散者是腑也,肺者,西方金也。金主燥,其脉浮涩而短,短者脏也,涩者腑也。

杨曰:细而迟,来往难且散,或一止,名曰涩也。

虞庶:心象火,明烛于外,故浮大而散。肺属金,其位居高,故浮短而涩,故曰心肺俱浮也。

叶霖:浮大无力,按之散而欲去者,名曰散。浮细而迟,往来塞滞不前者,名曰涩。盖心属火,故其象浮而大散,肺属金,故其象浮而短涩。

④牢而长,指牢而兼长的脉象。牢,脉沉伏而脉体坚实。长,指脉体轴向范围大的脉象,是肝的脉象。

徐灵胎:吸入肾与肝,故俱沉,肝属木,故其象牢而长。

滑寿:心肺俱浮而有别也。心为阳中之阳,故其脉浮大而散。肺为阳中之阴,其脉浮而短涩。肝肾俱沉而有别也。肝为阴中之阳,其脉牢而长。肾为阴中之阴,其脉按之濡,举指来实。古益袁氏,谓肾属水,脉按之濡,举指来实,外柔内刚,水之象也。脾说见前。

丁德用:肝者东方木也,其脉牢而长。牢者,脏也。长者,腑也。

杨曰:按之但觉坚极,故曰牢。

虞庶:肝属木,根本生于地,牢义可知。枝叶长于天,长理出此也。

叶霖:沉而有力,实大弦强,按之但觉坚极而不移者,名曰牢。盖肝属木,故其象牢而长,肾属水,故其象举指按之来实,水体外柔而内刚也。

⑤按压脉体偏濡软,而举指时脉有冲动之感,是为肾脉。

徐灵胎:濡,古软字,肝属木,故其象牢而长。肾属水故其象濡而实,水体外柔而内刚也。

丁德用:肾者,北方水也,主寒,其性濡沉。濡者,脏也。沉滑者,腑也。

杨曰:按之不足,举之有余,谓之濡也。大而长,微强,按之应指愊愊然者,谓之实。

虞庶:火性外柔,按之乃濡,水性内刚,举指来实,则其义也。

叶霖:大而长微弦,按之隐指愊愊然,中取沉取皆有力者,名曰实。肾属水,故其象举指按之来实,水体外柔而内刚也。

⑥脾为中州是脾土主治中央的翻版。脉在中,指脉位在沉浮之间。

徐灵胎:在中,不沉不浮之间也。此以上释阴阳之义已明,下文又于阴阳之中交互言之也。

丁德用:脾者,中央土也,能成养四傍,故随四时而见。所以经不言脉之象也。

杨曰:脾旺于季夏,主养四脏,其脉来大小浮沉,故依四时。旺脉俱至四季一十八日,即变宽缓,是脾之旺气也。上有心肺,下有肾肝,故曰在中也。

虞庶:上文言呼吸之间,脾受谷味,此言脾者中州,其脉在中。谷者,谷也。谷,空也,谓人之呼吸之气,自谷而有。脾土属土,位居中央。土者,五方物始终以之,故受谷味。乃处中州,故曰其脉在中也。

叶霖:脾属土在中,旺于四季,主养四脏,其脉来从容和缓,不沉不浮,故曰其脉在中也。

⑦此处阴阳仍是标明脉象的属性。浮、长、滑为阳脉;沉、短、涩为阴脉。再根据兼脉分阴阳的多少。

徐灵胎:俱动,言三阴三阳尽见也。此即所谓六脉也。浮者在上,沉者在下,长者过本位,短者不及本位,滑者流利,涩者凝滞。浮、沉、长、短以形言,滑,涩以质言也。

丁德用:经前引五脏之脉,以应五行。今引此三阴三阳之脉,以应六气。其浮、滑、长,三阳也。其沉、短、涩,三阴也。凡持三部中,察此六脉,即可知阴阳伏匿之法也。若皮肤之下,是脉之下为阳部也。若有此三阴之脉见,是阴上乘于阳也。若肌肉之下,是脉之下为阴部也。若有此三阳脉见,即是阳气下乘于阴也。此乃是上下察阴阳之法也。

杨曰:过于本位谓之长,不及本位谓之短也。

⑧即浮、滑、长均为阳脉。

徐灵胎:此所谓三阳也。

杨曰:按之往来流利,展转替替然,谓之滑。

⑨沉、短、涩均为阴脉,视兼脉情况分阴阳多少。

徐灵胎:沉者阴也,短者阴也,涩者阴也,此所谓三阴也。

丁德用:其脉若在左尺而见,此是肾与膀胱表里,顺也。若在左寸口,即为病脉,逆也。

⑩阐明一种阴脉兼两种阳脉。沉,从脉的层位而论。滑,从脉内气血的流畅度而论。长,从脉体的轴向范围而论。实质是论述脉象的综合情况。

丁德用:此脉见于阴部,即是阳下乘于阴也。

⑪是指层位表浅,流畅而轴向范围大但偶尔沉潜的脉象。

丁德用:此者是阳伙于阴也。

⑫浮而涩,脉搏层位表浅而不流畅。

丁德用:浮涩者肺脉,当见右手寸口,即是本部之阴阳,即顺也。若在左关,病,即是逆也。

⑬是指一种脉体轴向范围大,但层位深而不流畅的脉象。

丁德用:即乏血气,皆涩也。

⑭是指层位深,不流畅而轴向范围小但偶尔向上浮越的脉象。

徐灵胎:此六脉互见之象也。然此举其例而言,亦互相错综,非一定如此也,但浮沉可以相兼,而滑涩短长不得并见,亦所当晓也。

丁德用:若有阳部见之,此谓阴伏阳也。

⑮经,指与经脉相连的脏腑。名,判断之义。逆顺,指病的逆证和顺证。

徐灵胎:上文言脉之形体,而未尝断吉凶,此乃言其断法也。其经,手足三阴三阳也。逆顺,如心脉宜浮,肾脉宜沉则为顺;若心脉反沉,肾脉反浮则为逆,此又见脉无定体,因经而定顺逆。其法则两经备言之。

杨曰:随春夏秋冬,观其六脉之变,则知病之逆顺也。

叶霖:过于本位谓之长,不及本位谓之短,按之往来流利,展转替替然,谓之滑也。前引五脏之脉,以应五行,此又引三阴三阳之脉,以应六气。其浮滑长,三阳也,沉短涩,三阴也,而于三部中察此六脉,即可知阴阳盛衰之机。盖阴阳之脉不单至,惟其不单至,故有此六脉相兼而见,惟其相兼,故有一阴一阳,一阳一阴之不同也。此别阴阳虚实之法。再随春夏秋冬,观其六脉之变,则庶乎可知病之逆顺矣。按:徐氏曰:此节言六脉互见之象也,此但举其例而言,亦互相错综,非一定如此也。其经手足三阴三阳也。逆顺如心脉宜浮,肾脉宜沉,则为顺。若心脉反沉,肾脉反浮,则为逆。此又见脉无定体,因经而定顺逆也。然脉之浮沉,或可相兼,滑涩长短,不得并见,亦当晓也。

语译

四难问:怎样区分脉象辨别阴阳的方法呢?

答:呼气由心和肺而出,吸气进入肾和肝,脾胃的精气借呼气与吸气的交替瞬间来充养脉气。浮脉为阳,沉脉为阴,所以说脉象有阴阳的区别。

问:心和肺都为浮脉,对它们如何加以区分呢?

答:心脉,浮而脉形较大且有弥散之感;肺脉,浮而脉体较短略有滞涩之感。

问:肾和肝皆为沉脉,应该如何区分呢?

答:肝脉,牢而脉形较长。肾脉,重按较濡,举指轻按时又有冲力。脾居中焦,所以脾脉包涵在浮沉之中。这些就是区别脉象阴阳的方法。

问:脉象有一阴一阳,一阴二阳,一阴三阳;又有一阳一阴,一阳二阴,一阳三阴。依据这样的说法,难道寸口有六种脉象一起搏动的情况吗?

答:并非说六种脉象一起搏动,而是指分为浮、沉、长、短、滑、涩六种脉象。其中，浮、滑、长是阳脉；沉、短、涩是阴脉。所谓一阴一阳，是指脉来沉而兼滑；一阴二阳，是指脉来沉兼滑而长；一阴三阳，是指脉来浮滑而长，有时又出现一沉。所谓一阳一阴，是指脉来浮而兼涩；一阳二阴，是指脉来长而兼见沉涩；一阳三阴，是指脉来沉涩而短，有时又出现一浮。应分别根据各经所连属脏腑相应部位脉象的变化，来判断疾病是逆证，还是顺证。

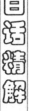

难经 白话精解

第五难

五难曰:脉有轻重,何谓也?

然:初持脉,如三菽之重,与皮毛相得者,肺部也。如六菽之重,与血脉相得者,心部也①。如九菽之重,与肌肉相得者,脾部也②。如十二菽之重,与筋平者,肝部也③。按之至骨,举指来疾者,肾部也④。故曰轻重也⑤。

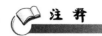 注 释

①菽,古时豆类的总称,此指大豆。三菽,指三颗大豆的重量,以此类推。相得,即得其脉象。

徐灵胎:浮而无力为轻,沉而有力为重。持脉,即按脉也。菽,豆之总名。三菽之重,言其力与三菽等也。皮毛相得,言其浮至皮毛之分也。肺脉最轻,故其象如此。

吕广:菽者,豆也,言脉之轻重。如三豆之重,在皮毛之间。皮毛者,肺气所行也,言肺部也。心主血脉,次于肺,如六豆重。

叶霖:持脉,即按脉也。菽,豆之总名。肺位最高而主皮毛,故其脉如三菽之重。心在肺下主血脉,故其脉如六菽之重。诊脉轻重,何独取乎豆,且不言三菽四菽五菽,而必以三累加之?盖豆在荚,累累相连,与脉动指下相类。以此意推之,言三菽重者,非三菽加于一部之上,乃一指下如有一菽重也,通称三部,则三菽也。肺位高而主皮毛,故轻。六菽重者,三部各有二菽重也。心在肺下主血脉,故稍重。

②脾脉得于肌肉层位。

吕广:脾在中央,主肌肉,故次心,如九豆之重也。

叶霖:脾在心下主肌肉,故其脉如九菽之重。九菽重者,三部各有三菽重也。脾在心下主肌肉,故又稍重。

③肝脉与筋之层位相平。

目广:肝主筋,又在脾下,故次之。

叶霖:肝在脾之下主筋,故其脉如十二菽之重。十二菽重者,三部各有四菽重也。肝在脾下主筋,故较脾又加一菽重也。

④肾脉贴骨而动。

徐灵胎:血脉、肌肉、筋、骨,递沉而下,故脉之轻重,以此为准。盖肺居最上,心次之,脾次之,肝又次之,肾居最下。至骨,沉之至也。举指来疾,言其有力而急迫,即四难举指来实之义也。按:《灵·九针篇》,肺主皮,心主脉,脾主肌,肝主筋,肾主骨,故其脉亦相合,此五脏本脉之象。如此倘有太过、不及,则病脉也。

门广:肾主骨,其脉沉至骨,故曰肾也。

叶霖:肾在肝下主骨,故其脉按之至骨,沉之至也。举指来疾,言其有力而急迫,即四难举指来实之义也。此五脏本脉如此。倘有太过不及,则病脉也。肾在肝下而主骨,故其脉按之至骨,沉之至也。而举之来疾者何也?夫脉之体血也,其动者气也,肾统水火,火入水中而化气,按之至骨,则脉气不能过于指下,微举其指,其来顿疾于前,此见肾气蒸动,勃不可遏,故曰肾部也。举指两字,最宜索玩,不可忽也。若去此两字,是按之至骨而来转疾,乃牢伏类矣。

⑤总结以上按指轻重的不同力度。

丁德用:经言菽者,豆也。此是诊脉举按之法也。此篇当在四难之前,以等阴阳高下。

虞庶:脉之轻重,经中所载甚详,若依经逐位寻之,义且浅矣。今举一例为式,假令左手寸口如三菽得之,知肺气之至;如六菽之重得之,知本经之至;如九菽得之,知脾气之至;如十二菽得之,知肝气之至;按之至骨得之,知肾气之至。夫如是,乃知五脏之气,更相溉灌,六脉因此亦有准绳,可以定吉凶,可以言疾病。余者仿之,故曰轻重也。

语 译

五难问:诊脉的指法分为轻取和重取,它的力度应该怎样掌握呢?

答:开始按脉时,指力的重量如三粒大豆,轻按皮毛层位就可触到的,为肺部脉;指力的重量如六粒大豆,按至血脉层位可触到的,为心部脉;指力的重量如九粒大豆,按至肌肉层位可触到的,为脾部脉;指力的重量如十二粒大豆,按至与筋相平的层位才可触到的,为肝部脉;按至骨骼方能触及,指上举时脉来有力而急疾的,为肾脉。所以说按脉指法是有轻重之分的。

第六难

六难曰：脉有阴盛阳虚，阳盛阴虚，何谓也？然：浮之损小，沉之实大，故曰阴盛阳虚。沉之损小，浮之实大，故曰阳盛阴虚。是阴阳虚实之意也①。

📖 **注 释**

①浮之，即浮取之。损小，虚而小。沉之，即沉取之。

徐灵胎：此与上文脉有阴阳之法不同。上文言脉之属于阴、属于阳，平脉也；此则言阴分之脉与阳分之脉，有太过、不及，病脉也。浮脉主阳，沉脉主阴，损小则气血衰，实大则气血盛。

滑寿：浮沉以下指轻重言，盛虚以阴阳盈亏言。轻手取之而见减小，重手取之而见实大，知其为阴盛阳虚也。重手取之而见损小，轻手取之而见实大，知其为阳盛阴虚也。大抵轻手取之阳之分，重手取之阴之分。不拘何部，率以是推之。

吕广：阳脉是寸口，本浮而实。今轻手浮而得之，更损减而小，故曰阳虚。重手按之，沉反更实大，沉者阴，故曰阴实也。

丁德用：阳脉本浮，轻手而按其脉，损至而小，此是阳虚不足也。阴脉本沉而濡，今重手而按之，损至而小，是阴不足也。阳脉本浮，更加实大，此是阳盛阴虚也。《素问》曰：诸浮者，肾不足也。

虞庶：人之所禀者，阴阳也。阴阳平，权衡等，则无更虚更实之证。今言盛与虚，则为病之脉。《脉要精微论》曰：阴盛则梦涉大水恐惧；阳盛则梦大火燔灼；阴阳俱盛，则梦相杀毁伤。夫如是，可验阴阳虚实之意也。

叶霖：浮沉者，下指轻重也。盛虚者，阴阳盈亏也。滑氏曰：轻手取之而见损小，重手取之而见实大，知其为阴盛阳虚也。重手取之而见损小，轻手取之而见实大，知其为阳盛阴虚也。大抵轻手取之阳之分，重手取之阴之分，不拘何部，率以是推之。前四难论阴阳平脉而及于病脉，此节专论阴阳虚实太过不及之义，阴阳之法似同，而平病微甚各异，不可不察。徐氏谓上文属于阴；属于阳，平脉也。恐不尽然。

语 译

六难问：脉象有阴盛阳虚、阳盛阴虚之分，它们各自的特点怎样呢？答：浮取脉象较弱细小，沉取脉象坚实洪大。阳盛阴虚沉取脉象软弱细小，浮取脉象坚实洪大。此乃从脉位、脉象来分辨阴阳虚实的意义。

难经 白话精解

第七难

七难曰:经言少阳之至,乍大乍小,乍短乍长①;阳明之至,浮大而短②;太阳之至,洪大而长③;太阴之至,紧大而长④;少阴之至,紧细而微⑤;厥阴之至,沉短而敦⑥。此六者,是平脉耶?将病脉耶⑦?

然:皆王脉⑧也。

其气以何月,各王几日?

然:冬至之后,得甲子少阳王⑨,复得甲子阳明王,复得甲子太阳王,复得甲子太阴王,复得甲子少阴王,复得甲子厥阴王。王各六十日,六六三百六十日,以成一岁。此三阳三阴之王时日大要也⑩。

注释

①大小长短,指脉形而言。乍大乍小,即忽大忽小。下仿此。少阳,指叛逆少阳之时。

徐灵胎:少阳阳气尚微,离阴未远,故其脉无定。

吕广:少阳旺正月、二月,其气尚微少,故其脉来进退无常。

丁德用:夫三阴三阳之气旺,随六甲以言之。此法是按黄帝《六节脏象论》云:天以六六之节成一岁,其自冬至之后得甲子,即是盛年初之气分也。其甲子或在小寒之初,或在大寒之后,所以少阳之气,未出阴分,故其脉乍大乍小,乍短乍长也。

叶霖:至,言其气至而脉应之也。少阳之至,乍大乍小,乍短乍长者,以少阳阳气尚微,离阴未远,故其脉无定也。

②阳明,指阳明之时。

徐灵胎:阳明之阳已盛,然尚未极,故浮大而短。

吕广:阳明旺于三月、四月,其气始萌未盛,故其脉来浮大而短也。

丁德用:复得甲子,阳明旺,其阳明之至,浮大而短,为二之气,其后始暄,其气未盛,是故阳明之至,浮大而短。

叶霖:阳明之至,浮大而短者,阳明之阳已盛,然尚未极,故浮大而短也。

③太阳,指太阳之时。

徐灵胎:太阳之阳极盛,故洪大而长。至,言其气至而脉应也。

吕广:太阳旺五月、六月,其气大盛,故其脉来洪大而长。

丁德用:太阳之至,洪大而长。复得甲子,为三之气,盛阳之分,故太阳之至,洪大而长也。

叶霖:洪脉似浮而大兼有力,举按之则泛泛然满三部,状如水之洪流,波之涌起,脉来大而鼓也。太阳之至,洪大而长者,太阳之阳极盛,故洪大而长。

④太阴,指太阴之时。

徐灵胎:太阴为阴之始,故有紧象,而尚有长大之阳脉也。

吕广:太阴旺七月、八月,乘夏余阳,阴气未盛,故其脉来紧大而长。

丁德用:太阴之至,紧大而长。复得甲子,为四之气,暑湿之分,秋气始生,乘夏余阳,故太阴之至,紧大而长也。

叶霖:紧脉带数如切绳,如转索,丹溪谓如纫线,譬如以二股三股纠合为绳,必旋绞而转,始得紧而成绳者是也。太阴之至,紧大而长者,太阴为阴之始,故有紧象,而尚有长大阳脉也。

⑤少阴,指少阴之时。

徐灵胎:少阴之阴渐盛,故紧细而微。

吕广:少阴旺九月、十月,阳气衰而阴气盛,故其脉来紧细而微也。

丁德用:少阴之至,紧细而微。复得甲子,为五之气,清切之分,故少阴之至,紧细微也。

叶霖:细脉如线极细,三候不断不散者是也。微脉似有似无,浮软如散,重按之欲绝者是也。少阴之至,紧细而微者,少阴之阴渐盛,故紧细而微也。

⑥厥阴,指厥阴之时。

徐灵胎:厥阴阴之至,故沉短而敦,阴脉之极也。

吕广:厥阴旺十一月、十二月,阴气盛极,故言厥阴,其脉来沉短以敦。敦者,沉重也。

丁德用:厥阴之至,沉短而敦。复得甲子,为终之气,盛阴之分,水凝而如石,故厥阴之至,沉短而敦也。

叶霖:厥阴之至,沉短而敦者,敦,沉重貌,以厥阴阴之至,故沉短而敦,阴脉之极也。

⑦平脉,即无病之脉,又称常脉。

徐灵胎:平脉,本然之脉也。病脉,有过之脉也。按:所引经言,见《素问·至真要大论》。经云：厥阴之至其脉弦，少阴之至其脉钩，太阴之至其脉沉，少阳之至大而浮，阳明之至短而涩，太阳之至大而长。又《平人气象论》：太阳脉至，洪大而长；少阳脉至，乍数乍疏，乍短乍长；阳明脉至，浮大而短。与此大同小异。

丁德用：此三阴三阳之脉旺，随六甲之日数，故有此六脉之伏，是谓平脉。

叶霖：上文言三阳三阴之旺脉，此言三阴三阳之旺时。此六者非本然之平脉，亦非有过之病脉，乃六气应时而至之旺脉也。首称经言，即《素问·平人气象论》太阳脉至，洪大以长，少阳脉至，乍数乍疏，乍短乍长，阳明脉至，浮大而短之义，引申而言之也。

⑧王，通旺。旺脉，指某个时令或某个脏器所表现的特征性脉象。

徐灵胎：旺脉，得其时而气应生旺也。

⑨甲子，有两种含义。其一指甲子日，古人用甲子周期记日，第一天是甲子日，起于冬至。其二是指甲子周期六十天。冬至之后得甲子少阳旺，意为冬至之后的六十天是少阳当旺的时段。此处甲子指甲子周期六十天而言。

徐灵胎：自古历元皆起于冬至，其日必以甲子，然岁周三百六十五日四分日之一，则日有零余，每岁递差，至日不必皆当甲子，此云冬至之后得甲子者，乃指至日之当甲子者言。至日当甲子，至立春后十五日历一甲，木气始盛，故曰少阳旺也。若至日不当甲子，少阳之旺大概以六十日，不复以甲子为限。

⑩以上所谓甲子，均指甲子周期六十天而言。六个甲子周期是接近一年的时间。将，抑或之义。

徐灵胎：少阳之阳尚微，阳明则阳已盛，太阳则阳极盛，极则阴生而太阴用事；太阴之阴尚微，少阴则阴已盛，厥阴则阴极盛，极则阳生，如是无已。甲子至甲子，则六十日一周也。时指月言，日指日数言，以终上文何月几日之问。

吕广：四时经一阴一阳八旺，此难经三阳在前三阴在后，其旺所以不同者，其移各异也。《难经》谓从正月至六月，春夏半岁，浮阳用事，故言三阳旺在前。从七月至十二月，秋冬半岁，沉阴用事，故言三阴在后。谓四时阴阳夫妇之旺也。

丁德用：夫三阴三阳之气旺，随六甲以言之。此法是按黄帝《六节脏象论》云：天以六六之节成一岁，其自冬至之后得甲子，即是盛年初之气分也。其甲子或在小寒之初，或在大寒之后。所以少阳之气，未出阴分，故其脉乍大乍小，乍短乍长也。复得甲子阳明旺，其阳明之至，浮大而短，为二之气。其后始暄，其气未盛。是故阳明之至，浮大而短。太阳之至，洪大而长。复得甲子，为三之气，盛阳之分。故太阳之至，洪大而长也。太阴之至，紧大而长。复得甲子，为四之气，暑湿之分，秋气始生，乘夏余阳,故太阴之至,紧大而长也。少阴之至,紧细而微。复得甲子,为五之气,清切之分,故少阴之至,紧细微也。厥阴之至,沉短而敦。复得甲子,为终之气。盛阴之分,水凝而如石。故厥阴之至,沉短而敦也。此三阴三阳之脉旺,随六甲之日数,故有此六脉之状,是谓平脉也。

叶霖:古历以十一月甲子合朔冬至为历元。然岁周三百六十五日四分日之一,则日有零余,岁各有差。越人申《素问·六节脏象论》之义,以六六之节成一岁。其自冬至之后得甲子,即是来年初之气分,为岁差之活法也。其甲子或在小寒之初,或在大寒之初,以应乎少阳之气。少阳之阳,其阳尚微,复得甲子,应乎阳明。阳明则阳已盛,复得甲子,应乎太阳。太阳则阳极盛,阳极则阴生,而太阴用事,故复得甲子,应乎太阴。太阴之阴气尚微,复得甲子,应乎少阴。少阴则阴已盛,复得甲子,应乎厥阴。厥阴则阴极盛,阴盛则阳生,如是无已。此三阴三阳之旺脉,随六甲之日数者如此。按《归脏》商易,取用乎坤,而以十二辟卦,候一岁十二月消息,亦即乾坤二卦六爻之旁解也。盖乾之六阳,自十一月建子,冬至一阳始生,为地雷复卦,即乾之初九爻。十二月建丑,二阳生,为地泽临卦,即乾九二爻。正月建寅,三阳生,为地天泰卦,即乾九三爻。二月建卯,四阳生,为雷天大壮卦,即乾九四爻。三月建辰,五阳生,为泽天夬卦,即乾九五爻。至四月建巳,六阳充足,而为乾为天,即乾之上九爻。此一年之乾卦也。五月建午,夏至一阴生,为天风垢卦,即坤之初六爻。六月建未,二阴生,为天山遁卦,即坤六二爻。七月建申,三阴生,为天地否卦,即坤六三爻。八月建酉,四阴生,为风地观卦,即坤六四爻。九月建戌,五阴生,为山地剥卦,即坤六五爻。至十月建亥,六阴纯静,而为坤为地,即坤之上六爻。此一年之坤卦也。夫坤为万物之母,而能生物。然坤本纯阴,必待乾与之交,而得其阳,然后始能生万物也。十二支次序,世人皆以子为首,因坤临十月亥,坤为纯阴之卦,阴极则阳生,故十一月冬至,一阳升于地上,为地雷复也。不知造化端倪,实不在子而在午。盖天地交而万物生,是乾坤交媾之初,即为万物造端之始。然交必阳体充足,而后能交,乾之六阳,乃充足于四月之巳,次为午,故乾至五月建午,始与坤交,是则乾足于巳而动于午,巳午皆火,故伏羲卦乾居正南。乾之外体属火,乾中含蓄阴精属金,故五行家言庚金长生在巳。所谓长生者,乃指其生之之原而言也。乾之初动于午,每年五月夏至之时,乾上九之一阳,巳升至天顶极高,不得不转而向下,向下即感动坤阴之气,上升而交,故天地三交,五月建午为第一交,六月未为第二交,七月申为第三交,所谓坤三索于乾也。乾坤交而谓之索者,以坤本纯阴,必索于乾而后有阳,始能生化也。乾阳入坤而化为气,气升为云为雨。盖十二辟卦,乾位、巳火也,坤位、亥水也。乾与坤交,火入水中而化为气,以水为质,火为性也。人与天地参,试以一碗,人张口气呵之则生水,故知气之形属水,而其所以能升腾行动者则火也。《爻辞》曰:见群龙无首吉,言气升能为云雨,故喻为龙,而乾与坤三交,则乾上四五之三爻尽入于坤,而乾上爻巳火之首,早入亥水之中,为育生胚胎之兆,故龙之无首吉也。此节言三阳三阴之六气,与《素问·六微旨》诸论主气客气者有间。越人谓冬至复得甲子者,以冬至为地雷复,一阳始生之初,应少阳甲木春升之气,而甲子为干支之首,六气莫不由之变更,故用以察一岁阴阳之气也。

📖 语 译

七难问:医经上说忽大忽小、忽短忽长,是少阳所主时令脉搏的形态;浮大而短,是阳明所主时令脉搏的形态;洪大而长,是太阳所主时令脉搏的形态;紧大而长,是少阴所主时令脉搏的形态;紧细而长,是太阴所主时令脉搏的形态;沉短而紧,是厥阴所主时令脉搏的形态。这六种脉象,是正常人所具有的脉象,还是病人的脉象呢?

答:这些都是适应于时令的旺脉。

问:脉象不同月份的旺气怎样体现,各旺多少天呢?

答:甲子自冬至日而起,到冬至节之后,第一个甲子周期为六十天,是少阳当旺的时期,第二个甲子周期为六十天,是阳明当旺的时期,第三个甲子周期是六十天,是太阳当旺的时期,第四个甲子周期六十天,是少阴当旺,第五个甲子周期六十天,是太阴当旺的时期,第六个甲子周期六十天,是厥阴当旺的时期。每一经当旺时间各为六十天,六六三百六十天,就成为一年。三阳三阴当旺时日的大概情况也就这些。

第八难

八难曰:寸口脉平而死者,何谓也①?

然:诸十二经脉者,皆系于生气之原。所谓生气之原者,谓十二经之根本也,谓肾间动气也②。此五藏六府之本,十二经脉之根,呼吸之门,三焦之原。一名守邪之神③。故气者,人之根本也,根绝则茎叶枯矣④。寸口脉平而死者,生气独绝于内也⑤。

📖 **注释**

①寸口脉脉象未显异常,但出现死证。

徐灵胎:平,谓脉不病也。

吕广:寸口脉平而死者,非应四时脉,其脉状若平和也。

杨曰:寸口脉平者,应四时也。所云死者,尺中无脉也。

叶霖:寸口脉平而死者,非谓谷气变见于寸口,以决死生。

②第六十六难云:"脐下肾间动气者,人之生命也,十二经根本也,故名原。"肾间动气又指三十六难的命门说。《难经》认为肾间动气是生命的原本动力。

徐灵胎:十二经见上。系,连属也。十二经之气皆从此出,故谓之根本。肾间,两肾之中间也。动气,气所开合出入之处,即所谓命门也。其说详三十六难中。

滑寿:肾间动气,人所得于天以生之气也。肾为子水,位乎坎,北方卦也,乃天一之数,而火木金土之先也。所以为生气之源,诸经之根本,又为守邪之神也。原气胜则邪不能侵,原气绝则死,如木根绝而茎叶枯矣。故寸口脉平而死者,以生气独绝于内也。此篇与第一难之说,义若相悖,然各有所指也。一难以寸口决死生者,谓寸口为脉之大会,而谷气之变见也。此篇以原气言也,人之原气盛则生,原气绝则寸口脉虽平犹死也。原气言其体,谷气言其用也。

吕广:十二经皆系于生气之原。所谓生气之原者,为十二经本原也。夫气冲之脉者,起于两肾之间,主气,故言肾间动气。挟任脉上至咽喉,通喘息故者,为十二经本原也。大气行之脉者,起于两肾之间,主气,故言肾间动气。

丁德用:肾间动气者,谓左为肾,右为命门。命门者,精神之所舍,元气之所系也。一名守邪之神者,以命门神固守,邪气不得妄入,入则死矣。此肾气先绝于内,其人不病,病即死矣。

虞庶:经言十二经,皆系于生气之原,谓肾间动气也,何以言之?谓两肾之间动气者,乃人之所受父母之原气也。肾者,北方子之正位,故圣人云:元气起于子。子者,坎之方位。坎者,即父母之元气也。谓乾为天,为父;坤为地,为母。今坎之初六、六三,乃坤之初六、六三也。坎之九二,乾之九二也。谓乾坤交于六三、九二而成坎卦。坎主子位,所以元气起于子也。肾者,水也。《黄庭经》云:是水之精,坎之气。今言两肾之间,即人之原气也。术士云:肾间曰丹田,亦曰隐海,中有神龟,呼吸原气,故曰呼吸之门也。人之三焦,法天地三元之气,故曰三焦之原。十二经脉凭此而生,乃曰十二经根也。

叶霖:乃言脉之体,肾间动气,为生气之原。即《素问·阴阳离合论》曰"太冲之地,名曰少阴"者是也。太冲者,肾脉与冲脉合而盛大,故曰太冲。夫肾间则冲脉所出之地,外当乎关元之分,而三焦气化之原,十二经之气,皆系于此,故曰根本也。

③此,指代"肾间动气",因为它是生命的原本动力,故为脏腑经脉之本,呼吸之门,三焦之原。守邪之神,指抗御外邪的内在本源。

徐灵胎:吸入肾与肝,故为呼吸之门,即所谓动气是也。三焦与肾同候,而肾属下焦,故曰三焦之原,谓三焦所从出也。守邪未详。或谓元气既足,则邪不能伤,故曰守邪,未知是否。

吕广:挟任脉上至喉咽,通喘息,故云呼吸之门。上系于三阴三阳为支,下系足三阴三阳为根,故圣人引树以设喻也。其三气之原者,是三焦之腑,宣行荣卫,邪不妄入,故曰守邪之神也。

叶霖:挟任脉上至咽喉,以通呼吸,故曰呼吸之门。上系手三阴三阳为支,下系足三阴三阳为根,故越人引树以设喻也。是气也,为十二经之原,三焦之腑,主宣行营卫者也。又为精神所舍,元气之所系也。一名守邪之神者,以命门之神固守,邪气不得妄入,入则死。

④气者,指肾间所动之气,即原气,又称为元气。它是人体生命内在的本源之气。茎叶,类比人体形质。

徐灵胎:气,即原气也。原气在人,犹草木之有根本,若草木根绝,则茎叶枯落,人之原气,亦犹是也。

吕广:人以尺脉为根本,寸脉为茎叶,寸脉虽平,尺脉绝,上部有脉,下部无脉者,死也。

杨曰:尺脉者,人之根本。根本既绝,则茎叶枯焉。然则以尺脉为根本,寸脉为茎叶,故引树以为譬也。

虞庶:今寸口传受谷气,其脉但平和,奈人之生气之原,已绝于两肾之间,则十二经无所相依据,虽寸脉平和,人当死矣,所以喻木之无根本也。

⑤寸口脉平而死的原因是生气竭绝于内,就是生命的本原之气独绝于内。

徐灵胎:言内之生气已绝,则虽其外之脉甚平,而终不免于死也。

虞庶:肾者,足少阴之经也,左为肾,右为命门。命门有穴,在背十四椎节下,又有志室二穴,在十四椎节下两傍各三寸。有神守于命门,不令邪入志室。邪入志室,人则死矣。

叶霖:若肾气先绝于内,其人不病,病即危矣。按:肾间动气,为十二经生气之原,统辖营卫者也。盖人身气血之升降,必由呼吸以循环,吸入天之阳,呼出地之阴。心主君火,吸入之气,乃天阳也,亦属火。其气由鼻入肺历心,引心火从心系循督脉入肾,又从肾系以达下焦胞室,挟膀胱至下口。其吸入天之阳气,合心火蒸动膀胱之水,化而为气,循冲任而上,过膈入肺,而还出于口鼻,上出之气,在口舌脏腑之中,则为津液,由诸气街外出于皮毛,以薰肤润肌则为汗,此火入水中化气之理,即乾坤相交三索之义,故曰人与天地参也。

语译

八难问:患者,寸部脉正常,却又意外死亡,这是什么原因所致呢?

答:所有十二经脉,皆与生气的本原相连接。所谓生气的本原,就是十二经脉的根本,也是两肾之间的原始动力。这是五脏六腑生命活动的本源,十二经脉的根原,呼吸之气受纳的门户,三焦的源泉。又是防御病邪侵袭的内在本原动力。所以说人体的生命原气,为人生命的根本,如果根本已经竭绝,茎叶也就随之枯萎了。寸部脉气较正常而意外死亡的,就是由于原气首先于内断绝的缘故。

第九难

九难曰：何以别知藏府之病耶？

然：数者府也，迟者藏也①。数则为热，迟则为寒。诸阳为热，诸阴为寒。故以别知藏府之病也②。

注释

①意为数脉主腑病，迟脉主脏病。

徐灵胎：腑属阳，脏属阴故也。此二句释所以迟数之义。

杨曰：去来急促，一息过五至，名数也；呼吸三至，去来极迟，故曰迟也。

吕广：腑者为阳，故其脉数；脏者为阴，故其脉来迟。

叶霖：此分别脏腑之病也。人一呼一吸为一息，脉亦应之。一息之间脉四至，闰以太息脉五至，命曰平人。平人者，不病之脉也。其有增减，则为病矣。一息三至曰迟，不及之脉也。一息六至曰数，太过之脉也。脏为阴，腑为阳，脉数者属腑，脉迟者属脏。

②数脉主热证，迟脉主寒证，热为阳脉，寒为阴脉，但以此分别脏病腑病似与临床不符。

徐灵胎：此二句又释所以数属腑、迟属脏之义。诸阴诸阳，又推言之也。

杨曰：阳脉行疾，故病乃数。阴脉行迟，故病乃迟。此直云病在脏腑，不显其名，则病莫知准的。若数而弦者，病在胆。迟而弦者，病在肝。余脏腑，悉依本状而迟数皆仿此也。

虞庶：阳气乱则数，阴气虚则迟。则知脏腑有寒热之证也。

丁德用：脉者，计于漏刻。其春秋二分，昼夜五十刻，则阴阳俱等，故得平和。冬夏二至，昼夜不等，夏至之前，昼六十刻，故六十为数，故数则为热。冬至之前，夜加六十刻，故阴多阳少，是为寒。夫阴阳漏刻可定，人目有损益，故迟数有加，所以经云：诸阳为热，诸阴为寒。

叶霖：脉数者属腑，为阳为热，脉迟者属脏，为阴为寒，又推言所以数属腑，迟属脏之义，故曰诸阳为热，诸阴为寒也。然此但言其阴阳大概耳，未可泥也。按：腑病亦有迟脉,脏病亦有数脉,以迟数别脏腑,固不可执,而以迟数分寒热,亦有未尽然者。夫迟为阴脉,医者一呼一吸,病者脉来三至,去来极慢者是也。迟脉为病,皆因内伤生冷寒凉之物,外涉水冰阴寒之气,多中于脏,或中于腑,或入于腠理,以致气血稽迟不行,故主阳气虚,气血凝滞,为阴盛阳衰之候。观其迟之微甚,而识寒之浅深,此道其常也。若迟而有力,更兼涩滞,举按皆然者,乃热邪壅结,隧道不利,失其常度,故脉反呈迟象。然未可造次,必验之于证。如胸脘饱闷,便秘溺赤,方是主热之迟脉也。若景岳所云伤寒初解,遗热未清,经脉未充,胃气未复,脉必迟滑,或见迟缓。河间云:热盛自汗,吐利过极,则气液虚损,脉亦迟而不能数,此又营气不足,复为热伤,不能运动热邪,反为所阻,失其输转之机,故缓慢而行迟也。再迟而不流利为涩,迟而歇止为结,迟濡浮大且缓为虚,似是而非,尤当辨认也。数脉为阳,医者一呼一吸,病者脉来六七至者是也。数脉主热,为病进,为阴不胜阳,故脉来太过也。然亦主寒者,若脉来浮数,大而无力,按之豁然而空,微细欲绝,此阴盛于下,逼阳于上,虚阳浮露于外,而作身热面赤戴阳,故脉数软大无神也。丹溪云:脉数盛大,按之涩而外有热证,名中寒,乃寒流血脉,外证热而脉即数,亦此义也。越人只言其常,而未言其变,经文简奥,如此等概略之言甚多,学者当细心领会,不可刻舟求剑也。

 语 译

九难问:从脉象上的迟数如何辨别脏病与腑病呢?

答:数脉对应腑病,迟脉对应脏病。数脉是热症,迟脉是寒症。一般出现阳脉的属于热症,出现阴脉的属于寒症。因此就可以根据脉象的迟数来分辨脏病与腑病。

第十难

十难曰：一脉为十变者，何谓也？

然：五邪刚柔相逢之意也①。假令心脉急甚者，肝邪干心也②；心脉微急者，胆邪干小肠也③；心脉大甚者，心邪自干心也④；心脉微大者，小肠邪自干小肠也⑤；心脉缓甚者，脾邪干心也⑥；心脉微缓者，胃邪干小肠也⑦；心脉涩甚者，肺邪干心也⑧；心脉微涩者，大肠邪干小肠也⑨；心脉沉甚者，肾邪干心也⑩；心脉微沉者，膀胱邪干小肠也⑪。五藏各有刚柔邪，故令一脉辄变为十也⑫。

注释

①指一脏之脉有十种病理反映，这是五邪刚柔对五脏产生影响的结果。

徐灵胎：一脉十变，谓一脏之脉其变有十，如下文所云也。五邪，五脏五腑之邪也。刚柔，五脏为柔，五腑为刚。相逢，为脏邪干脏，腑邪干腑也。下文详之。

叶霖：一脉十变，谓一脏之脉，其变有十也。五邪者，五脏六腑之邪也。刚柔，五脏为柔，六腑为刚。相逢，谓脏邪干脏，腑邪干腑也。盖脏干脏则脉盛，腑干腑则脉微。

②心脉急疾动甚，偏于弦象，是肝的邪气干犯心脏的表现。

吕广：夏心主，脉见浮大而散，今反弦。弦者，肝脉来干心也。

杨曰：干，犹乘也。

虞庶：母乘子曰虚邪。心脉微急者，胆邪干小肠也。

叶霖：假如夏主心，脉当浮大而散，今反弦而急甚者，肝邪来干心也。此从后来，母乘子，为虚邪。

③心脉微显弦急，是胆的邪气干犯小肠的表现。

吕广：小肠，心之腑，脉当浮大而洪。长而微弦者，胆脉也。

虞庶：阳干于阳，阴干于阴，同气相求也，心脉大甚者，心邪自干心也。

叶霖：小肠心之腑，脉当浮大而洪长，而微弦急者，为胆邪，阳干于阳，阴干于阴，同气相求也。

④心脉脉体明显偏大,是心邪对心脏本身所产生的病理影响。

吕广:心脉虽洪大,当以胃气为本。今无胃甚,故其脉大甚也,此为心自病,故言自干心也。

虞庶:此失时脉也。

叶霖:心脉虽洪大,当以胃气为本,今无胃气,故其脉大甚也。此心自病为正邪,故言自干心也。

⑤心脉微偏大,是小肠邪气对小肠本身的病理影响。

吕广:小肠,心之腑。微大者,其脉小,为小肠自病。故言自干也。

虞庶:小肠,太阳脉也,旺于五六月,其脉洪大而长。今得之微大,是知小肠之邪,自干小肠也。此曰正经自病,法曰正邪,故云自干也。

叶霖:小肠心之腑,微大者,较洪大则小,为小肠自病,故曰自干也。

⑥心脉明显迟缓,是脾邪干犯心脏。

吕广:缓者,脾脉乘心,故令心脉缓也。

虞庶:心脉见缓甚,此曰子之乘母,法曰实邪。

叶霖:缓者,脾脉乘心,故令心脉缓也。从前来,子乘母,为实邪,故言脾邪干心也。

⑦心脉微迟缓的,是胃邪侵犯小肠。

吕广:胃脉小缓见于心部,小肠,心腑,故言干之。

虞庶:于心部中,轻手得之小缓是也。

叶霖:胃脉小缓,见于心部,小肠心腑,故亦言干也。

⑧心脉涩滞明显的,是肺邪干犯心脏。

吕广:涩,肺脉,故言干心也。

虞庶:金反凌火,此曰微邪脉也。

叶霖:涩为肺脉,今见心部,是火不足以制金,金反凌火,从所不胜来为微邪,故言肺邪干心也。

⑨心脉微显涩象者,是大肠邪气干犯小肠。

吕广:微涩,大肠脉。小肠,心腑,故曰干也。

叶霖:微涩大肠脉,小肠心腑,故见于心部而言干也。

⑩心脉明显偏沉的,是肾邪干犯心脏。

吕广:沉者,肾脉,故言干也。

虞庶:心火炎上,其脉本浮,今见沉形,水来克火,法曰贼邪也。

叶霖：沉者肾脉，心火炎上，其脉本浮，今反见沉，是水来克火，从所胜来为贼邪，故言肾干心也。

⑪心脉微显沉的，是膀胱邪气干犯小肠。

吕广：微沉者，膀胱脉也，小肠，心腑，故言干也。

叶霖：微沉者，膀胱脉也，小肠心腑，亦见心部，故言干之也。

⑫五脏之脉各有刚柔之邪的表现，所以一脏之脉可有十种反映。刚，依上文指邪之甚。柔，指邪之微。

徐灵胎：此所谓十变也。盖脏干脏则脉甚，腑于腑则脉微。急、大、缓、涩、沉，乃五脏之本脉，见何脏之脉，则知何脏之干也。候小肠于心脉者，《素·血气形志篇》云：手太阳与少阴为表里故也。余脏配合亦准此。此二句乃推言之，举心以为例，则五脏皆然，故曰各有、曰辄变也。

滑寿：五邪者，谓五脏五腑之气，失其正而为邪者也。刚柔者，阳为刚，阴为柔也。刚柔相逢，谓脏逢脏，腑逢腑也。五脏五腑，各有五邪，以脉之来甚者属脏，微者属腑。特以心脏发其例，余可类推，故云一脉辄变为十也。

吕广：此皆夏旺之时，心脉见如此者，为失时脉。

杨曰：刚柔，阴阳也。邪者，不正之名，非有身旺气，而水来干身为病者，通谓之邪也。

虞庶：推此十变之候，乃五行胜复相加，故圣人谓之五邪也。五脏各有表里，更相乘之，一脉成十。故十变也。有阳有阴，故曰刚柔也。于本位见他脉，故曰相逢干也。圣人乃以心一脏为例，其余皆可知也。

丁德用：其言肝邪干心，胆邪于小肠者，此皆虚邪于心也。心邪自干心，小肠邪自干小肠者，此皆为正邪也。脾邪干心，胃邪干小肠者，此皆为实邪也。肺邪干心，大肠邪干小肠者，此皆微邪也。肾邪干心，膀胱邪干小肠者，此皆贼邪也。所谓刚柔相逢者，则十杂也。其十杂者，甲与己合，甲为刚，己为柔。戊与癸合，戊为刚，癸为柔。丁与壬合，丁为刚，壬为柔。丙与辛合，丙为刚，辛为柔。乙与庚合，乙为刚，庚为柔。凡刚柔相逢为病者，刚甚则为病重，柔甚则为病微。柔逢刚，谓从所不胜于刚，故为病甚也。刚逢柔，谓从所胜于柔，故为病微也。其一脉十变之法，是师引此一部之中二经说此。五邪相干，为之十变。凡两手三部，各有二经。六部之内，各有五邪十变也。故从其首，计其数，六部十变也。数有六十，是谓六十首也。黄帝曰：先持阴阳，然后诊六十首之谓也。

叶霖：此皆夏旺之时，心脉见如此者，为失时脉。推此十变之候，乃五行胜复相

加,故谓之五邪也。五脏各有表里,更相乘之,一脉成十,故曰十变也。有阳有阴,故曰刚柔也。于本位见他脉,故曰相逢相干也。越人以一心脏为例,余可类推矣。

 语 译

十难问:一脏的脉象产生十种反映,它的内在机理是什么呢?

答:这是五脏邪气因刚柔轻重不同性质而对他脏产生影响的结果。若心脉弦急象明显的,表明肝邪侵犯心脏;心脉弦急象轻微的,表明胆邪侵犯小肠。心脉脉体大象明显的,表明心邪自犯心脏;心脉大象轻微的,表明小肠邪自犯小肠。心脉缓象明显的,表明脾邪侵犯心脏;心脉缓象轻微的,表明胃邪侵犯小肠。心脉涩象明显的,表明肺邪侵犯心脏;心脉涩象轻微的,表明大肠邪侵犯小肠。心脉沉象明显的,表明肾邪侵犯心脏;心脉沉象轻微的,表明膀胱邪侵犯小肠。五脏之脉,都与各自对应的脏腑之邪互相影响,所以一脏脉象往往显出十种不同的反映。

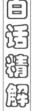

第十一难

十一难曰：经言脉不满五十动而一止，一藏无气者，何谓也^①？

然：人吸者随阴入，呼者因阳出。今吸不能至肾，至肝而还，故知一藏无气者，肾气先尽也^②。

注 释

①指脉搏不足五十至而出现歇止现象，就属于一脏无生气。动，动数，即脉至。止，歇止，指脉有停搏现象。气，指五脏生气。

徐灵胎：《灵·根结篇》云：五十动而不一代者，五脏皆受气。四十动一代者，一脏无气。三十动一代者，二脏无气。二十动一代者，三脏无气。十动一代者，四脏无气。不满十动一代者，五脏无气。此引经文而约言之也。无气，谓其气已绝，故脉行至此，则断而不续也。

吕广：经言一脏五十动，五脏二百五十动，谓之平脉。不满五十动者，无有五十动也。是以一脏无气也。

叶霖：《灵枢·根结篇》曰：人一日一夜五十营，以营五脏之精，不应数者，名曰狂生。所谓五十营者，五脏皆受气。持其脉口，数其至也，五十动不一代者，五脏皆受气；四十动一代者，一脏无气；三十动一代者，二脏无气；二十动一代者，三脏无气；十动一代者，四脏无气；不满十动一代者，五脏无气，予之短期。止与代同。此引经文而约言之也。

②人吸者随阴而入，指人吸气时依就阴气而摄入人体。呼者因阳而出，呼气依就阳气而出。因，依就、凭借之义。吸不能至肾，指呼吸表浅，是临床的肾不纳气之象。至肝而还，摄纳天阳之气不能达肾，至肝而呼出，是肾气竭绝。

徐灵胎：吸入肾与肝，故吸随阴入。呼出心与肺，故呼因阳出。人一呼脉再动，一吸脉再动，言呼吸者，以脉由呼吸以行也。脉动未终而止，因以知吸不能至肾也。不能至肾，故为肾气尽。

杨曰：按经言持其脉口，数其至也，五十动而不一代者，五脏皆受气，是为平和为无病之人矣。四十动而一代者，一脏无气，四岁死。三十动而一代者，二脏无气，三岁死。二十动而一代者,三脏无气,二岁死。十动而一代者,四脏无气,一岁死。不满十动而一代者,五脏无气也,七日死。《难经》言止,本经言代。按止者,按之觉于指下而中止,名止。代者,还尺中停久方来,名曰代也。止代虽两经不同,据其脉状亦不殊别,故并存之。

虞庶:此与第八难生气独绝之义略相似。八难言父母生气源已绝于两肾之间,故云死也。此言一脏无气,言呼吸之间,肺行谷气,肾间父母之原气,亦无谷气所养。原气渐耗,乃知四岁必死,故云肾气先尽也。

丁德用:五十动者,是天地阴阳,以漏刻为制度。人之脉息,为自有损益,故无常数。其益过于六十,心肺有余也。心肺有余,则肾肝不足也。其损者不及四十之数,则心肺不足,乃肝肾有余也。今阳气虚少,故不满五十也。其言动而止者,谓吸不能至肾,至肝而还,此是阳不荣于下,故肾气先绝也。绝则止也。此法又与生气独绝于内同法也。

叶霖:吸者阳随阴入,呼者阴因阳出。今吸不能至肾,惟至肝而还者,因肾位最下,吸气较远,脉若不满五十动而一止,知肾气衰竭,则不能随诸脏气而上矣。

📖 语译

十一难问道:医经上说,脉搏不满五十动而歇止一次,表明其中一脏无生气。是哪一脏呢?

答:人吸气时,气是随肝肾之阴而纳入;呼气时,气是随心肺之阳而排出。现在吸气无法到达肾脏,至肝脏便回返了。故得知一脏无气,是肾的生气先衰竭了。

第十二难

十二难曰：经言五藏脉已绝于内，用针者反实其外；五藏脉已绝于外，用针者反实其内。内外之绝，何以别之①？

然：五藏脉已绝于内者，肾肝脉绝于内也，而医反补其心肺；五藏脉已绝于外者，心肺脉绝于外也，而医反补其肾肝②。阳绝补阴，阴绝补阳③，是谓实实虚虚，损不足而益有余④。如此死者，医杀之耳⑤。

注释

①五脏脉绝于内，为内脏已虚极。用针实其外，是以针刺的方法补其外。反之五脏脉绝于外，则外虚极，而用针补其内，此为补泻反用。依下文，内指肝肾而言，外指心肺而言。

徐灵胎：经文见《灵·九针十二原篇》。

叶霖：《灵枢·九针十二原篇》曰：凡将用针，必先诊脉，视气之剧易，乃可以治也。五脏之气已绝于内，而用针者反实其外，是谓重竭，重竭必死，其死也静，治之者辄反实其气，取腋与膺；五脏之气已绝于外，而用针者反实其内，是谓逆厥，逆厥则必死，其死也躁，治之者反取四末。此内绝为阴虚，故补腋与膺，以其为脏气之所出也。外绝为阳虚，故补四末，以其为诸阳之本也。《小针解》曰：所谓五脏之气，已绝于内者，脉口气内绝不至，反取其外之病处，与阳经之合，有留针以致阳气，阳气至则内重竭，重竭则死矣，其死也无气以动，故静。所谓五脏之气已绝于外者，脉口气外绝不至，反取其四末之输，有留针以致其阴气，阴气至则阳气反入则逆，逆则死矣，其死也阴气有余，故躁。此以脉口内外言阴阳内外虚实，不可误也。

②肝肾脉绝为内已虚极，心肺脉绝为外已虚极。

徐灵胎：肾肝主内，心肺主外。补，谓以针补之也。

吕广：心肺所以在外者，其脏在膈上，上气外为荣卫，浮行皮肤血脉之中，故言绝于外也。肾肝所以在内者，其脏在膈下，下气内养筋骨，故言绝于内也。

丁德用：夫五脏内外者，为心肺在膈上，通于天气也。心主于脉，肺主于气，外荣于皮肤，故言外也。肾肝在下，通于地气，以藏精血，充于骨髓。心肺外绝，绝则皮聚毛落。肾肝内绝,绝则骨痿筋缓。

叶霖:越人以心肺肾肝别阴阳者,以心肺在膈上,通于天气,心主脉为营,肺主气为卫,营卫浮行皮肤血脉之中,故言外也。肾肝在膈下,通于地气,以藏精血,以充骨髓,故言内也。冯氏谓此篇合入用针补泻之类,当在六十难之后,以例相从也。其说亦是。

③阳绝,为心肺绝。补阴,补肝肾。阴绝,肝肾绝。补阳,补心肺。

徐灵胎:心肺为阳,肾肝为阴。

④实实,为补其实。虚虚,为泻其虚。故云损不足而益有余。

徐灵胎:绝者,虚也,不足也。不绝者,实也,有余也。补其所不当补,则绝者益殆矣。

丁德用:诊其脉,学者不能明于内外虚实,致使针药误投,所以实实虚虚,损不足,益有余。

⑤指因损不足而益有余之误治而导致的死亡,是医者补泻反用的结果。

徐灵胎:言病不必死,而医者误治以致其死也。

丁德用:如此死者,是医杀之耳。

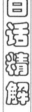

语译

十二难问道:医经上说,五脏脉气全部都竭绝于内部,而医生针刺治疗时反而补其外;当五脏脉气已竭绝于外的时候,医生针刺治疗时反而补其内。这种内外竭绝的情况,该怎样区别呢?

答:五脏脉气在内部已经竭绝的,表明肾肝的脏气已经于内部竭绝,而医生反补其心肺;五脏脉气已竭绝于外部的,表明心肺的脉气已经于外部竭绝,而医生反补其肾肝。属阳的心肺脉气竭绝反补属阴的肾肝,属阴的肾肝脉气竭绝反补属阳的心肺,这就叫做补实泻虚,损其不足而补其有余。病人死于此种情况的,是医生误治而造成的恶果。

第十三难

十三难曰:经言见其色而不得其脉,反得相胜之脉者即死,得相生之脉者,病即自己。色之与脉,当参相应,为之奈何①?

然:五藏有五色,皆见于面,亦当与寸口尺内相应。假令色青,其脉当弦而急②;色赤,其脉浮大而散③;色黄,其脉中缓而大④;色白,其脉浮涩而短⑤;色黑,其脉沉濡而滑⑥。此所谓五色之与脉,当参相应也⑦。脉数,尺之皮肤亦数;脉急,尺之皮肤亦急;脉缓,尺之皮肤亦缓;脉涩,尺之皮肤亦涩;脉滑,尺之皮肤亦滑⑧。

五藏各有声、色、臭、味,当与寸口、尺内相应⑨,其不应者,病也⑩。假令色青,其脉浮涩而短,若大而缓为相胜;浮大而散,若小而滑,为相生也⑪。经言知一为下工,知二为中工,知三为上工。上工十全九,中工十全八,下工十全六。此之谓也⑫。

注释

①此言病色与病脉的五行属性相克则死,相生则痊愈。

徐灵胎:经文见《灵·邪气脏腑病形篇》。相胜、相生,义见下文。

叶霖:《灵枢·邪气脏腑病形篇》曰:夫色脉与尺之相应也,如桴鼓影响之相应也,不得相失也,此亦本末根叶之出候也,故根死则叶枯矣。色脉形肉,不得相失也,故知一则为工,知二则为神,知三则神且明矣。色青者,其脉弦也:赤者,其脉钩也;黄者,其脉代也;白者,其脉毛;黑者,其脉石。见其色而不得其脉,反得其相胜之脉则死矣;得其相生之脉则病已矣。已,愈也。参,合也。经言,即此篇之义也。

②此言五脏表现在面部的五色,必须与五脏主脉一致为顺。

徐灵胎:五色见下,言何脏病则现何色也。寸门指脉言,尺内指尺之皮肤言,下文自明。

吕广:色青,肝也。弦急者,肝脉,是谓相应也。

虞庶:色青肝弦,中外相应也。《素问》曰:肝部在目下,于此视色以参脉证。

③赤色为心主之色,脉浮大而散是为心脉,是色脉相得。

吕广：色赤，心也。浮大而散，心脉也，是谓相应。

虞庶：色赤脉大，色脉相应也。《素问》曰：心部在口，视色合脉。

④是脾主之色与脾主之脉相得。

吕广：色黄者，脾也。中缓而大，脾脉也。

虞庶：此色脉相应也。《素问》曰：脾部在唇，色见其中以应脉状。

⑤是肺主之色与肺主之脉相得。

吕广：白者，肺也。浮涩而短，肺脉也。

虞庶：肺部见于阙庭，两眉上也。

⑥是肾主之色与肾主之脉相得。

吕广：色黑者，肾色也。肾主水，水性沉，肾亦在五脏之下。故其脉沉濡而滑。

虞庶：肾色之见于肌皮，在面取其地阁。

⑦五脏之色与五脏之脉相应。

徐灵胎：《灵·五色篇》云：青为肝，赤为心，白为肺，黄为脾，黑为肾。弦急浮大五者，皆五脏之本脉也。《灵·邪气脏腑病形篇》云：色青者，其脉弦也；赤者，其脉钩也；黄者，其脉代也；白者，其脉毛；黑者，其脉石。与此可以参观。

吕广：此正经自病，不中他邪故也。

虞庶：谓应本经虚实之证也。

丁德用：经言色青脉弦而急，色赤脉浮而散，色黄脉中缓而大，色白脉浮涩而短，色黑脉沉濡而滑，此是五脏色脉皆相应，谓正经自病无他色也。脉相则所以言当相应也。

叶霖：此论色与脉当参合相应也。色指五色之见于面者而言，脉指诊言，谓营血之所循行也。尺指皮肤言，谓脉外之气血，从手阳明之络，而变见于尺肤，脉内之血气，从手太阴经而变见于尺寸，此皆胃腑五脏所生之气血，本末根叶之出候也。故见其色，得其脉矣。

⑧此言脉象与尺内之皮肤的相协调情况。但"皮肤亦数"，似不可解。

徐灵胎：此所谓与尺内相应者也。

丁德用：数即心也，所以臂内皮热也；急者，臂内经络满实，所以坚急也。缓者，肌肉消，故皮肤亦缓弱也。肺主燥，所以臂内皮肤亦涩也。肾主水，其脉滑，所以臂内皮肤亦滑也。此五者，皮肤滑、涩、急、缓、数，又与色脉参同也。

吕广：此谓阴阳脏腑浮沉滑涩相应也。

叶霖：《灵枢·邪气脏腑病形篇》曰：调其脉之缓急大小滑涩，而病变定矣。脉急

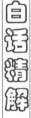

者,尺之皮肤亦急;脉缓者,尺之皮肤亦缓;脉小者,尺之皮肤亦减而少气;脉大者,尺之皮肤亦贲而起;脉滑者,尺之皮肤亦滑;脉涩者,尺之皮肤亦涩。凡此变者,有微有甚。故善调尺者,不待于寸;善调脉者,不待于色。能参合而行之者,可以为上工,上工十全九;行二者为中工,中工十全七;行一者为下工,下工十全六。此节即其义也。夫尺肤之气血,出于胃腑水谷之精,注于脏腑经隧,而外布于皮肤。寸口尺脉之血气,出于胃腑水谷之精,营行于脏腑经脉之中,变见于手太阴之两脉口,皆五脏之血气所注,故缓急小大滑涩,如桴鼓之相应也。徐氏谓以大小而易数字,数者一息六七至之谓,若皮肤则如何能数。不知《素问·奇病论》曰:人有尺脉数甚,筋急而见。是则尺肤亦有数之候也。

⑨此言五脏所主的五声、五色、五臭、五味应与五脏所主之脉及尺内皮肤相协调。

丁德用:其言相应者,脉数,色赤,皮肤热,此是心之一脏,色脉皮肤参相应也。脉急,色青,皮肤经络坚急而青,此是肝之一脏,色脉皮肤参相应也。脉缓,色黄,皮肤缓,此是脾之一脏,色脉皮肤参相应也。脉涩,色白,皮肤涩,此是肺之一脏,色脉皮肤参相应也。脉滑,色黑,皮肤滑,此是肾之一脏,色脉皮肤参相应也。凡诊脉者,先须循臂之内外,然后诊脉视色也。

虞庶:肝脉弦,其色青,其声呼,其臭臊,其味酸。心脉洪,其色赤,其声笑,其臭焦,其味苦。脾脉缓,其色黄,其声歌,其臭香,其味甘。肺脉涩,其色白,其声哭,其臭腥,其味辛。肾脉沉,其色黑,其声呻,其臭腐,其味咸。此谓相应也。

叶霖:五脏各有声色臭味,当与寸口尺内相应,其不相应者病也。答辞但言色脉相参,不言声臭味;殆阙文欤?虞氏云:肝脉弦,其色青,其声呼,其臭臊,其味酸;心脉洪,其色赤,其声笑,其臭焦,其味苦;脾脉缓,其色黄,其声歌,其臭香,其味甘;肺脉涩,其色白,其声哭,其臭腥,其味辛;肾脉沉,其色黑,其声呻,其臭腐,其味咸;此即相应之谓也。

⑩指五脏所主五声、五色、五臭、五味如不与五脏所主脉象及尺内皮肤相应,则是病理反应。

虞庶:相应,谓正经自病也。假令肝病,脉弦,色青,多呼,好臊,喜酸,此曰自病也。不相应者,乃如下说。假令肝病脉涩,色白,多哭,好腥,喜辛,此曰相反。声色臭味,皆见肺之证候,金之贼木,此曰贼邪,不相应,必死也。

⑪肝色见肺脉为金克木;肝色见脾脉为木克土,均为相胜。如肝色见心脉为木生火,肝色见肾脉为水生木,均为相生之脉。

徐灵胎：色青属肝，浮涩而短是肺脉，脉胜色也；大而缓为脾脉，色胜脉也，故曰相胜。浮大而散是心脉，色生脉也；小而滑为肾脉，脉生色也，故曰相生。

吕广：色青者，肝也，浮涩而短者，肺也。肺胜肝为贼邪。若大而缓为脾脉也。肝胜脾，故言相胜也。浮大而散，心脉也。心为肝之子，若小而滑，肾脉也。肾为肝之母，肝为肾之子，子母相生，故为相生也。

丁德用：经引肝之一脏，其脉当弦急，其色当青，即为顺也，色青脉涩者，逆也。脉若大而缓，是肝胜于脾也。其病甚，故云相胜。若脉浮大而散，若小而滑，是为相生也。

叶霖：若不相应者，举肝木为例。如青者肝之色，见浮涩而短之肺脉，金克木，为贼邪；见大而缓之脾脉，为木克土，此相胜也。见浮大而散之心脉，为木生火；见小而滑之肾脉，为水生木；心为肝之子，肾为肝之母，故为相生也。若肝病而色白多哭，好腥喜辛，此声色臭味，皆肺之见证，亦属贼邪，病必重也。

⑫下工、中工、上工指医者技术上所达到的水平。色、脉、尺肤三种诊法均能娴熟运用为知三，属于上工。依次而退为中下工。

徐灵胎：知一，谓色、脉、尺三者之中能明其一也。全，谓不误治，能愈其病也。

吕广：五脏一病辄有五，今经载肝家一脏为例耳。解一脏为下工，解二脏为中工，解五脏为上工。

丁德用：上工者，谓全知色、脉、皮肤三法相生相胜本始。故治病十全其九。中工知二，谓不能全收，故治病十全得八。下工知一，谓不解明于全法，一心治已病，故十全得六也。

虞庶：工者，万举万全，乃曰工也。凡为医者，穷《难经》，察脉之浮沉，脏腑虚实；通《素问》，知经脉往来，针之补泻。穷《本草》，识药之寒温、气味所归，全此三家，然后治病，可曰知三为上工也。医不三世，不服共药，谓非工也。《素问》曰：五脏之象，可以类推，五脏相错，可以意识。此曰工也。

叶霖：上工能洞悉色脉、皮肤、臭味三法，相生、相胜之顺逆，故治病十全其九。中工知二，谓不能全收，故治病十全其八。下工仅能知一，故治病十全其六。此即前《灵枢·邪气脏腑病形篇》之义也。

📖 **语 译**

十三难问道：医经上说，病人所表现的面色不相适应于脉象，反而见相克脉象的，可能会导致死亡；得到相生脉象的，疾病就会自然痊愈。面

难经白话精解

色和脉象应当相适应,究竟如何进行诊察呢?

答:五脏主五种颜色,都可以在面部显现出来,也应当和寸口脉象及尺肤情况相适应。如患者面呈青色,对应的脉象理应弦而急;面呈赤色,对应的脉象理应浮而散;面呈黄色,对应的脉象理应缓而大;面呈白色,对应的脉象理应浮涩而短;面呈黑色,脉象应当沉濡而滑。这就是所说的五色和脉象相适应的情况。脉象数的,尺部的皮肤也会相应发热;脉象急的,尺部的皮肤也会相应紧急;脉象缓的,尺部的皮肤也会本应松缓;脉象涩的,尺部的皮肤也会相应滞涩;脉象滑的,尺部的皮肤也会相应滑润。

五脏各主一定的声音、颜色、气味、味道,应当和寸口脉象及尺肤情况相适应,如果出现相悖脉象的就是病象。若患者面部色青,而脉象浮涩而短,或者大而缓,皆为相克,脉象浮大而散,或者小而滑的,皆为相生。医经上说,只知其一的为技术差的下工,能知其二的为技术较好的中工,能知其三的为技术优良的上工。上工医治十人有九人可愈,中工医治十人有八人可愈,下工医治十人只有六人可愈,就是这个道理。

第十四难

十四难曰：脉有损至，何谓也？

然：至之脉，一呼再至曰平①，三至曰离经②，四至曰夺精③，五至曰死④，六至曰命绝，此至之脉也⑤。何谓损？一呼一至曰离经⑥，再呼一至曰夺精⑦，三呼一至曰死⑧，四呼一至曰命绝，此损之脉也⑨。至脉从下上，损脉从上下也⑩。

损脉之为病奈何？

然：一损损于皮毛，皮聚而毛落⑪；二损损于血脉，血脉虚少，不能荣于五藏六府⑫；三损损于肌肉，肌肉消瘦，饮食不能为肌肤⑬；四损损于筋，筋缓不能自收持⑭；五损损于骨，骨痿不能起于床。反此者，至于收病也⑮。从上下者，骨痿不能起于床者死⑯；从下上者，皮聚而毛落者死⑰。

治损之法奈何？

然：损其肺者，益其气⑱；损其心者，调其营卫⑲；损其脾者，调其饮食，适其寒温⑳；损其肝者，缓其中㉑；损其肾者，益其精。此治损之法也㉒。脉有一呼再至，一吸再至；有一呼三至，一吸三至；有一呼四至，一吸四至；有一呼五至，一吸五至；有一呼六至，一吸六至；有一呼一至，一吸一至；有再呼一至，再吸一至；有呼吸再至。脉来如此，何以别知其病也㉓？

然：脉来一呼再至，一吸再至，不大不小曰平。一呼三至，一吸三至，为适得病㉔，前大后小，即头痛、目眩㉕；前小后大，即胸满、短气㉖。一呼四至，一吸四至，病欲甚㉗，脉洪大者，苦烦满㉘，沉细者，腹中痛㉙，滑者伤热㉚，涩者中雾露㉛。一呼五至，一吸五至，其人当困㉜，沉细夜加，浮大昼加㉝，不大不小，虽困可治，其有大小者，为难治㉞。一呼六至，一吸六至，为死脉也㉟，沉细夜死㊱，浮大昼死㊲。一呼一至，一吸一至，名曰损，人虽能行，犹当著床，所以然者，血气皆不足故也㊳。再呼一至，再吸一至，名曰无魂，无魂者当死也，人虽能行，名曰行尸㊴。

上部有脉，下部无脉，其人当吐，不吐者死㊵。上部无脉，下部有脉，虽困无能为害。所以然者，譬如人之有尺，树之有根，枝叶虽枯槁，根本将自生。脉有根本，人有元气，故知不死㊶。

注 释

①此言"损"与"至"均为病脉,辨别损与至,首先确定平脉。

徐灵胎:少曰损,多曰至。平者,适得其常之谓。

吕广:平者,谓平调之脉也。

丁德用:平者,无过之脉也。

虞庶:人之呼吸,曰阴阳也,一呼一吸,谓之一息。经言一呼再至,一吸再至,谓之平脉也。人呼吸法阴阳,一息法一年。一息脉动四至,四至法四时。一呼脉行三寸,法三阳。一吸脉行三寸,法三阴,故曰平也。

叶霖:平人之脉,一呼再至,一吸再至,呼吸定息四至,闰以太息脉五至,加之为过曰至,不及为减曰损。至脉从下而逆上,由肾而至肺也。损脉从上而行下,由肺而之肾也。

②指一呼脉来三至,称为离经。离经,离常规之脉度。

徐灵胎:离经,离其常经也。

吕广:经言再至曰平,三至曰离经,不知经言也,其人必病。

丁德用:谓加于阴之二倍,故曰离经。

虞庶:经者,常也。谓脉离常经之所。细而言之,人一呼脉行三寸,一吸脉行三寸,呼吸定息,脉行六寸。一日一夜,一万三千五百息,脉行八百一十丈,乃为一周,后从始起之经再行。令一呼三至,脉行四寸半,一吸三至,脉行四寸半,一息脉行九寸,一日一夜,一万三千五百息,脉行一千二百一十五丈,过于半脉,不在所起之经再起,故曰离经也。举一例以拟之;如人一日周行百里,却从初行之处再行,曰平。今一日却一百五十里,过于五十里,不在周而复始之处再行,故曰离经也。

叶霖:离经者,脉呼吸六至,已离其经常之度也。

③一呼四至为夺精。夺精,精气劫夺。

徐灵胎:夺精,精气已夺也。

吕广:其人病困夺精者,鼻目唇口精候夺色诊见也。

丁德用:谓加于阴四倍,故曰夺精。

虞庶:平脉一息行六寸,今夺精之脉,一息行一尺二寸。此乃一日一夜息数,乃行两日夜脉度数。尺寸脉,诸夫为数脉者,阳气乱,况阳为病,颇亦狂言,颜色恍懂。吕氏言鼻目唇口精候夺色者,非也。夫人纳五味,味归形,形归气,气归精。今一息四至,乃阳气乱,故脉数,数则气耗,耗则精无所归,独加夺去,故曰夺精。如人一日行

一百里,今一日行二百里,气疲乏则耗也。

叶霖:一呼四至,一吸四至,则一息八九至,乃阳气乱,故脉数,数则气为热耗,耗则精竭,故曰夺精也。

④一呼五至是死亡的预兆。

徐灵胎:死者,言其必至于死。

吕广:其人病证候已见,脉复加一至,定当死也。

虞庶:此之平脉一倍过半,四至已是夺精,五至其死明矣。

丁德用:为加于阴六倍,故曰死也。

叶霖:五至死之渐。

⑤一呼六至顷刻命绝。以上即所谓至脉。

徐灵胎:命绝,则其生气已绝,仅存脉之动而已,亦随息也。

吕广:不出日死。

虞庶:五至,死之渐也。六至,今死矣。此言死之脉也,非是言至之脉也。必是言至之脉,恐写之误,可合下文。

叶霖:六至其命绝矣。

⑥所谓损,即一呼脉来一至。又称离经。

丁德用:为阴加于阳四倍也。

虞庶:前之至脉离经,谓脉行过半,此之损脉离经,谓脉行减半以下,吸养于呼也。

⑦两呼之间仅脉来一至,称为夺精。

丁德用:谓阴加于阳六倍也。

虞庶:平人脉,一日一夜,五十周身,今二呼而脉一至,一日一夜,不及一十三周身,脉只行及二百二丈五尺,其人气耗血枯,神惨色夭,精华犹如夺去。

⑧三呼之间脉来一至,预示着死证。

虞庶:平人之脉,三呼脉六至,一日一夜,八百一十丈,无危。今三呼脉一至,脉只行一寸半,一日一夜只行及六十七丈五尺,不及五周身,如此之候,死可待矣。

⑨四呼之间脉来一至,即刻命绝。

虞庶:四呼当八至,今四呼脉一至,一日一夜,不及四周身,气血已尽,脏败神去,故命绝也。

⑩至脉所主病证,是从下往上蔓延;损脉所主的病证;是自上而下发展。

徐灵胎:心肺为上,肾肝为下。

吕广：至脉从下上者，谓脉动稍增，上至六，至多而呼少。损脉从上下者，谓脉动稍减至一，呼多而至少也。

叶霖：然数脉一息十至十二三至，迟脉四呼始见一至，皆仅见之脉也。

⑪损脉所主病证，是由上部的肺系开始，故损于皮毛。

虞庶：一损损肺，肺主皮毛，故皮聚而毛落也。

叶霖：此推究损脉病证也。一损损肺，肺主皮毛，肺损故皮聚而毛落也。

⑫此言由肺向心发展。

虞庶：二损损血脉，是知心受之。心主血，今则心血枯，不能荣于五脏六腑也。

叶霖：二损损心，心主血脉，心损则血虚，故不能荣养脏腑也。

⑬此言由心延及脾。

虞庶：脉之三损损于脾。脾者，受纳五味，以化生五气脏腑，以长肌肤。今既损，故味不化，则肌肉消瘦也。

叶霖：三损损脾，脾纳五味而主肌肉，脾损失其运化之权，故肌肉消瘦也。

⑭此言由脾及肝。

虞庶：四损损肝，病乃如是。《素问》曰：其有伤筋纵，若其不容。不容者，不收持也。

叶霖：四损损肝，肝主筋，肝损不克充其筋，故纵缓不能收持也。

⑮由肝而损及肾，上下损及五脏。反此者，指由下向上。另，"于收"二字不可解。滑寿认为有误。

徐灵胎：按于收二字，滑氏云疑作脉之是也。《灵·九针篇》肺主皮，心主脉，脾主肌，肝主筋，肾主骨。皮聚者，枯而缩也。五脏肺居最上，肾居最下，由肺以至肾，此所谓从上下也。反此谓至脉之病，则由肾以至肺，所谓从下上也。反此谓至脉之病，则由肾以至肺，所谓从下上也。

虞庶：今之五损损于肾。肾主骨，故骨痿不能起于床。《素问》曰：肾热则腰脊不举，骨枯髓减，发为骨痿。痿者，无力也。

吕广：收者，取也。经但载损家病，不载至家病。至家者，诸阳六腑病。六腑病，苦头痛身热，忽特不利，与损家病异。今反载损家病证，故损脉于此受病，非是至家病也。

叶霖：五损损肾，肾主骨，肾损故骨痿不能起于床也。于收，滑氏云当作脉之二字；愚意尤不若丁氏之反此者至之脉病也为是。

⑯从上向下发展的，至其骨痿不能起床的，则是死证。

吕广：从肺损至骨，五脏俱尽，故死。肺在上也。

虞庶：至此推穷损家病证，一损肺，二损心，三损脾，四损肝，五损肾。乃知第五难脉轻重菽数下损之肾也。

叶霖：从上下者，从肺损至肾，五脏俱尽，故死，肺在上也。

⑰从下向上发展的，至肺而死。

徐灵胎：此以断至损脉之死期也。盖损即为迟，迟属寒，故先中于表。至即为数，数为热，故先中于里。相传既久，至内外表里俱病，则不复可治矣。

滑寿：至于收病也，当作至脉之病也。于收二字误。肺主皮毛，心主血脉，脾主肌肉，肝主筋，肾主骨，各以所主而见其所损也。反此为至脉之病者，损脉从上下，至脉则从下上也。

吕广：从肾损之肺，亦复五脏俱尽，故死也。此是损家。然病证非至家病证，肾在下故也。

叶霖：从下上者，从肾损至肺，亦复五脏俱尽，故死，肾在下也。

⑱损及肺的，用益气法。

徐灵胎：肺主气，故益其气。

吕广：肺主气，今损，故当以针药益其气也。

丁德用：肺者，主其气，故损即补之以针，补其手太阴经中输太渊穴也。以辛味佐不足，即是益其气也。

叶霖：肺主气，肺损者，宜益其气。

⑲损及心的，用调理营卫的方法。

徐灵胎：营卫者，血之所充。

吕广：心者，荣卫之本。今损，当以针药调之。

丁德用：心者，主荣卫，故损即补之以针，补其手少阴经中井，手厥阴经中井，是其母。手少冲，手中冲，亦是其母。以苦味佐之，此调其荣卫之现也。

虞庶：心主血，血为忧愁思虑伤于心，因此致损。凡人血流据气，气动依血，宜调荣卫，节忧愁思虑以治之。

叶霖：心主血脉，心损者，宜调其荣卫，使血脉有所资也。

⑳损及脾的，用调理饮食，调适寒温的方法。

徐灵胎：饮食寒温，肌肉之所由生。

吕广：脾主饮食，今其气衰损，谷不消化，故当调适寒温也。

丁德用：脾损则调其饮食，适其寒温，谓脾主意思，故顺其意思，饮食适其寒温也。

虞庶：脾化水谷，以生气血，今见脾损，饮食不为肌肉，宜调节饮食，无令伤脾胃也。适其寒温者，启玄子谓春凉食，夏冷食，秋温食，冬热食也。本经曰：饮食劳倦伤脾也。

叶霖：脾受谷味而主肌肉，脾损者，宜调其饮食，适其寒温，俾健运不失其职。

㉑损其肝的，用缓和内急的方法。

徐灵胎：缓中者，即经所谓肝苦急，急食甘以缓之主义。

吕广：肝主怒，其气急，故以针药以缓其中。

丁德用：肝主怒，以甘缓其中，以土味和其肝，当补足厥阴合曲泉穴是也。

虞庶：怒则气逆，脉乃强急，以凭方术，以缓其中。《素问》曰：肝苦急，急，食甘以缓之，又曰：宜食甘，粳米、牛肉、枣、葵，味皆甘，甘性缓也。

叶霖：肝藏血而主怒，怒则伤肝，肝损者，宜缓其中，即经所谓肝苦急，急食甘以缓之之义。

㉒损及肾的，用补益精气的方法。

徐灵胎：精者，肾之所藏。盖病在何脏，则各随其所在而治之也。按：言治损而不言治至者，盖损至之脉，虽有从上下、从下上之殊，而五者之病状则一，故言治损而治至之法亦备矣。

吕广：肾主精，今损，故以针药补益其精气。

丁德用：益其精者，以咸味补之，当补足少阴经中复溜穴，是其母也。

虞庶：耗用过多，而致损肾，宜凭咸味以补精华。

叶霖：肾藏精而主骨，肾损者，宜益其精。盖病在何脏，则各随其所在而治之也。

㉓此言辨别呼吸与脉至的比率而判断疾病的方法。

徐灵胎：上文统言五脏受病之次，此又重问以求其病形也。有呼吸再至，按此五字疑衍。

滑寿：此再举损至之脉为问答也。盖前之损至以五脏自病得之于内者而言，此则以经络血气为邪气所中之微甚，自外得之者而言也。其曰呼吸再至，即一呼一至，一吸一至之谓。疑衍文也。

虞庶：此重明前之至脉，病证乃如后说。此重明损脉，轻重生死当如后说。

叶霖：上文统言五脏受病之次序，此再举损至之脉以求其病形也。滑氏曰：前之损至，以五脏自病，得之于内者而言。此则以经络血气，为邪所中之微甚，自外得之者而言也。其曰呼吸再至，即一呼一至，一吸一至之谓，疑衍文也。

㉔此言平脉的标准,适得病,指刚得之病。

徐灵胎:适得病,即上文离经之义,言仅为有病之脉也。

虞庶:脉三至曰离经,反于常经,知病始得。

叶霖:一息四至,闰以太息五至,是为平脉。一呼三至,一吸三至,是一息之间有六七至,比之平人,较多两至,适得病而未甚,即上文离经之义也。

㉕前指寸部脉,后指尺部脉,即寸脉大,而尺脉小。

徐灵胎:前指寸,后指尺。前大后小,病气在阳,故头痛,目眩。

虞庶:病在三阳。

叶霖:前谓寸,后谓尺,寸大尺小,病气在阳,为浊气上逆之候,故头痛目眩也。

㉖指寸脉小而尺脉大,必有胸满短气的证候。

徐灵胎:前小后大,病气在阴,故胸满,短气。

丁德用:前大者,为寸外大也。后小者,寸内小也。寸前大则头痛目眩,寸后大者,胸满短气。经言寸部法天,主胸以上至头有疾故也。

虞庶:病在三阴。

叶霖:寸小尺大,病气在阴,为清气下陷,脾肝不升,肺胃不降,故胸满短气也。

㉗呼吸之间,脉来八至,病情在发展。

徐灵胎:病欲甚,即夺精之义,言其病将深也。

虞庶:脉病反常经,法曰夺精之脉。脉大,法曰浑浑革至如涌泉者,病进欲甚之理明也。

叶霖:一呼四至,一吸四至,是一息之间有八九至,故病欲甚,即上文夺精之义也。

㉘洪大为邪气盛。烦满,烦躁而满闷。

徐灵胎:洪大为阳邪外越,故烦满。

虞庶:病在三阳,阳盛烦满。

叶霖:脉洪大者,阳邪外越,为胆上逆而火升,故苦烦满也。

㉙脉沉细,腹中有痛证。

徐灵胎:沉细为阴邪内陷,故腹痛。

虞庶:病在三阴,阴主于内,故腹中病也。

叶霖:沉细者,阴邪内陷,为肝脾下陷而土贼,故腹中痛也。

㉚脉滑为伤于热邪。

徐灵胎:滑为血实,故为热。

虞庶：脉动如徐，前却流利，替替然，热盛于气，其脉滑也。

叶霖：滑乃血实，故为热，

㉛脉涩为伤于雾露之湿邪。

徐灵胎：涩为伤湿，故中雾露。此又于一息四至之病，分别言之，亦举此为例言，仍当取所现脉象以别其病，欲令读者推广其义也。

虞庶：涩脉状如刀刮竹，寒盛于血，故脉乃涩也。

叶霖：涩为伤湿，故曰中雾露，此又于病之微甚间分别言之，欲令学者取所现脉象，以别其病，而推广其义也。

㉜呼吸之间脉来十至，病至困惫危重。

徐灵胎：困者，近于死也。

虞庶：脉一息十至，气血劳走不困，受为生死，如下说。

叶霖：一呼五至，一吸五至，是一息之间，脉来十至，则其人沉困，近于死矣。

㉝加，加重之义。

徐灵胎：沉细属阴，故加于夜。浮大属阳，故加于昼。大，即浮大。

虞庶：阴脉细沉，夜加可验，阳脉浮大，昼甚可加。

叶霖：夜为阴，昼为阳，沉细阴盛，故加于夜，浮大阳盛，故加于昼，大即浮大，小即沉细。

㉞不大不小为脉体适中，预后较好。或大或小，预后不良。

徐灵胎：小，即沉细。若不大不小，则昼夜不至于有加，故可治。有大小，则历昼夜而病益进，为难治也。不大不小，即《灵·禁服篇》所谓若引绳大小齐等之义，若更参差不论，则难治矣。

虞庶：极大，阳大盛，必灭。极小，阴水弱，必竭。故曰难治。

叶霖：若不大不小，则昼夜不至有加，阴阳相等，故可治，若更参差不伦，则难治矣。

㉟呼吸之间，脉来十二至，是死脉。

徐灵胎：死脉，即命绝之谓。

虞庶：三倍于常，阳气乱极，故曰死也。

㊱脉沉细者，死于夜间。

虞庶：阴绝使然。

㊲脉浮大者，死于白天。

虞庶：阳绝如是。

㊳呼吸之间,脉来二至,称为损脉。虽然为损脉,只是气血不足,还应当卧床休息。

徐灵胎:言虽能行步,久当不起于床也。血气不足,明所以得损脉之故。

虞庶:此损至离经之脉证。

叶霖:一呼一至,一吸一至,是一息之间,脉来二三至为损,以血气皆亏。

㊴两次呼吸之间脉来两至,或呼吸之间脉两至,如同无魂的行尸,随时都有死的可能。

徐灵胎:无魂,言魂气曰离也。行尸,言其人生道已绝,如尸之行也。

虞庶:寻此至数,与前义相违,亦恐错简也。魂属阳,阳主生,脉形如是减损,乃知阳绝。阳绝则魂去,故人死也。

叶霖:虽能行步,久当不起于床也。若再呼一至,再吸一至,迟之极矣,则其人魂气已离,生道已绝,如尸之行,故曰行尸。

㊵此言寸部有脉,尺部无脉,应当呕吐,不呕吐则为死证。

徐灵胎:吐则气逆于上,故脉亦从而上,则下部之无脉,乃因吐而然,非真离其根也。若不吐而无脉,则脉为真无,而非气逆之故矣,故曰死。

㊶寸部无脉,尺部有脉预后较好,是肾气尚存,脉有根本。

徐灵胎:譬如二字,滑氏云当在有尺下。脉者,根乎元气以运行者也。元气未坏,则脉自能渐生,其所以上部之无脉者,特因气血之偶有滞耳,病去则自复也。按,上部有脉以下,又因上文损至之义而极言之,以见无脉之故亦有两端,不可概定其死也。

丁德用:经言脉有从上下者,是谓五脏之气,不相荣养,致令有此损至也。五脏之气随呼吸上下,递相荣养其心。肺主气,脉则随吸而荣其肾肝,其吸不能至肾肝者,盖肾先损,则病骨痿也,其肾肝不荣于上,故先病其肺,病则皮聚毛落。其损甚者皆死。一呼再至曰平,一呼三至,即是阳加于阴二倍也。适得病也,其脉洪大曰离经。前大者,谓寸外大也,后小者,谓寸内小也。前小者,寸外小也,后大者,寸内大也。前大后小,则头痛目眩,前小后大,即胸满短气。经曰:上部法天,以候胸以上至头。《素问》曰:寸外以前,主头角耳目;寸内以后,主胸中。关以上,主膈下肋傍;关内以后,主腹中。尺外以前,主脐下;尺内以后,主至足下。凡左右有此大小,随部言之。一呼四至,谓阳气加阴四倍,故曰夺精也。二呼一至者,是阴加于阳四倍,亦曰夺精。其浮大者,阳病甚,苦烦满也。加于滑者,伤于热极也。其沉细者,阴病甚,所以腹中痛也。加于涩者,中雾露所作也。一呼五至,一吸五至,沉细则夜甚,浮大则昼甚。其有内外大小者，游魂也。此不可疗。其数至愈增愈灭者死。上部有脉，下部无脉，其人自当发吐，其不吐，是气独绝于内也。上部无脉，下部有脉，虽困无能为害者，谓神不守也。神昏如鱼掉尾者死。

杨曰：上部寸口下部尺中也。

虞庶：此又明人禀父母之元气也。

叶霖：上部寸口，下部尺中。上部有脉，下部无脉者，邪实于上，阳遏不降，吐则气逆于上，故脉亦从而上，则下部之无脉，乃因吐而然，非真离其根也，若无吐证，为上无邪而下气竭，故曰当死。上部无脉，下部有脉，虽困无害者，盖脉者根乎元气以运行者也。元气未伤，则脉自能渐生，其所以上部之无脉者，特因气血之偶有滞耳，病去则自复，故曰人之有尺，譬如树之有根也。此越人又因上文损至之义引申之，以见无脉之故，亦有两端，不可概定为死也。按：损脉者，迟脉也。至脉者，数脉也。曷不云乎迟数，而言损至者何也？盖迟数之脉，统摄寒热表里虚实，所包者广，越人恐后学之误会，故以一息四至，终于十二三至为至，始于一息二至，终于两息一至为损，明损脉从上而下，由肺气虚而及于肾阳竭。至脉从下而上，由肾阴虚而及于肺气尽。然损脉之本原，病起于肺，若失治必递及于心脾肝肾，其损脉必反而为至脉，因肾虚火燥，复由肾而递及肝脾心肺而死，故曰反此者至之脉病也。尝见虚寒之证，未传而现躁急之脉者，为不明治损之法，扶阳不早，延至阴气亦竭也。夫扶阳者，扶持胃脘之阳，更察五脏之损以益之，非徒执姜桂乌附之谓也。更有进者，近世医家，每以"虚劳"两字为怯病通称，不知虚损病自上而下，痨瘵病自下而上。以痨瘵法治虚损，多转泄泻。以虚损法治痨瘵，必致喘促。于此泾渭不分，能免于南辕北辙之相左乎？此皆不明损至之义也。越人既以损至之脉，明虚损痨瘵之治，恐急证无脉，后人不察，混入损脉，故又申明上部有脉，下部无脉，上部无脉，下部有脉之旨。而复归重于元气，以结此章之义。学者于此，尤宜三致意焉。

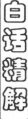 语译

十四难问：脉分为至脉和损脉，它们的情况又是怎样的呢？

答：平脉，即一呼脉搏动两次；离经，脉搏动三次；夺精，脉搏动四次；死脉，脉搏动五次；命绝，脉搏动六次。这些就是至脉的情况。什么叫损脉呢？离经，一呼脉搏动一次；夺精，二呼脉搏动一次；死脉，三呼脉搏动一次；命绝，四呼脉搏动一次。这些就是损脉的情况。至脉所主之病由肾到肺是自下向上发展的；损脉所主之病由肺到肾是自上向下发展的。

问：损脉的病证情况怎样呢？

答：一损是损害肺所主的皮毛，出现皮肤紧缩和毛发脱落的征象。二损是损害心所主的血脉，出现脉中营血虚少的征象，无法正常运行以营养五脏六腑。三损是损害脾所主的肌肉，出现肌肉消瘦的征象，饮食物的精微无法输布到肌肉和皮肤。四损是损害肝所主的筋，出现筋脉弛缓的征象，无法自动收缩和引持。五损是损害肾所主的骨，出现骨痿弱无力的征象无法起床。反之，则为至脉的病证。病从上向下传变，到了骨痿不能起床的程度就将死亡；病从下向上传变的，到了皮肤紧缩、毛发脱落的程度就将死亡。

问：治损的方法怎样呢？

答：肺受损，补益肺气。心受损，调和营血与卫气。脾受损，调节饮食，保持适宜的温度。肝受损，和缓内在肝气。肾受损，补益精气。这些就是治疗虚损的方法。

问：脉有一呼脉动两次，一吸脉动两次；有一呼搏动三次，一吸搏动三次；有一呼搏动四次，一吸搏动四次；有一呼搏动五次，一吸搏动五次；有一呼搏动六次，一吸搏动六次；还有一呼搏动一次，一吸搏动一次；有两呼搏动一次，两吸搏动一次；有一呼一吸搏动两次。脉气的搏动分为上述这些情况，如何区分它所引发的病变呢？

答：正常的脉象，脉搏一呼两次，一吸两次，脉体不大不小。假如脉搏一呼三次，一吸三次，为发病之初。寸脉大尺脉小，出现头痛、目眩的症状。寸脉小尺脉大，出现胸部胀满、呼吸短促的症状。脉搏一呼四次，一吸四次，表明病势将要加重。如脉象洪大的，会出现烦躁满闷的病症。脉象沉细的，会有腹中疼痛的症状出现。脉滑的是伤于热邪。脉涩的是受了雾露之邪。脉搏一呼五次，一吸五次，病人已相当危重。脉沉细的夜间病情加剧，脉浮大的白天加剧。脉体若无大小不一的情况出现，虽然危重尚可治疗。有大小不一情况出现的，那就难治了。脉搏一呼六次，一吸六次，这是极端危重、濒于死亡的脉象。如见沉细可能死亡于夜间，见浮大可能死亡于白天。脉搏一呼一次，一吸一次，就叫做损脉，病人虽然还能行走，还应当卧床休息，之所以出现这种情况，是因为血气俱不足的缘故。脉搏两呼一次，两吸一次，叫做无魂，这种病人随时可能死亡，虽能勉强行走，也只能叫他为行尸。

寸部有脉，尺部无脉，病人应当呕吐，如果不吐的会导致死亡。寸部无脉，尺部有脉，病情虽然严重，并不致于危险。所以这样，是因为人的尺脉是肾脉本原之气的体现。比如树木的枝叶虽然枯槁了，只要没有伤损到根本，仍可继续自然生长的。脉有根本，表明病人元气尚在，所以是不会死亡的。

难经白话精解

第十五难

十五难曰:经言春脉弦,夏脉钩,秋脉毛,冬脉石。是王脉耶?将病脉也?

然:弦、钩、毛、石者,四时之脉也。春脉弦者,肝东方木也,万物始生,未有枝叶,故其脉之来,濡弱而长,故曰弦①。

夏脉钩者,心南方火也,万物之所茂,垂枝布叶,皆下曲如钩,故其脉之来,来疾去迟,故曰钩②。

秋脉毛者,肺西方金也,万物之所终,草木华叶,皆秋而落,其枝独在,若毫毛也。故其脉之来,轻虚以浮,故曰毛③。

冬脉石者,肾北方水也,万物之所藏也,盛冬之时,水凝如石,故其脉之来,沉濡而滑,故曰石④。此四时之脉也。

如有变奈何?

然:春脉弦,反者为病。何谓反⑤?

然:其气来实强,是谓太过,病在外⑥;气来虚微,是谓不及,病在内⑦。气来厌厌聂聂,如循榆叶曰平⑧;益实而滑,如循长竿曰病⑨;急而劲益强,如新张弓弦曰死⑩。春脉微弦曰平,弦多胃气少曰病,但弦无胃气曰死,春以胃气为本⑪。

夏脉钩,反者为病。何谓反⑫?

然:其气来实强,是谓太过,病在外⑬;气来虚微,是谓不及,病在内⑭。其脉来累累如环,如循琅玕曰平⑮;来而益数,如鸡举足者曰病⑯;前曲后居,如操带钩曰死⑰。夏脉微钩曰平,钩多胃气少曰病,但钩无胃气曰死,夏以胃气为本⑱。

秋脉毛,反者为病。何谓反?

然:其气来实强,是谓太过,病在外⑲;气来虚微,是谓不及,病在内⑳。其脉来蔼蔼如车盖,按之益大曰平㉑;不上不下,如循鸡羽曰病㉒;按之萧索,如风吹毛曰死㉓。秋脉微毛曰平,毛多胃气少曰病,但毛无胃气曰死,秋以胃气为本㉔。

冬脉石,反者为病。何谓反?

然：其气来实强，是谓太过，病在外㉕；气来虚微，是谓不及，病在内㉖。脉来上大下兑，濡滑如雀之啄（《难经句解》作喙，似是。）曰平㉗；啄啄连属，其中微曲曰病㉘；来如解索，去如弹石曰死㉙。冬脉微石曰平，石多胃气少曰病，但石无胃气曰死，冬以胃气为本。

胃者，水谷之海也，主禀。四时皆以胃气为本，是谓四时之变病，死生之要会也㉚。

脾者，中州也，其平和不可得见，衰乃见耳。来如雀之啄，如水之下漏，是脾衰之见也㉛。

 注释

①弦、钩、毛、石类比四时脉象。春天脉似微弦为平。

徐灵胎：经文见《素问·平人气象论》及《玉机真脏论》。四时之脉，谓脉之应乎四时，即旺脉也。濡弱而长，是弦之正象，否则即为太过、不及之脉也。

吕广：春，万物始生，未有枝叶，形状正直如弦，故脉法之也。

丁德用：春脉弦者，微弦曰平。平者，谓有胃气。胃者，土也，能成于四方，间于四旁，故四时脉见。弦、钩、毛、石，皆当微现，即是有胃气也。但独见四时之脉者，皆无胃气也。

叶霖：经，谓《素问·平人气象论》《玉机真脏论》，此参错其文而为篇也。四时之脉，谓脉之应乎四时，即旺脉也。春脉弦者，肝为木而主筋，万物始生之初，其脉濡弱而长，是弦之正象，否则即为太过不及也。

②夏脉如钩，由其来势急疾而回落缓慢形成一个落差。呈钩状，为心脉特征。

徐灵胎：来疾者，其来少急而劲，去迟者，其去少缓而弱，此所谓下曲如钩也。

吕广：心脉法火，曲如钩。又阳盛，其脉来疾，阴虚，脉去迟也。脉从上下至寸口疾，还尺中迟，寸口滑不泄，故今其脉环曲如钩。

叶霖：夏脉钩者，心属火而主血脉，其脉来疾者，其来少急而劲，气之升而上也；去迟者，其去少缓而弱，气之降而下也，此所谓下曲如钩也。

③秋脉如毛，关前轻虚而漂浮，似游离状态，故如毛，为肺脉的特征。

徐灵胎：其枝独在、若毫毛，言其四面无所辅，而体又甚轻也。

吕广：肺浮在上，其气主皮毛，故令其脉浮如毛也。

叶霖：秋脉毛者，肺属金而主皮毛，秋木凋零，其枝独在若毫毛，言其四面无所辅，而体又甚轻也。

④冬脉如石，一是冬脉沉潜如石，一是冬脉坚实如石，为肾脉的特征。

徐灵胎：冬气敛聚，故沉而濡滑，水之象也。按脏腑之与五行，各有所属，而春夏秋脉皆以木为喻者，盖惟木为因时迁变也。

吕广：肾脉法水，水凝如石，又，伏行温于骨髓，故其脉实牢如石也。

叶霖：冬脉石者，肾属水而主骨，冬气敛聚，故沉而濡滑，水之象也。此四时之脉。如有变，谓逆四时而失其常度也。然脏腑之与五行，各有所属，而春夏秋冬脉，皆以木为喻者，盖惟木能因时变迁也。

⑤反者，指违背微弦的规律。

丁德用：反者，为见秋脉如毛，是谓肝病。

叶霖：春脉当微弦，其来濡弱而长，反是者为病。

⑥气来实强，指弦而太过。

徐灵胎：太过属阳，而发于表，故病在外。

吕广：实强者，阳气盛也。少阳当微弱，今更实强，谓太过。阳主表，故令其病在外也。

丁德用：病在外者，是少阳，其脉微弦，今实强者，是胆有余。面青好怒，是肝木之外证也。

叶霖：实强为太过，阳气盛而发于表也，故病在外，令人善忘眩冒巅疾。

⑦气来虚微，为弦而不及。

徐灵胎：不及属阴，而怯于中，故病在内。

吕广：厥阴之气养于筋，其脉弦。今更虚微，故曰不及。阴处中，故令其病在内。

丁德用：病在内者，肝不足也。肝含血养筋，不足则筋缓，溲便难，是肝之内证也。

虞庶：太过之脉，谓不至而至，不及之脉，谓脉息虚微。太过，眩冒巅疾，其不及，则令人胸痛引背下，则两胁胀满也。

叶霖：虚微为不及，阴气不足，而怯于中也，故病在内，令人胸痛引背，下则两胁胠满。

⑧此指弦而柔和，从容和缓。

徐灵胎：厌厌，《素问》王冰注以为浮薄而虚也。

吕广：春，少阳、厥阴俱合主，其脉之来，如春风吹榆叶，濡弱而调，故曰平脉也。

叶霖：厌厌聂聂，如循榆叶，乃微弦而有和缓胃气也，故曰平。

⑨此指弦而坚劲，硬度较大。

徐灵胎：此皆弦而太过之象。

吕广：此谓弦多胃气少也。

丁德用：长而不软，故若循竿，是为病也。

叶霖：益实而滑，如循长竿，乃弦多胃少也。故曰病。

⑩如新张弓弦之坚紧，是无胃气的死脉。

徐灵胎：此则弦之至，即所谓真脏脉也。

吕广：此谓但弦，无胃气也。

丁德用：谓强急而紧细，故曰如新张弓弦也。

叶霖：急而劲益强，如新张弓弦，乃但弦无胃气，即所谓真脏脉也，故曰死。

⑪强调脉有胃气。

徐灵胎：胃气，冲和之气也。微弦、胃气少、但弦无胃气，即上文三者之象也。下文仿此。

吕广：胃主水谷，故人禀胃气。

丁德用：胃者，水谷之海，五脏皆受气于谷。胃者主禀四方，故以胃气而为本也。

⑫反，违背夏脉微钩的规律。

丁德用：谓脉来石滑，如冬之脉，故曰反。

叶霖：夏脉当微钩，来疾而去迟，反是者为病。

⑬指钩而坚搏，为钩脉太过，是病在外。

吕广：实强者，太阳受气，盛也。太阳者，浮散，今反实强，故曰太过也。

丁德用：其外者，太阳、小肠为腑，故病在外。其面赤喜笑，是心火之外证也。

叶霖：实强者为太过，病在外，令人身热而肤痛为浸淫。

⑭指钩而无力，为钩脉不及，为病在内。

吕广：手少阴主血脉，其气尚平实，今反见虚微，故曰不及也。

丁德用：少阴心，夏盛旺，今反虚微，是谓不及，不及则病在内，喜笑其神不守。

虞庶：少阴心脉，本平实。今反虚微，故曰不及也。太阳小肠脉本浮大，今反实强，曰太过也。其太过不及之证，乃如下说。《玉机真脏论》曰：夏脉太过，其病身热而肤痛，为浸淫。其不及者，令人烦心，上见咳嗽，下为气泄也。

叶霖：虚微者为不及，病在内，令人烦心，上见咳唾，下为气泄。

⑮循，扪循。琅玕，圆形玉石，圆而光润。

徐灵胎：如环，《素问》作如连珠，言其满盛也。琅玕，石似珠者。

吕广：心满实，累累如人指循琅玕者，是金银镮钏之物劲也。此皆实之类也，故云平。

丁德用：言心脉满实，累累如连珠，其言循琅玕者，谓琅玕是玉与珠类贯如环之象也。

叶霖：脉来累累如环，如循琅玕，乃微钩而有和缓胃气也，故曰平。

⑯鸡举足，坚劲不柔之象。

徐灵胎：谓实而劲也。

吕广：心脉但当浮散，不当数也。鸡举足者，喻其数也。

丁德用：心脉但当浮散，今又加其至数，即病。故喻其脉如鸡举足走也。

叶霖：来而益数，如鸡举足，乃钩多胃少也，故曰病。

⑰居，直也。认为此脉为前曲后直。居，或通倨，有顿止之义。

徐灵胎：居，《素问》王冰注曰：不动也。带钩，曲而坚者也。

吕广：后居谓之后直，如人革带之钩，前曲后直也。是谓但钩无胃气。

丁德用：操者，执也。如手执革带。前钩后曲无力也，后居，倨而不动劲有，故曰死也。

叶霖：前曲后居，如操带钩，乃但钩无胃气也，故曰死。

⑱强调夏脉有胃气的重要性。

吕广：胃者，中州主养于四脏也。

⑲钩而实硬为夏脉太过。

吕广：肺脉者，当微毛，今更实强，故曰病在外。

丁德用：外者，谓手阳明太阴也，故外证面白善嚏，悲愁不乐，皮毛干燥，此是肺金之外证也。

叶霖：秋脉当毛，其来轻虚以浮，反是者为病。实强者为太过，病在外，令人逆气而背痛愠愠然。

⑳钩而无力是夏脉不及。

吕广：肺脉轻，虚浮如毛，今按之益虚微，是无胃气，故病在内。

丁德用：病在内者，手太阴肺也，其内证喘咳，洒淅寒热，此是肺金之内证也。

虞庶：太过不及，病如下说。《玉机真脏论》曰：秋脉太过，则令人逆气，而背痛愠愠然。秋脉不及，则令人喘，呼吸少气，上气见血，下闻病音。

叶霖：虚微者为不及，病在内，令人喘，呼吸少气而咳。上气见血，下闻病音。

㉑蔼蔼如车盖，形容脉体宽大而浮。

徐灵胎：车盖，言其浮大而虚也。

吕广:车盖,乃小车之盖,轻浮,蔼蔼然也。按之益大,有胃气,故曰平也。

丁德用:如车之曲盖偃蔼之状,故曰平也。

叶霖:脉来蔼蔼如车盖,按之益大者,以其轻软微毛,而有和缓胃气也,故曰平。

㉒形容脉体轻虚而松散。

徐灵胎:《素问》王冰注谓中央坚而两旁虚。

吕广:如循鸡羽者,是其气虚微,胃气少,故曰病。

丁德用:手太阴肺金,乘夏余阳,故其脉上,又其气当于下降。今不上不下,如循鸡羽者,但当涩涩然,故曰病也。

叶霖:不上不下,如循鸡羽,乃毛多胃少也,故曰病。

㉓形容脉体似有似无,飘忽不定。

徐灵胎:《素问》云:如物之浮,如风吹毛,曰肺死。王冰谓如物之浮,瞥瞥然;如风吹毛,纷纷然也。盖皆轻虚漂乱之义。

吕广:此无胃气。

丁德用:风吹毛者,飘腾不定,无归之象,故曰如风吹毛而死也。

叶霖:按之萧索,如风吹毛,乃但毛无胃气也,故曰死。

㉔强调秋脉以有胃气为贵。

吕广:四脏皆须禀胃气也。

㉕指冬脉充实而硬,为毛脉太过。

吕广:冬脉当沉濡,今反实强,故曰太过。太过者,阳脉病,故言病在外也。

丁德用:反者,冬得长夏之脉。长夏者,土也。胃土脉缓而微曲,故病也。在外者,是足太阳之经也。面黑善恐欠,是其肾水之外证也。

叶霖:冬脉当微石,其宋沉濡而微坚,反是者为病。实强者为太过,病在外,令人解㑊,脊脉痛而少气不欲言。

㉖虚微无力为冬脉不及。

吕广:冬脉沉濡,今反虚微,故言不及。不及者,阴病,在内也。

丁德用:足少阴肾脉也,主水,旺冬,其脉沉濡而滑,今虚微少气,是谓不及,病在内。其内证,气逆,小腹急。痛泄如下重,此肾水内证也。

虞庶:冬脉太过,则令人解㑊,谓似病不病也。春脉痛而少气不欲言也,冬脉不及,则令人心如悬,病饥,祐中清,脊中痛,少腹满,小便变也。

叶霖:虚微者为不及,病在内,令人心悬如饥,祐中清,脊中痛,少腹满,小便变。

㉗雀之啄,形容脉搏分明。

徐灵胎：雀啄，上大而末锐也。

吕广：上大者，足太阳。下兑者，足少阴。阴阳得所，为胃气强，故谓之平。雀啄，谓本大末锐也。

丁德用：肾脉本性濡滑，今诊之，应手而大，去而小，故曰上大下兑，喻如雀啄，是谓平也。

叶霖：脉来上大下锐，濡滑如雀啄者，乃微石而有和缓胃气也，故曰平。

㉘微曲，指冬脉见钩象，有相胜之脉。

徐灵胎：啄啄连属，言搏手而数。其中微曲，言其象似钩也。按：《素·平人气象论》云：喘喘累累如钩，按之而坚，曰肾平。来如引葛，拨之益坚，曰肾病。至于如鸟之啄，乃脾之死脉。啄啄连属，其中微曲，乃心之病脉。不知何以错误如此。

吕广：雀啄者不息，故谓之连属。其中微曲，是脾来乘肾，脉缓而曲，故病。

丁德用：啄啄，谓如雀啄啄连连时止，肾衰之病也。

叶霖：啄啄连属，其中微曲，乃石多胃少也，故曰病。

㉙来如解索，脉律紊乱。去如弹石，坚硬不柔。

徐灵胎：解索，紧而散，弹石，促而坚也。《素问》云：发如夺索，辟辟如弹石，曰肾死。

吕广：解索谓虚缓无根本也，来迟去疾，故曰弹石也。

丁德用：诊之应手如脱解之索，无力也。去疾而如弹石，是肾死也。

叶霖：来如解索，去似弹石，乃但石无胃气也，故曰死。按：《素问·平人气象论》曰：平肝脉来，软弱招招，如揭长竿末梢，曰肝平。平肺脉来，厌厌聂聂，如落榆荚，曰肺平。此两句，正形容肝之平脉，濡柔和缓微弦之义；肺之平脉，浮薄轻虚微毛之义；此却以肺平引为肝平。又曰：病心脉来，喘喘连属，其中微曲，曰心病；实而盈数，如鸡举足，曰脾病。今以脾病引为心病。如鸟之喙，脾之死脉，引为肾之平脉。若此多与经文有异。冯氏谓越人欲使脉之易晓，重立其义尔。然读是篇者，当与《素问》参观。

㉚廪，古称贮米之所为廪。此比喻为营养泉源。要会，指事物的关键。

徐灵胎：水谷皆聚于胃，如海为众水所聚也。胃属土，土分旺四季，故曰主廪四时。皆以胃气为本，是谓四时之变病，死生之要会也。此总结上文四时之变也。

虞庶：胃属土，土者，五也，万物归之，故曰水谷之海。一年旺辰戌丑未，故曰主廪四时。谓弦、钩、毛、石，四时之经，皆得胃气为本，若胃气少则人病，若无胃气则人死，故曰四时变病，死生之要会也。万物非土孕育，则形质不成也。《易》曰坤厚载物，德合无疆。

叶霖：是四时之脉，皆以胃气为本，故有胃气则生，胃气少则病，无胃气则死也。胃属土，位居中央，万物归之，故云水谷之海。旺于四时，水火金木，无不待是以生，为四时变病之要会，故云主禀四时也。

㉛脾者，中州也，其平和不可得见，衰乃见耳。来如雀之啄，如水之下漏，是脾衰之见也：中州，此指中焦。来如雀之啄，来而劲急。如水之下漏，脉律不整之象。

徐灵胎：中州，言在四脏之中，四脏平和，则脾脉在其中，故不可得见。雀啄，言其坚锐。水下漏，言其断续无常。

滑寿：脾者中州，谓呼吸之间，脾受谷味，其脉在中也。其平和不得见。盖脾寄旺于四季，不得独主于四时。四脏之脉平和，则脾脉在中矣。衰乃见者，雀啄屋漏，异乎常也。雀啄者，脉至尖锐而断续不定也。屋漏者，脉至缓散，动而复止也。

吕广：脾寄旺四季，故不言旺言平和。脉不见，其衰病见耳。其脉见如屋之漏，如雀之啄，如水之下漏，皆肾来乘脾，故使衰病。肝乘脾则死，肾不胜脾，故但病也。

丁德用：脾者，成于四方，故平常不见，衰乃见。如雀之啄，如水之滴漏。

虞庶：如水之漏，乃是脾脉太过，如雀之啄，是谓脾脉不及，太过则令人四肢不举，不及则令人九窍不通。故平和不可得见，衰乃见也。

叶霖：脾受谷味，在四脏之中，故不可见。盖脾寄旺于四季，不得独主于四时，四脏平和，则脾脉在中，衰乃始见。雀啄，言其坚锐而无冲和之气也。水下漏，言其断续无常，散动而复止也。此《素问·玉机真脏论》所谓脾者土也，孤脏以灌溉四旁者也，善者不可得见，恶者可见之义也。

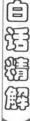 语 译

十五难问：医经上说，春季出现脉弦，夏季出现脉钩，秋季出现脉毛，冬季出现脉石。这是四季当令的旺脉呢？还是有病的脉象？

答：脉象出现弦、钩、毛、石者，皆为四季的旺脉。春季出现弦脉，是因肝脏属东方，春季万物开始生发，树木尚未生出枝叶的缘故，所以脉气来时，表现为弱而细长，因此叫做弦脉。

夏季出现钩脉，是因心脏属南方火，夏季是万物茂盛的时节，树木垂枝布叶，皆向下弯曲似钩状，所以脉气来时为应手略快有力，去时略慢无力，因此叫做钩脉。

秋季出现毛脉，是因为肺脏属西方金，秋季是万物生长到了后期，将

要收成的时候,草木的花叶,一般皆在秋季枯萎脱落,只有枝条还单独存在,似动物的毫毛般,所以脉气来时,为轻虚带有浮象,因此叫做毛脉。

冬季出现石脉,是因为肾脏属北方水,冬季是万物生机闭藏的时候,天寒地冻,水凝结成冰似石块,所以脉气来时,表现为沉濡而带滑,因此叫做石脉。上述讲得就是四季当令的脉象。

问:四季脉象如发生变化,情况如何呢?

答:春季的脉应该见微弦之象,反常的则为病态。

问:什么叫反常呢?

答:脉气来时坚实强硬,为太过,表明体表发生病变;脉气来时虚弱微细,为不及,表明体内发生病变。脉气来时厌厌聂聂,似有抚摩榆树叶之感的叫平脉。较正常增强了坚实感而带滑象,似有抚摩竹竿末梢之感的叫病脉。急迫而有力且特别强硬,似刚刚张好的弓弦一样强劲叫死脉。春季脉微见弦象叫平脉,弦多而和缓但胃气少叫病脉,唯弦象毫无和缓之象是无胃气叫死脉。春脉之根本为胃气。

问:夏季的脉应该见钩象,反常的就是病态。反常的情况如何呢?

答:脉气来时坚实强硬,为太过,表明体表发生病变。脉气来时虚弱微细,为不及,表明体内发生病变。脉气来时连贯象圆环,又好象抚摩琅玕似的叫平脉。来时较正常增加了速度,似鸡举足叫病脉。脉形前曲后直,似手持着束带的钩子似的叫死脉。夏季的脉微见钩象叫平脉。钩多而胃气少叫病脉。只有钩象毫无和缓之胃气叫死脉。夏脉的根本为胃气。

问:秋季的脉应该见毛象,反常的就是病态。反常的情况如何呢?

答:脉气来时坚实强硬,为太过,表明体表发生病变。脉气来时虚弱微细,为不及,表明体内发生病变。脉气来时浮大轻盈像车盖,按之更大叫平脉;不上不下有滞涩感,似抚摩鸡的羽毛般叫病脉。按之有虚浮感,似风吹羽毛飘忽不定叫死脉。秋季的脉微见毛象叫平脉。毛象明显而胃气少叫病脉。唯毛象毫无和缓之象是无胃气叫死脉。秋脉的根本为胃气。

问:冬季的脉应该见石象,反常的就是病态。反常的情况如何呢?

答:脉气来时坚实强硬,为太过,表明体表发生病变。脉气来时虚弱微细,为不及,表明体内发生病变。脉气来时大去时小,濡滑似鸟雀的嘴似的叫平脉。像鸟雀啄食连续不断,其中微带歇止叫病脉。来时似解绳索,去时好像弹石似的叫死脉。冬季的脉微见石象叫平脉,石象明显而胃气少叫病脉。唯石象毫无和缓之胃气叫死脉。冬脉的根本为胃气。

胃,是水谷汇聚之海,有供给人体营养的功能。四季的脉象皆以胃气为根本,故胃气的多少有无,直接影响着四季脉象变化和疾病轻重及预后。

脾,属于中焦,它的脉象正常和缓时,一般不会有特殊表现,到了脾气衰弱时才会表现出来。脉来如鸟雀啄食,似房屋漏水乱般无序,即是脾衰所表现的脉象。

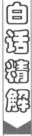

难经 白话精解

第十六难

十六难曰:脉有三部九候^①,有阴阳^②,有轻重^③,有六十首^④,一脉变为四时^⑤,离圣久远,各自是其法,何以别之^⑥?

然:是其病,有内外证^⑦。

其病为之奈何?

然:假令得肝脉^⑧,其外证:善洁,面青,善怒^⑨;其内证:脐左有动气,按之牢若痛^⑩;其病:四肢满^⑪闭淋,溲便难,转筋。有是者肝也,无是者非也^⑫。

假令得心脉,其外证:面赤,口干,喜笑^⑬;其内证:脐上有动气,按之牢若痛;其病:烦心,心痛,掌中热而哕。有是者心也,无是者非也^⑭。

假令得脾脉^⑮,其外证:面黄,善噫^⑯,善思^⑰,善味^⑱;其内证:当脐有动气,按之牢若痛^⑲;其病:腹胀满,食不消,体重节痛,怠堕嗜卧,四肢不收。有是者脾也,无是者非也^⑳。

假令得肺脉,其外证:面白,善嚏,悲愁不乐,欲哭^㉑;其内证:脐右有动气,按之牢若痛;其病:喘咳,洒淅寒热。有是者肺也,无是者非也^㉒。

假令得肾脉,其外证:面黑,善恐欠^㉓;其内证:脐下有动气,按之牢若痛^㉔;其病:逆气,小腹急痛,泄如下重,足胫寒而逆。有是者肾也,无是者非也^㉕。

注释

①依《素问·三部九候论》指上部、中部、下部各取天、地、人。

徐灵胎:三部九候,详《素问·三部九候论》。

滑寿:谢氏曰:此篇问三部九候以下共六件,而本经并不答所问,似有缺文。今详三部九候,则十八难中第三章言之,当属此篇,错简在彼。

吕广:三部者,寸、关、尺也。九候者,上部三候,中部三候,下部三候,三三如九也。

丁德用：三部者，寸、关、尺也；九候者，浮、中、沉也，是一难之所演也。

虞庶：三部法三才，故有天地人，三部之中，亦各有天地人，因而成九。上部天，以候头角，上部之人，以候耳目，上部之地，以候口齿。中部之天，以候肺，中部之人，以候心，中部之地，以候胸中之气。下部之天，以候肝，下部之人，以候脾胃，下部之地，以候肾。故曰三部九候也。

叶霖：脉有三部九候，见后十八难。

②指有阴脉，有阳脉。

吕广：寸口者，阳脉见九分而浮。尺部者，阴脉见一寸而沉。

丁德用：阴阳者，是二难尺寸皆阴阳前后上下之法也。

虞庶：三部之中，各有一阴一阳，来者为阳，去者为阴。察阳者，知病之所有；察阴者，知死生之期也。

③指取脉的力度，轻取重取之义。

吕广：肺如三菽之重，是谓轻。肾脉按之至骨，如十五菽之重，是谓重也。

丁德用：轻重者，是五难言轻重之法也。

虞庶：凡切阳脉，乃轻手取，谓阳脉浮也。切阴脉，乃重于取，谓阴脉沉也。故曰轻重也。

④《素·方盛衰论》有"奇恒之势乃六十首"句，但其义不详。

徐灵胎：六十首，见《素·方盛衰论》，王冰注谓其义不存，或谓即各旺六十日之义。

滑寿：六十首，按《内经·方盛衰篇》曰：圣人持诊之道，先后阴阳而持之。奇恒之势，乃六十首。王注谓奇恒六十首，今世不存，则失其传者，由来远矣。

吕广：首，头首也。盖三部从头者，脉辄有六十首。

丁德用：六十首者，是十难"经一脉变为十"是也。

虞庶：六十首者，乃一脉变为四时是也。谓春脉弦，夏脉钩，秋脉毛，冬脉石，季夏及四季脉缓，逐四时之休旺。一脉变为五，十二经内成六十首也。

叶霖：六十首见《素问·方盛衰论》。王注谓奇恒六十首，今世不存。或谓即各旺六十日之义。

⑤指寸口脉在四时的不同反映。

徐灵胎：一脉变为四时，详十五难。但诸设难下文俱无发明，疑有脱误。

滑寿：一脉变为四时，即十五难春弦夏钩秋毛冬石也。

吕广：是手太阴之动，以决四时逆顺吉凶之法也。

丁德用：十五难是言四时以胃气为本，况经脉十二经，谓脉随四时之变换，非手太阴也。

虞庶：凡切脉，始起于六脉，谓浮、沉、长、短、滑、涩也，乃三阴三阳之脉也。六脉随四时之变，故有二十四脉形焉。今六十首，乃备言手足三阴三阳，合为十二脉。随弦、钩、毛、石变之为时经，合之为六十脉，故曰一脉变为四时。

叶霖：一脉变四时，即十五难春弦、夏钩、秋毛、冬石也。

⑥离圣久远，指离开创立脉法的圣人已久远。各自是其法，指各立门户，创立自家脉学。

吕广：言三部是一法，九候是一法，阴阳是一法，轻重是一法，六十首是一法，言法象无多，难可分别，故言之此难也。

丁德用：离圣人久远者，为越人时去逾远也。各自是其法者，为前所演其法也。故曰各自是其法也。

叶霖：然脉法不一，离圣久远，各自是其法，何以别其是非长短也。

⑦是，是以之义。内外证，指病有内证外证之分。

徐灵胎：凡人所受伤为病，所以验其病者为证，盖病合而证分也。

吕广：法象无多，或变为四时，难可分别，故以中外别其病，以名为之难也。

丁德用：是字当作视物之视。上文言视病之法，不与诊法同，故云别也。然字者，是越人自答之语也，言使人视其精明五色，循按察之左右，即知内外之证，故知是字当作视物字用。此是字传写之错误也。

虞庶：一脏一腑，乃一表一里，腑之病主于外，故有外证。脏之病主于内，故有内证也。

叶霖：是其病有内外证。言凡病但以内外之证验之，自得其真，不必拘于诸法也。

⑧假如按得肝脉之象。

徐灵胎：五脏脉体详第十三难。

虞庶：肝脉弦软而长。

叶霖：得肝脉，诊得弦脉也。

⑨善洁，面青，善怒：善洁，似是洁癖表现。

徐灵胎：肝与胆合，胆为清净之腑，故善洁。面青，善怒，《素·阴阳应象大论》肝在色为苍，在志为怒。

王九思：足少阳胆者，腑也，故有病则见于外也。又，胆为清净之腑，故善洁也，主于外，见面青也。胆为中正之官，主决断，故善其怒也。

叶霖：得肝脉，该得弦脉也。肝与胆合，为清净之腑，故善洁。青者木之色，肝属木，故面青。肝在志为怒，故善怒。此外证之色脉情好也。

⑩脐左有动气，按之牢若痛：脐左侧有病理反应。动气，反应。牢若痛，坚硬而疼痛。牢，坚硬之义。

徐灵胎：《素·刺禁论》：肝生于左，脐左，肝之位也。动气，真气不能藏而发现于外也。牢者，气结而坚。痛者，气郁而滞。

虞庶：五积之候，肝之积名曰肥气，在脐之左也。

叶霖：脐左为肝木左升之部。动气，真气不能藏而发现于外也。牢者，气结而坚，痛者，气郁而滞也。

⑪似指四肢肿胀。

徐灵胎：满，闭塞也。盖肢节皆属于肝，左氏传云：风淫末疾。

虞庶：肝木脾土，脾主四肢，木病则土无所畏，故四肢闭满。《玉机真脏论》曰：脾太过，令人四肢不举。

叶霖：满、闭塞也，筋急则四肢满胀，《左传》云风淫末疾者是也。

⑫闭淋，小便癃闭。溲便难，二便不通。转筋，抽搐转筋。

徐灵胎：《灵·经脉篇》云：足厥阴循阴股，结于阴器，故病见于溲便也。转筋，《灵·九针篇》云：肝主筋，故病筋也。

丁德用：肝者，东方木也，其治在左应震，脐左右动气，按之牢若痛。其病四肢满闭者，谓肢节挛弹也。淋溲便难者，足厥阴上系舌本，下环于阴器，故淋溲便难也。其转筋者，谓肝含血以养筋，故病即转筋也。有此内外证，即肝也，无是者，非也。

虞庶：癃溲，谓小腑涩也。便难，大腑所注难也。谓肝脉循于阴器，故癃溲也。肝肾主下部，肝病则气逆，不行于下，故便难也。肝属木也，木曰曲直，筋乃象之，今肝病，故转筋也。

吕广：外证者，腑之候。胆者，清净之腑。故面青善洁，若衣被饮食不洁者，其人便欲怒。胆色青，故面青怒也。其内证者，肝之证。肝者，东方为青龙，在左方，故肝之证在脐左。

叶霖：厥阴脉循阴器，肝病故溲便难。转筋者，肝主筋，故病筋。此内证之部属，及所主病也。

⑬喜笑，情志病，喜笑不休。

徐灵胎：面赤，《素》心在色为赤。口干，心气通于舌，火上炎则干也。喜笑，《素》

心在声为笑。

丁德用：外证者，手太阳之脉为外经，故有病即见于外。其应火，故病即外热。口干，喜笑，是其外证也。

虞庶：心脉浮大而散，心属火，火性炎上，故面赤，口干也。心在声为笑也。

叶霖：得心脉，诊得钩脉也。心在色为赤，故面赤。心气通于舌，火上炎，故口乾。心在声为笑，故喜笑。此外证之色脉情好也。

⑭呝，《康熙字典》："之劣切，音拙，义阙。又于劣切，音噎，义阙，出《黄帝八十一难经》。"其他诸字书无证。有说为哕的异字。此为掌中热的伴随症状。

徐灵胎：脐上，心之位也。病在本脏也。《灵·经脉篇》手少阴之脉入掌内，故掌中热。呝，干呕也，读如哕。《素·至真要大论》：诸逆冲上，皆属于火。

滑寿：掌中，手心主脉所过之处。盖真心不受邪，受邪者手心主耳。呝，干呕也。心病则火盛，故。经曰：诸逆冲上，皆属于火。诸呕吐酸，皆属于热。

丁德用：心者，南方火也，其位在离，故脐上有动气。其病烦心，心痛，掌中热而呝者，心病即烦痛，故呝。臂内掌中热而呝者，是其内证也。有其证者，心之病，无其证者，即非也。

虞庶：心之积名曰伏梁，在脐上，火之生热，心为五脏之君，四脏有病，心主知之，尚有痛状，何况本经自病耶。常痛，乃心包脉也。正心不受病，病则旦占夕死，夕占旦死。重明受病，则心包络，乃手厥阴之脉，出两手中指之端，不入掌心，屈无名指取之，穴名劳宫穴，心包病，则掌中热而呝心。

吕广：外证者，小肠手太阳脉为热，故令口干。阳主躁，故喜笑也。其内证者，心。心在前为朱雀，故证在脐上也。

叶霖：脐上心之部动气，按之牢痛，心烦，乃心包络受邪，非真心病也，若心病，则旦占夕死，夕占旦死矣。手厥阴心包络之脉，行于掌心，故掌中热。呝，乾呕也，心病火盛，故呝。此内证之部属，及所主病也。

⑮假如按得脾脉，中缓而大。

虞庶：脾脉中缓而大。

叶霖：得脾脉，诊得缓脉也。

⑯噫，噫气，又叫嗳气。

徐灵胎：《素》脾在色为黄。噫，即嗳气。《灵·口问篇》云：寒气客于胃，厥逆从下上散，复出于胃，故为噫。脾与胃合，故病同也。

丁德用：其外证面黄，阳明为胃之经，故见色黄，外之证也。

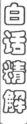

虞庶:脾,土也,在变动为噫。

叶霖:脾属土,在色为黄,故面黄。噫,嗳气也。《灵枢·口问篇》曰:寒气客于胃,厥逆从下上散,复出于胃,故为噫。脾与胃合,故同病也。

⑰思,此作思虑解。

徐灵胎:《素》脾在志为思。

虞庶:脾者,在志为思也。

叶霖:脾在志为思,故善思。

⑱味,此作口嗜之好。

徐灵胎:《素》脾在窍为口,故主味。

虞庶:脾主甘受味,故善味。

叶霖:脾在窍为口,故善味。此外证之色脉情好也。

⑲当脐有动气,按之牢若痛:当脐,正当脐部。

徐灵胎:当脐,脾位乎中也。

虞庶:脾之积,名曰痞气,当脐之中。

叶霖:脾位乎中,故动气当脐而牢痛也。

⑳食不消,食不消化。节痛,关节疼痛。堕,同惰,慵懒之义。嗜卧,好卧床。四肢不收,四肢疲乏无力。

徐灵胎:《素·金匮真言论》:腹为阴,阴中之至阴脾也。故病在腹。脾主磨食。脾主肌肉。节痛,《素·痿论》:阳明主束骨而利机关,脾与胃合,故亦主节。怠惰嗜卧,劳倦亦属脾也。四肢不收,脾主四肢。

滑寿:《灵枢·口问篇》曰:噫者,寒气客于胃,厥逆从下上散,复出于胃,故为噫。经曰:脾主四肢。

丁德用:内证者,足太阴脾也,当脐有动气者,脾主中州也。其病腹满,食不消,体重节痛,怠堕嗜卧,四肢不收,皆为土。土静,故有此证。前注言外证面黄而不解余说者,为善噫。善味者,是脾也。今腹胀满,食不消,即是胃也。胃为水谷之海,病即食不消,体重节痛,怠堕嗜卧,四肢不收,皆是见外证也。今却言内证也,此经所说,文至不明,未敢尽注其说,以俟后贤。

虞庶:湿气胜则令人彭胀,阳气在下,食乃不消。得主内,病则如是。脾属土,土性安静,故知是土主四肢,病乃四肢不收。

吕广:外证,足阳明胃脉之证,胃气实,谷气消,即多所思,欲饮食。胃气虚,食不消,气力虚羸,其人感思虑。内证者,脾也。脾在中央,故证当脐。脐者,有阴阳之中,

 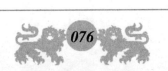

故其脉在脾也。

叶霖：脾主运行，运行不健，故腹满食不消也。脾主肌肉，故体重。阳明主束骨而利机关，脾与胃合，故主节痛。劳倦伤脾，湿旺脾郁，皆主怠惰嗜卧也。脾主四肢，故四肢不收。此内证之部属，及所主病也。

㉑善嚏，好喷嚏。悲愁不乐，欲哭，情志抑郁之病。

徐灵胎：《素》肺在色为白。《灵·口问篇》：阳气和利，满于心，出于鼻，故嚏。肺气通于鼻，故善嚏也。《素》肺在志为忧，在声为哭。

丁德用：其外证者，手阳明之经大肠，为肺之腑也，故善嚏，悲愁不乐，欲哭，此外之证也。

虞庶：肺脉浮短而涩，面白，乃金之色也，肺主皮毛，皮毛外感寒，内合于肺，故嚏也。悲者，肺之志也。脾土肺金，脾为肺母，脾主歌，子病母忧，故不乐，在声为哭。

叶霖：得肺脉，诊得毛脉也。肺在色为白，故面白。《灵枢·口问篇》曰：阳气和利，满于心，出于鼻，故嚏。肺气通于鼻，故善嚏。肺在志为忧，故悲愁不乐。在声为哭，故欲哭。此外证之色脉情好也。

㉒洒淅，寒冷之貌。寒热，寒热不时。

徐灵胎：《素·刺禁论》：肺藏于右，脐右，肺之位也。其病喘咳，肺主气，气逆则喘咳。洒淅，寒栗貌。寒热，肺主皮毛。

丁德用：其言内证者，手太阴之经，应西方金在兑，故言脐右有动气也。其为喘嗽，洒淅寒热者，故知内证也。

虞庶：肺之积，名曰息贲，在右胁下。肺主皮毛，今寒气外感于皮毛，内合于肺，则气道涩，故喘而咳。肺主气，外候于皮毛，肺虚则洒淅寒，肺实则热而闷，故云寒热也。

吕广：外证者，大肠脉也，乃手阳明之脉，为肺之腑。气通于鼻，故善嚏。肺主秋，秋，愁也，故其病悲哭。内证者，肺之证，肺主皮毛，有寒则洒淅咳嚏。肺在西方为白虎，主右方，故证在脐右。

叶霖：脐右为肺金右降之部，动气按之牢痛者，肺气结也。肺主气，气逆故病喘咳。肺主皮毛，故洒淅寒热。此内证之部属，及所主病也。

㉓恐，恐惧。欠，呵欠。

徐灵胎：《素》肾在色为黑。《素》肾在志为恐。《灵·口问篇》：阴气积于下，阳气未尽，阳引而上，阴引而下，阴阳相引，故数欠。又云：肾主为欠。

丁德用：其外证者，太阳膀胱之经，故为外经也。故有病则色黑，面黑，喜恐欠也。

虞庶：沉濡而滑，肾之脉也。黑色，肾之色也。在志曰恐，巨阳虚则欠。

叶霖：得肾脉，诊得石脉也。肾在色为黑，故面黑。肾在志为恐，故善恐。《灵枢·口问篇》曰：阴气积于下，阳气未尽，阳引而上，阴引而下，故数欠。是肾主欠。此外证之色脉情好也。

㉔脐下，小腹部。

徐灵胎：肾居最下，脐下，肾之位也。

叶霖：肾居最下，脐下肾之位，肾气结，故动气按之牢痛。

㉕逆气，气机上逆。急痛，拘急而痛。泄如下重，泄泻时有肛门重坠之感。

徐灵胎：下气不藏则逆上。肾治于下，故病在小腹。泄如下重，滑氏云：如读为而。肾主二阴，下重，气下坠不收也。足胫寒而逆。《灵·经脉篇》足少阴肾之脉循内踝之后，别入跟中，以上踹内，故病如此。

滑寿：肾气不足则为恐，阴阳相引则为欠。泄而下重，少阴泄也。如读为而。

丁德用：其内证者，肾旺于冬，应北方，故在脐之下也。其病逆气，少腹急痛，泄如下重。其泄者为大瘕泄，而里急后重也，此内之证也。

虞庶：肾气不足，伤于冲脉，故气逆。肾者，足少阴之脉，循少腹与足厥阴、足太阴三阴交杂于脐下。今病，故少腹急痛也。五泄之候，肾为后重泄。肾者，胃之关，今气虚，故为下重泄，谓食毕思急圊。足内踝上五寸间，乃足少阴之动脉，故足胫寒而逆。《通评虚实论》曰：气逆者，足寒也。

吕广：外证，足太阳膀胱脉也。其人善欠者，其人善恶寒。若胫寒，身体洒洒而寒，故其善欠，肾与手少阳，俱主候心，故善恐。其内证者，肾旺于冬，主北方玄武，故证在脐下。

虞庶：经言是其病有内外证，推寻至此，惟肝脉平证，善洁二字是表证，心脉不见于太阳外证，脾脉中有善噫，是外证，肺脉亦无手阳明之证，肾脉中只有欠一字，是足太阳不足之证。五脏推之。黄帝《素问》并言皆只足脏之证也，越人言其外证者，取其形见于外也，吕氏所注，多不该经者。

叶霖：肾气不足，伤于冲脉，故病逆气。少阴之脉循少腹，故小腹急痛也。肾者胃之关，今气虚，故为下重泄，谓食毕即思圊也。《灵枢·经脉篇》曰：足少阴肾之脉，循内踝之后，别入跟中，以上踹内，故病足胫寒而逆。此内证之部属，及所主病也。"泄如下重"，"如"字滑氏读作"而"字，极是。

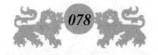

语 译

十六难问：诊脉有三部九候的方法，脉分阴阳，指力有轻重之不同，有奇恒之势六十首，一脉随四时而有不同变化，古代圣人离开我们已经很久远了，现在一般医生多各以自己的诊脉方法为是，它的是非又是如何辨别的呢？

答：这些疾病，可以从内部和外部的症候表现加以辨别。

问：这些病的症候是如何呢？

答：假如诊得肝脉，病人外部表现出好洁净，面色青，容易发怒的症状，病人内部表现出脐左侧有反应，用手触按有坚硬感而疼痛的症状。它的病症还表现在：四肢胀满，小便癃闭或淋沥，大便排出不易，抽搐转筋，出现这些症状的就是肝病，无这些症状出现的就不是肝病。

假使诊得心脉，病人外部出现面色赤，口中干，喜笑不休的症状，病人内部出现脐上有动气，用手触按有坚硬感而疼痛的症状。它的病症还有：心中烦闷，心痛，手掌心发热而且干呕，出现这些症状的就是心病，无这些症状出现的就不是心病。

假使诊得脾脉，病人外部出现面色黄，经常嗳气，好思虑，喜挑口味的症状，病人内部出现脐部有反应，用手触按有坚硬感而疼痛的症状。它的病症还有：腹部胀满，饮食不消化，身体困重，肢节疼痛，疲倦无力，好睡卧，四肢疲乏无力。出现这些症状的就是脾病，无这些症状出现的就不是脾病。

假使诊得肺脉，病人外部出现面色白，时常喷嚏，悲苦忧愁而不愉快，常想哭泣的症状，病人内部出现脐右有反应，用手触按有坚硬感或疼痛的症状。它的病症还有：气喘，咳嗽，或瑟瑟恶寒，或发热。出现这些症状的就是肺病，无这些症状出现的就不是肺病。

假使诊得肾脉，病人外部症状：面色黑，好恐惧，常打呵欠，病人内部症状：脐下有反应，用手触按有坚硬感或疼痛。它的病症还有：气上逆，小腹拘急疼痛，大便泄泻而有下坠感，小腿寒冷而按之冰凉。有这些症状的就是肾病，没有这些症状的就不是肾病。

第十七难

十七难曰:经言病或有死,或有不治自愈,或连年月不已。其死生存亡,可切脉而知之耶①?

然:可尽知也。诊病若闭目不欲见人者,脉当得肝脉强急而长②,而反得肺脉浮短而涩者,死也③。

病若开目而渴,心下牢者,脉当得紧实而数,而反得沉涩(一本作濡)而微者,死也④。

病若吐血,复鼽衄血者,脉当沉细,而反浮大而牢者,死也⑤。

病若谵言妄语,身当有热,脉当洪大,而反手足厥冷,脉沉细而微者,死也⑥。

病若大腹而泄者,脉当微细而涩,反紧大而滑者,死也⑦。

注释

①设问是否可依据脉诊判断生死病愈。

徐灵胎:此亦错引经文,非经之全文也。

滑寿:此篇所问者三,答云可尽知也。而止答病之死证,余无所见,当有阙漏。

叶霖:此引《素问·脉要精微论》《平人气象论》语错杂言之,非经之全文也。所问三者,答曰可尽知也,而下文止答病之死证,余无所见,或有阙简欤?抑不治自愈,即十三难之相生脉;连年月不已,即五十五难之积聚病欤?未可知也,故俟参考。

②此谈某些症状反应与脉象的协同性。闭目不欲见人,似是主观意识,与神昏目闭不同。

徐灵胎:此肝病现证。肝与胆合,肝病则胆虚,故闭目不敢见人。脉当得肝脉强急而长,此肝之本脉。

丁德用:此是肝之病证,故则强急而长。

杨曰:强急犹弦急。

虞庶:肝木之脉,弦软而长,今见强急,病乃如是。

叶霖:肝开窍于目,闭目不欲见人肝病也。然肝之病,脉当弦急而长。

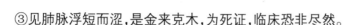

③见肺脉浮短而涩，是金来克木，为死证，临床恐非尽然。

徐灵胎：证属木，脉属金，为克贼也。

滑寿：肝开窍于目。闭目不欲见人，肝病也。肝病见肺脉，金克木也。

丁德用：浮短涩者，是肺脉。此者今当胜水，故知死也。

杨曰：肝为木，肺为金，肝病得肺脉，真鬼来克。金胜木，故必死也。

叶霖：今以肝病而诊得浮短而涩之肺脉，乃金宋克木也，故主死。

④开目口渴，为阳盛之热证。心下牢，心下坚痞。如阳盛而热而见沉涩而微之脉，为预后不良。

徐灵胎：此心病现证。心主热，热甚则开目而渴也。脉当得紧实而数，此心之本脉。而反得沉涩而微者，死也。此肾之本脉。证属火，脉属水，为克贼也。

滑寿：病实而脉虚也。

丁德用：心为之病证，今反见肾脉，心火肾水，水来克火，故知死也。

杨曰：心为病得肾脉，水胜火，故死也。按之短实而数，有似切绳，谓之紧也。按之短小不动摇，若有若无，轻手乃得，重手不得，谓之微也。

虞庶：病开目而渴，心下牢，脉又紧实而数，此曰阳病得阳脉，脉不相反。今见沉濡而微，谓阳病得阴脉，故曰死也。

叶霖：开目而渴者，心主热，热甚则开目而渴也。心下牢者，心痛现证，是实邪也，当得紧实而数之脉，今见沉濡而微之肾脉，乃水来克火，况阳病而得阴脉，不死何待。

⑤衄，鼻出血。吐血衄均为失血之证，脉当沉细。脉反浮大而牢是为逆证。

徐灵胎：此又一义，不以生克言，所谓病虚脉实，故死也。《灵·玉版篇》云：衄而不止，脉大，是三逆，即此义也。

滑寿：脱血脉实，相反也。

丁德用：此者，肺脉之病证。今反见心脉，心火肺金，火来胜金，故知死也。

虞庶：血属阴，吐血衄血，脉得沉细，此谓脉与病相应。今反浮大而牢，与病相反，故死也。

叶霖：失血，虚证也，其脉当沉细，而反见浮大牢实之脉，是阴病而得阳脉，病虚脉实，故主死。《灵枢·玉版篇》曰：衄而不止，脉大，是三逆。即此义也。

⑥谵言妄语，身当有热，脉当洪大，是一派阳盛热实之证。如反手足厥逆，脉沉细而微，是为热厥，预后较差。

徐灵胎：此则病实脉虚也。手足厥冷，兼证言之也。

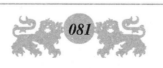

滑寿:阳病见阴脉,相反也。

丁德用:此病是心病之证,今反手足厥,脉沉细而微者,是水胜火,即知死也。

杨曰:按之迟但小谓之细。

虞庶:肺主声,心主言。今脉洪大,是知热乘于心。肺邪受之,故谵言妄语。肺主皮毛,今邪客于卫气,不得宣通,乃身热。夫如是,病与脉相应。今手足厥逆,脉沉细而微,阳病得阴脉,故云必死也。

叶霖:谵妄、热证也,身当有热,脉当洪大,今反见手足厥冷,脉来沉细而微,此病实脉虚也,故死。

⑦大腹而泄,脉微细而涩者为顺证;紧大而滑为预后不良。

徐灵胎:此亦病虚脉实也。《灵·玉版篇》云:腹鸣而满,四肢清,泄,其脉大,是二逆也。按:以上皆发明死病,其自愈、不已者未及,疑有阙文。

滑寿:泄而脉大,相反也。大腹,腹胀也。

丁德用:此病脾土之证候,紧大滑者是肝,木来胜土,故知死也。此经不言肾水之证,阙此一脏也。

杨曰:凡此五者,病脉相反,故为必死。经云:五逆者死,此之谓也。

虞庶:湿气胜则胀,脾不禁故泄。脉微细涩,病脉相承。紧大而滑,此曰相反。如此之候,其死明矣。

叶霖:大腹而泄者,脾湿下陷,脉当微细,而反见滑大之脉,是亦病虚脉实矣。《灵枢·玉版篇》曰:腹鸣而满,四肢清泄,其脉大,是二逆。即此义也。

📖 语译

十七难问:医经上说,疾病发展或有死亡,或者不经治疗而自然痊愈,或者连年累月迁延不愈,死生病愈的不同转归,可以通过切脉的方法获知这些情况吗?

答:可以通过切脉与相伴随的症状而得知。诊察的时候,病人出现闭眼不愿看人的症状,脉象理应见肝脉强急而长,如果反而出现肺脉浮短而涩的,属死证。

病人出现目开而又口渴,心胸部以下坚硬痞满的症状,脉象理应见紧实而数,反而出现沉涩而微的,属死证。

病人出现吐血,同时鼻出血的症状,脉象应见沉细,反而出现浮大而坚牢的,属死证。

病人出现谵言妄语,身体应当发热症状,脉象理应见洪大。反而手足逆冷,脉象沉细而微的,属死证。

病人出现腹部膨大而大便泄泻的症状,脉象理应微细而涩,反而见紧大而滑的,属死证。

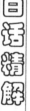

第十八难

十八难曰：脉有三部，部有四经，手有太阴、阳明，足有太阳、少阴，为上下部①，何谓也？

然：手太阴、阳明金也，足少阴、太阳水也，金生水，水流下行而不能上，故在下部也②。足厥阴、少阳木也，生手太阳、少阴火，火炎上行而不能下，故为上部③。手心主、少阳火，生足太阴、阳明土，土主中宫，故在中部也④。此皆五行子母更相生养者也⑤。

脉有三部九候，各何所主之？

然：三部者，寸、关、尺也。九候者，浮、中、沉也⑥。上部法天，主胸以上至头之有疾也；中部法人，主膈以下至脐之有疾也；下部法地，主脐以下至足之有疾也⑦。审而刺之者也⑧。

人病有沉滞久积聚，可切脉而知之耶？

然：诊在右胁有积气，得肺脉结，脉结甚则积甚，结微则积微。诊不得肺脉，而右胁有积气者，何也？

然：肺脉虽不见，右手脉当沉伏⑨。

其外痼疾同法耶？将异也？

然：结者，脉来去时一止，无常数，名曰结也。伏者，脉行筋下也。浮者，脉在肉上行也。左右表里，法皆如此⑩。假令脉结伏者，内无积聚，脉浮结者，外无痼疾；有积聚脉不结伏，有痼疾脉不浮结。为脉不应病，病不应脉，是为死病也⑪。

📖 **注 释**

①三部，指寸、关、尺三部。四经，指右寸所主的肺与大肠和右尺的肾与膀胱。寸为上部，尺为下部。此以金水相生排列。

徐灵胎：三部，寸，关，尺也。四经，两手寸，关，尺各候一脏一腑也。手太阴属肺，手阳明属大肠，皆诊于右寸。足太阳属膀胱，足少阴属肾，皆诊于左尺。右寸为上，左尺为下。

叶霖:滑氏曰:此篇立问之意,谓人有十二经脉,凡有三部,每部之中有四经,今手有太阴、阳明,足有太阳、少阴,为上下部,何谓也?盖三部者,以寸关尺分上中下也。四经者,寸关尺两两相比,则每部各有四经矣。手之太阴、阳明,足之太阳、少阴,为上下部者,肺居右寸,肾居左尺,循环相资,肺高肾下,母子相望也。经云:脏真高于肺,脏真下于肾是也。

②阐明肺金在上,肾水在下以及分位的道理。

徐灵胎:此言左右手循环相生者也。

丁德用:夫脉有三部者,寸、关、尺是也。若合两手言之,即六部也。每部之内各有二经,六部之内,合为十二经。今此云四经者,是谓手太阳阳明与足太阳少阳。此四经者,法水火之性,各有纲纪,而不能变通上下。余八经在手生足,在足生手,所以经言部有四也。是右手寸口,肺与太阳应金,生左尺水也。足太阳少阴水,其性润下,故不能上生于手,而生左足厥阴、少阳木,此二部皆是足之经纪,所以言在下部也。是左尺水,生左关木。

杨曰:手太阴,肺脉也,肺为诸脏上盖,其治在右方,故在右手上部也。手阳明,大肠脉,是肺之腑,故随肺居上部焉。足少阴,肾脉,肾为水,肺之子。水流趣于肾,又最居于下,故为左手下部也。足太阳,膀胱,为肾之腑,故随肾居下部焉。经言脉有三部,部有四经者,谓总两手而言之也。两手各有三部,部各有二经,两手上部合四也,中下二部亦复如此。三四十二,则十二经也。肺金居上,而下生肾水,故肺肾在左右手上下部也。

叶霖:手太阴肺,手阳明大肠属金,皆诊于右寸。足少阴肾、足太阳膀胱属水,皆诊于左尺。金生水,水性流下,故在下部也。

③左关为肝胆,左寸为心与小肠,为木火相生以及心居左寸的道理。

徐灵胎:足厥阴属肝,少阳属胆,皆诊于左关。手太阳属小肠,手少阴属心,皆诊于左寸。火炎上行而不能下,故为上部。

丁德用:太阳、少阴,应左寸君火,火性炎上,不能下生足,而生手心主少阳火,是生右尺相火也。

杨曰:足厥阴,肝脉也,肝治在左方,故为左手之下部。足少阳胆者,为肝之腑,故随肝居下部也。手太阳小肠脉,为心之腑,故随心居上部焉。

叶霖:足厥阴肝、足少阳胆属木,皆诊于左关。手太阳小肠、手少阴心属火,皆诊于左寸。木生火,火性炎上,故在上部也。

④手心包与三焦,属少阳火,脾胃属土,为火所生,居右关位。

徐灵胎:手心主,即手厥阴心包络也。手少阳属三焦。推本文之义,则宜诊于右尺。生足太阴,阳明土,足太阴属脾,足阳明属胃,皆诊于右关。

丁德用:是相火应其灰火也。中部者,右关也,生右寸金也。

杨曰:手心主,心包络脉也。手少阳,三焦脉也。故合为左手中部。足太阴,脾脉也。足阳明,胃脉也。故合为右手中部。此经作如此分别,若依《脉经》配二部,又与此不同也。

王九思:旧经注云:手心主,心包络脉也;手少阳,三焦脉也。故合为左手中部。足太阴,脾脉也;足阳明,胃脉也。故合为右手中部。此经作如此分别,若依脉经配三部,又与此不同也。旧经有此,前注牴牾,具列此图,以正其文。杨氏曰:手心主,心包络脉;手少阳,三焦脉也。故合为左手上部。足太阴,脾脉也;足阳明,胃脉也。故合为右手中部。此经作如此分别,若依脉经配三部,又与此不同。夫此法,杨氏不能明其理,故言不同也。是师将三部反倒配合五行六气而言之,师谓此寸尺反倒,又问三部各何所主。经云上部法天,主胸以上至头有疾,中部法人,主膈下至脐上有疾,下部法地,主脐以下至足有疾。故云审而次之者也。又王叔和将自左寸逆行言之曰:左心小肠肝胆肾,右肺大肠脾胃命。女人反此背看之,尺脉第三同断病。盖两尺反倒,同主脐以下至足有疾,故扁鹊云:审而次之。王叔和云;用心仔细须寻趁。

虞庶:经言手心主、少阳火,生足太阴、阳明土,土主中官,故在右手中部。惟只言火生土之意,不言手心主、少阳在左手中部,惟只取其相生言之也。今明三部相生之意如此。右手尺中少阳火,生关上阳明土。关上阳明土,却生寸口太阴金。寸口太阴金,却生左手尺中少阴水。左手尺中少阴水,却生左手关上厥阴木,关上厥阴木,却生左手寸口少阴火,却又别心主火,故心主生足太阴阳明土也。此乃五行相生之意耳。又足厥阴与足太阴,何以居于左右两手关部中,胃脾太阴,脾脉居于中州,乃在右手关上也。又足厥阴木,木者根生于地,枝叶长于天,亦阴阳共焉,故亦在左中部也。

叶霖:手厥阴心包络,手少阳三焦属相火,当候于右尺。足太阴脾、足阳明胃属土,当候于右关。火生土,土位居中,故在中部也。

⑤脏腑分属于左右寸关尺不同部位是依据五行相生的道理排列。

徐灵胎:以上释三部、四经上下之义,下文又论所主之病也。

丁德用:言此皆五行更相生养者,是谓右寸金生左尺水。水生左关木,木生左寸君火。君火生右尺相火,相火生右关土,而后生右寸金,故言子母更相生养也。

叶霖:土复生金,此五行子母循环生养三部四经上下之义也。

⑥这里所说的三部，是指寸、关、尺。九候，是三部各取浮中沉。此与《素问·三部九候论》有别。

徐灵胎：三部各有浮、中、沉，故为九也。

丁德用：前顺五行而言之生养，即逆三部而反到，所以经别问各何所主也。

杨曰：寸口，阳也。关，中部也。尺中，阴也。此三部各有浮、中、沉三候，三三九候也。故曰：九。浮为阳，沉为阴，中者，胃气也。

虞庶：一部之中有三候，浮者为腑，沉者为脏，中者乃是中焦之脉也。假令寸口浮为腑，沉为脏，中为中焦，皆仿此用之。

叶霖：三部之中，各有浮中沉，是为九候。浮为阳，沉为阴，中者胃气也。

⑦法，取法、遵循之义。法天地人，即取法天地人。上部寸脉主胸至头部的疾患；中位关脉，主膈以下至脐疾病；下部尺脉，主脐以下至足疾病。《难经》虽有此分属，与临床实际相去甚远。

徐灵胎：上部法天，主胸以上至头之有疾也，此又不以经络，以部位言。下部法地，此四字一作尺为下部，法而应乎地。主脐以下至足之有疾也。即《素·脉要精微论》所云：上竟上者，胸、喉中事也。下竟下者，少腹、腰、股、膝、胫、足中事也。但其候脉法，与此微别。

丁德用：上部法天，主胸以上至头之有疾也，两手寸口，皆为上部，即寸外主头，寸内主胸中，是头皆一指下，前后言病，左右同法也。中部法人，主膈以下至脐之有疾也，言左右两关也，第二指半指以前。言膈下，半指之后，主脐上。左右同。下部左右两尺，第三指半指之前，主脐下有疾。半指之后，以候至足之有疾。

杨曰：所谓自膈以上为上焦也；所谓自膈以下为中焦也；所谓自脐以下至足为下焦也。

叶霖：所谓自胸以上为上焦也，自膈以下为中焦也，自脐以下至足为下焦也。谢氏曰：此一节当是十六难中答辞，错简在此，而剩出"脉有三部九候各何主之"十字。

⑧此句似与上下文义不相连，疑错。

徐灵胎：谓审其病之上下而刺其所在，则针不误施也。《本义》谢氏谓此一节，当是十六难中答辞，与下文又不相属，其说近是。

丁德用：刺字当作次第之次，此是审三部各有内外，主后头至足之有疾也。故知刺字传文误也。

杨曰：用针者，必当审详三部九候病之所在，然后各依其源而刺之也。

叶霖：且"审而刺之"，杨氏云为审候病之所在而刺之，丁氏云当次第之次，纪氏则谓刺候之义。各有至理,姑存备参。

⑨脉结,指脉有歇止。肺脉指右寸部。肺脉结,主右胁有积气。如右胁有积气而不见肺脉结,当见右脉沉伏。

徐灵胎:积气,积聚之气也。右胁,肺之部也。结,为积聚之脉。《素·平人气象论》云:结而横,有积矣。沉伏,亦积气之脉。右手统指三部言,则肺脉亦在其中。又右手气口脉所以候里也。

滑寿:结为积聚之脉,肺脉见结,知右胁有积气。右胁,肺部也。积气有微甚,脉从而应之。肺脉虽不见结,右手脉当见沉伏,沉伏亦积聚脉。右手所以候里也。

丁德用:病久积聚,可切脉而知之者,五脏六腑,皆有积聚。今云右胁有积气,当肺脉见,如是脉不见,亦沉伏。详经之意,脉浮,行于肉上,脉沉,行于筋下。其浮行于肉上而无常数而止者,名曰结也。其沉行于筋下时上,名曰伏也。伏者,脏病积也。浮结者,腑病聚也。两手三部,各有浮沉结伏而言病也。今经引肺脉一经于此言之也。

杨曰:往来缓而时一止复来,谓之结也。脉结甚者,是诊脉之状也。结甚者,此结训积,犹言脉结甚则积甚,脉结微则积微,其言积隐也。

虞庶:结脉主块积,其脉动而中止。小数有还反动,故曰结也。其积之大小,随诊言之也。

杨曰:诊虽不得肺脉浮短而涩,但左手脉当沉伏,即右胁有积气矣。肺治在右也。极重指著骨乃得,故谓伏脉也。

叶霖:此病久积聚,可切脉而知之也。肺金右降,右胁,肺之部也。若右胁有积聚,则肺脉当结,结脉往来缓时一止复来,而无定数者是也。盖结为积聚之脉。《素问·平人气象论》曰:结而横,有积矣。然积有微甚,是以结甚则积甚,结微则气微也。设肺脉虽不见结,而右手脉当见沉伏,沉伏亦积聚脉,右手统三部言,则肺脉亦在其中。又右手气口所以候里也。

⑩结脉是时而一止,止无定数。伏脉是脉位深伏于筋下。浮脉脉位在肉上体现。

徐灵胎:无常数,乃为结脉之象。若有常数者,或四十动一止,或三十动一止,乃代脉,主死,不但有积矣。盖结脉之所由生,以积聚在内,脉道不通,故其现脉如此。名曰结也。伏者,脉行筋下也。浮者,脉在肉上行也。左右表里,法皆如此。言结伏则病在里,结浮则病在表,结在右病亦在右,结在左病亦在左,以此推之,则内外左右积气瘤疾,其结脉同而浮伏异也。故曰法皆如此。

滑寿:结为积聚,伏脉行筋下主里,浮脉行肉上主表,所以异也。前举右胁为例,故此云左右同法。

丁德用：人心有所思慕，脉亦结。心无所思，内外无病。其脉伏结，此者形不病而脉病，故知死矣。

叶霖：此承上文，复问外之痼疾，与内之积聚，法将同异也。痼疾者，凡肌肉筋骨间久留不去之病皆是，以其不在脏腑，故曰外也。止无常数，结脉之象，若有常数，为代脉矣。盖结脉之所由生，以积聚在内，脉道不通，故现脉如此也。伏脉轻手寻之不见，重按以指推筋着骨，乃得其脉形潜隐于骨间者是也。言结伏则病在里，结浮则病在表，结在右，病亦在右，结在左，病亦在左。以此推之，则内外左右，积气痼疾，其结脉虽同，而浮伏异也。故曰法皆如此。

⑪意在说明结伏脉主内有积聚。浮结脉，主外有痼疾。如果内无积聚而见结伏脉，外无痼疾而见浮结脉，则是死证。

徐灵胎：病脉不相应，乃真气已满，血脉不相联属，故云死也。按：凡病与脉不相应者，皆为死证，不特积聚为然也。又按：人病以下至末，与前又不类，疑是五十二、五十五、五十六等难内错简。

滑寿：有是脉，无是病；有是病，无是脉。脉病不相应，故为死病也。

杨曰：脉与病不相应，为逆者，难治。故曰是死病也。

叶霖：有是病必有是脉，内有积聚，脉宜伏结，外有痼疾，脉宜浮结。设见伏结浮结之脉，而无伏结浮结之证，见伏结浮结之证，而无伏结浮结之脉，谓之脉不应病，病不应脉也。夫病脉不相应，乃真气已离，血脉不相联属，故云死。然凡病与脉不相应者，皆为死候，不特积聚为然也。

语译

十八难问：脉有寸、关、尺三部，每部各有四经，手经为太阴肺经和阳明大肠经，足经为太阳膀胱经和少阴肾经，分属于在上的寸部和在下的尺部，这样分属的道理何在呢？

答：手太阴肺经和手阳明大肠经属金，足少阴肾经和足太阳膀胱经属水，金能生水，水性向下流动而无法向上，所以分属于在下的尺部。足厥阴肝经和足少阳胆经属木，能生手太阳小肠经和手少阴心经的火，火性炎上而无法向下，所以属于在上的寸部。手心包经和手少阳三焦经属火，能生足太阴脾经和足阳明胃经的土，土位于中央方位，所以属于在中的关部。这些都是由于五行子母的相生关系而分属三部。

问：诊脉有三部九候，各部分别主诊哪些疾病呢？

答：所称三部，即寸、关、尺，所称九候，就是每部各有浮取、中取、沉取，总共三部，故三三得九，为九候。上部寸脉取法于天而在上，主诊胸部以上到头部的疾病。中部关脉取法于人而在中，主诊膈膜以下到脐部的疾病。下部尺脉取法于地而在下，主诊脐以下到足部的疾病。审察疾病出现在何部，然后用针刺法，加以治疗。

问：人患有积聚病，其在于内且迁延日久，可以通过切脉来知道吗？

答：病人的右胁部被诊察出有积聚之气，切脉应见到肺部脉结，结脉严重的则积聚严重，结脉微的则积聚之气轻微。

问：如果诊脉时在肺部未发现结脉，而病人右胁部却有积聚之气的，道理何在呢？

答：肺部的脉虽然未出现结脉，但右手脉象应当沉伏。

问：如果病人患有瘤疾，用同样的方法可以诊断出来吗？还是有其他不同的诊断方法呢？

答：所谓结脉，是脉搏中有时出现歇止现象，歇止没有一定的规律可循，就叫做结脉。所谓伏脉，是脉搏体现于筋层之下。所谓浮脉，是脉搏体现于肌肉层之上。无论病在左还是右，在表还是里，诊脉方法皆如此。假如脉象结而伏的，但内部却无积聚，脉象浮而结的，而外部却无瘤疾，或者内有积聚而脉却无结伏出现，外有瘤疾而脉却无浮结出现。这些，是脉象不与病证相符，或者是病证不与脉象相符，皆为不易治愈的死证。

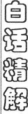

第十九难

十九难曰：经言脉有逆顺，男女有恒。而反者，何谓也[①]？

然：男子生于寅，寅为木，阳也。女子生于申，申为金，阴也[②]。故男脉在关上，女脉在关下。是以男子尺脉恒弱，女子尺脉恒盛，是其常也[③]。反者，男得女脉，女得男脉也[④]。

其为病何如？

然：男得女脉为不足，病在内，左得之，病在左，右得之，病在右，随脉言之也。女得男脉为太过，病在四肢，左得之，病在左，右得之，病在右，随脉言之。此之谓也[⑤]。

📖 **注释**

①恒，常也，即常规之义。反，指违背常规。

徐灵胎：得其脉为顺，不得其脉为逆。恒，常也。谓各有一定之法也。反，谓上下之强弱相反，如下文所云也。经文无考。

滑寿：恒，胡登反，常也。脉有逆顺，据男女相比而言也。男脉在关上，女脉在关下。男子尺脉恒弱，女子尺脉恒盛。此男女之别也。逆顺云者，男女之顺。女之逆也，女之顺男不同也。虽然，在男女则各有常矣。反，谓反其常也。

叶霖：恒，常也。反，谓上下相反也。此男女之脉，有一定恒常之法，得其脉为顺，不得其脉为逆，若强弱相反，则为何病？

②此言男女的生成之时与五行分属。

徐灵胎：此推本天地初生男女之理而言，以明脉之所以异也。按：纪氏天锡谓：生物之初，皆本于子，子者，万物之所始也。自子推之，男左旋三十而至于巳，女右旋二十而至于巳，是男女嫁娶之数也。自巳而怀娠，男左旋十月而生于寅……女右旋十月而生于申也。

杨曰：元气起于子，人之所生也。男从子左行三十，之巳。女从子右行二十，俱至于巳，为夫妇，怀妊也。古者，男子三十，女年二十，然后行嫁娶，法于此也。十月而生男，从巳至寅左行为十月，故男行年起于丙寅，女从巳右行至申，为十月，故女行年起于壬申。所以男子生于寅,女子生于申。

虞庶:经言男子生于寅,女子生于申,谓其父母之年会合于巳上。男左行十月,至寅而生,女右行十月,至申而生也。小运人言一岁起于丙寅,女一岁起于壬申。《难经》不言起而言生,谓生下巳为一岁矣。丙壬二干,水火也,水火为万物之父母。寅申二支,金木也,为生物成实之终始。木胞在中,金胞在寅,二气自胞相配,故用寅申也。金生于巳,巳与申合,故女子取申。木生于亥,亥与寅合,故男子取寅。所以男年十岁,顺行在亥,女年七岁,逆行亦在亥,男年十六天癸至,左行至巳。巳者,申之生气。女年十四,天癸至,右行亦在巳,与男年同在本宫生气之位。阴阳相配,乃成夫妇之道,故有男女也。《上古天真论》曰:男二八而天癸至,精气溢泻,阴阳合故能有子。杨氏言男三十,行年在巳,方娶,于此非也。女二七天癸至,任脉通,冲脉盛,月事以时下,故能有子。杨氏言女二十右行,至巳方嫁,于此亦非矣。杨氏之言,但合古礼,行夫妇嫁娶之法,又与本经天癸之数相违也。况圣人于此十九难中,论男女配合之道,阴阳交会之所,言天癸之至数,知脉盛于上下,推之强弱,诊其有余不及,若止言三十而娶,二十而嫁,于本经诊治之道,凭何依据?

叶霖:此推本生物之初,而言男女阴阳也。杨氏曰:元气始于子,人之所生也。自子推之,男从左行三十,而至于巳;女从右行二十,而至于巳;为夫妇怀妊也。古者男子三十,女子二十,然后行嫁娶,法本于此。十月而生,男从巳左行十月至寅,故男行年起于丙寅。女从巳右行十月至申,故女行年起于壬申。所以男子生于寅,女子生于申也。

③依男女常规,男子关上的寸部脉气盛;女子关下的尺部脉气盛。

徐灵胎:关上属阳,得阳之体者应之。关下属阴,得阴之体者应之。在关上则尺弱,在关下则尺盛也。

丁德用:其言男子女人尺脉者,是阴阳之根本也。逆顺者,为阳抱阴生,阴抱阳生也。三阳始于立春,建寅,故曰男生于寅木,阳也。三阴生于立秋,七月建申,故言女生于申。金,阴也,男子之气,始于少阳,极于太阳。所以男子尺脉恒弱而寸脉阳也。女子之气,始于太阴,极于厥阴,女子尺脉浮而寸脉沉。故云男脉在关上,女脉在关下,此是男女逆顺有常而反也。

杨曰:男子阳气盛,故尺脉弱;女子阴气盛,故尺脉强。此是其常性。

叶霖:谢氏曰:寅为阳木,木生火,火生于寅,其性炎上,故男脉在关上。申为阴金,金生水,水生于申,其性流下,故女脉在关下。男子阳气盛,故尺脉弱。女子阴气盛,故寸脉弱。此男女之常也。

④违背男女常规，即男子尺部脉气盛，而女子寸部脉气盛。

徐灵胎：盛者反弱，弱者反盛也。

滑寿：男女异常，是之谓反。

叶霖：男得女脉，女得男脉，异乎恒常、谓之反。然反之为病如何，设此问以起下文之义。

⑤男子寸脉弱为不足，病在内。女子寸脉盛为太过，病在四肢。

徐灵胎：男得阴脉，则阳陷于阴，故为不足。内，谓心腹之内。阳气入阴则病见于阴位也。此又以脉之左右，验病之左右也。女得阳脉，则阴越于阳，故为有余。四肢属乎阳，阴气从阳，则病见于阳位也。阳道全而阴道半，故阳得阴脉为不足，阴得阳脉为有余也。

丁德用：男得女脉言不足者，是阴不足，即阳入乘之，故阳不见于寸口，而反见尺内。阴气主内，不足，故知病也，即在内。女得男脉为太过，病在四肢者，女子尺脉本浮，更加见于寸，是谓太过。阳主外，故病在四肢，随其脉左右言之，左得之，病在左，右得之，病在右也。

杨曰：男得女脉为阴气盛，阴主内，故病在内。女得男脉为阳气盛，主四肢，故病在四肢也。

虞庶：寸口曰阳，男以阳用事，今见阴脉反于天常，故病发于内。女以阴用事，今寸口却见阳脉，亦是反于天常，故病在四肢。《素问》曰：四肢为诸阳之本也。

叶霖：男得女脉者，寸脉当盛反弱，尺脉当弱反盛，为阴气盛，阳陷于阴，故为不足。阴主内，故病在内。阳气入阴，病见于阴位也。女得男脉者，寸脉当弱反盛，尺脉当盛反弱，为阳气盛，阴越于阳，故为有余。四肢属于阳，阴气从阳，则病见于阳位也。左右者，以脉之左右，以验病之左右耳。徐氏曰：阳道全而阴道半，故阳得阴脉为不足，阴得阳脉为有余也。按：丁锦曰：人之有尺，犹树之有根，欲其盛而不可得也。若男得女脉指尺盛，岂可谓之不足乎？女得男脉指尺弱，岂可谓之太过乎？盖男得女脉为不足者，寸脉弱，阳气不足于内，故病在内也。女得男脉为太过者，寸脉盛，阳气有余于外，故病在四肢也。斯言也，似亦近理，而不可泥执者也。夫尺为脉之根，宜盛不宜弱是矣。然阴虚火动，两尺洪而有力者，岂非不足乎？火炎于上，两寸洪而有力者，岂非太过乎？更有两寸豁大无力，宜大补者；两尺豁大无力，宜升阳散火者；寸脉大于尺脉，而俱有力，为阴虚阳盛宜下者；尺脉大于寸脉，而俱有力，为阳虚阴盛宜汗者。然脉之变，非一言能尽，岂可胶柱鼓瑟耶？越人示人以男女阴阳之体，内外不足太过之变，要在一隅三反耳，学者审诸！

语 译

十九难问：医经上说，脉象有逆顺之分，在男女脉象都有一定的常规。如果违背常规，会出现什么情况呢？

答：男子生于寅，寅在五行中属木，属阳。女子生于申，申在五行中属金，属阴。因此男脉常盛于关上的寸部，女脉常盛于关下的尺部。故男子的尺脉常虚弱，女子的尺脉常强盛，此乃男女脉象的常规。若男子诊得尺盛寸弱的女脉，女子诊得寸盛尺弱的男脉，就是违背了常规。

问：相反脉象的发病情况如何呢？

答：男子诊得女脉，为不足的虚证，表明内部生病；左侧诊得，病在左侧；右侧诊得，病在右侧。根据脉象部位来判断疾病所在的部位。女子诊得男脉，为太过的实证，表明四肢生病。左侧诊得，病在左侧；右侧诊得，病在右侧。根据脉象部位来判断疾病所在的部位，这就是相反脉象的发病情况。

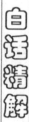

第二十难

二十难曰：经言脉有伏匿。伏匿于何藏而言伏匿耶^①？

然：谓阴阳更相乘、更相伏也。脉居阴部，而反阳脉见者，为阳乘阴也^②；脉虽时沉涩而短，此谓阳中伏阴也。脉居阳部，而反阴脉见者，为阴乘阳也^③；脉虽时浮滑而长，此谓阴中伏阳也^④。

重阳者狂，重阴者癫。脱阳者见鬼，脱阴者目盲^⑤。

注 释

①伏匿，指脉象隐匿而不现于本位。

徐灵胎：引经言无考。伏匿，谓不见于本位，反藏匿于他部而见其脉也。

叶霖：此言阴阳相乘中，又有伏匿之义也，经言无考。伏匿者，谓不见于本位，反藏于他部而见脉也。

②乘，承袭之义。伏，隐伏之义。此指脉位与相应的阴阳分属关系乖失。

徐灵胎：言不拘于一脏也。阳脉，即下文浮滑而长是也。

丁德用：其部非独言寸为阳，尺为阴也。若以前后言之，即寸为阳部，尺为阴部；若以上下言之，曰肌肉上为阳部，肌肉下为阴部。今阴虚不足，阳入乘之，故阴部见阳脉，其脉乘时见沉涩而短。此是阳中伏阴也。

杨曰：谓尺中浮滑而长。

叶霖：脉之阴阳，非独寸为阳，尺为阴也。若以前后言之，即寸为阳部，尺为阴部。若以上下言之，肌肉上为阳部，肌肉下为阴部。阳乘阴者，尺中已浮滑而长。

③阳伏阴，阳脉隐伏于阴。阴乘阳，阴脉承袭阳脉。

徐灵胎：言阳虽乘阴，而阴犹伏于阳内也。阴脉，即上文沉涩而短是也。

滑寿：居，犹在也，当也。阴部尺，阳部寸也。乘，犹乘车之乘，出于其上也。伏犹伏兵之伏，隐于其中也，匿藏也。丁氏曰：此非特言寸为阳，尺为阴。以上下言，则肌肉之上为阳部，肌肉之下为阴部，亦通。

丁德用：寸口主之内，肌肉之上，时见沉、涩、短也。

杨曰：尺中已浮滑而长，又时时沉涩而短，故曰阳中伏阴，寸口关中短而涩也。

叶霖：又时时沉涩而短，故曰阳中伏阴，言阳虽乘阴，而阴犹伏于阳内也。阴乘阳者，寸关已沉短而涩。

④浮滑而长为阳脉。伏，隐潜之义。阴中伏阳，是阴中潜伏阳邪的表现。

丁德用：寸口之内，肌肉之下，脉时见浮滑而长者，是阴中伏阳也。

杨曰：寸关已沉短而涩，涩而时时浮滑而长，故曰阴中伏阳也。

叶霖：又时时浮滑而长，故曰阴中伏阳，言阴虽乘阳，而阳犹伏于阴中也。

⑤狂证为阳盛，癫证为阴盛。狂者证情狂躁，癫者证情抑郁。脱阳，阳气亡失。见鬼，指证情迷幻。脱阴，阴气亡失。目盲，指目无所见。

徐灵胎：此又因阴阳之伏匿而极言之。重阳、重阴，言不止伏匿，阴皆变为阳，阳皆变为阴也。狂者阳疾，癫者阴疾，邪气既盛，至伤其神，故其病如此。《素问·病能论》云：有病怒狂者……生于阳也。此又因重阴、重阳而及之。鬼属阴，阳既脱，则纯乎阴，故见鬼。目得血而能视，阴既脱，则血不营于目，故目盲。此则重阴、重阳之反也。

难经白话精解

丁德用：重阳者狂，谓脉浮滑而长，加于实数。所以狂言大事，自高自贤，狂越弃衣。其脱阴者目盲，视物卒失，故言盲也，盲，犹荒也。重阴者癫，癫者，蹶也。其脱阳者，视其暗中见鬼，是故经言重阳者狂，重阴者癫，脱阳者见鬼，脱阴者目盲也。

虞庶：寸口曰阳，又今重见阳脉三倍以上，故曰重阳。其病狂惑，自高贤智，登高而歌，弃衣而走，骂詈不避亲疏，故曰狂。尺中曰阴，而尺脉重见阴，故曰重阴。其为病也，名曰癫疾。谓僵仆于地，闭目不醒；阴极阳复，良久却醒，故曰癫。今天吊之类是也。人之所禀者，阴与阳，阴阳平则权衡等。今阴气已脱，阳气独盛，五脏属阴，五脏行气血溉灌，上荣于目，今阴气已脱，五脏之气不荣于目，故目盲无所见，故曰脱阴者目盲也。

杨曰：重阴者，阳气并于上也，谓关以前既浮滑而长，兼实强，复喘数，是谓重阳也。重阴者，谓尺中既沉短而涩，而又盛实，是谓重阴。脱阳者，无阳气也，谓关以前细微甚也，故目中妄见而睹鬼物焉。脱阴者，谓尺中微细甚也。阴者，精气也，精气脱故盲。盲脱之言失也，谓亡失阴阳之气也。

叶霖：此又因阴阳之伏匿而极言之。重阳重阴，言不止伏匿，而阴皆变为阳，阳皆变为阴也。狂者阳疾，癫者阴疾。重阳者狂，木火之阳旺也。重阴者癫，金水之阴旺也。心主喜，肝主怒，狂者木火有余，故多喜怒。肾主恐，肺主悲，癫者金水有余，故多悲恐。脱阳者阴旺，鬼、阴类也，故见之。脱阴者，肝窍于目，肝藏血，血舍魂，魂化神，魂神升发而生光明，上开双窍，则为两目。阴者阳之宅也，阴脱宅倾，神魂散亡，是以目盲，名虽阴脱，而实脱阴中之阳气也。

语译

二十问：医经上说，脉象有隐伏亦有藏匿。隐伏藏匿出现在哪一脏所主的脉位，而说是隐伏藏匿呢？

答：这是说阴脉、阳脉互相乘袭，互相隐伏。脉在阴位而反出现浮滑而长的阳脉的，是阳脉乘袭于阴位，虽阳脉有时可出现沉涩而短的阴脉，这叫做阳脉中隐伏着阴脉。脉在阳部而反出现沉涩而短的阴脉，是阴脉乘袭于阳部，虽阴脉有时可出现浮滑而长的阳脉，这叫做阴脉中隐伏着阳脉。

狂症表现为阳脉太盛，癫症表现为阴脉太盛。阳气亡失者会妄见鬼怪，阴气亡失者会两目不明。

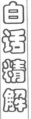

第二十一难

二十一难曰：经言人形病，脉不病，曰生；脉病，形不病，曰死。何谓也①？

然：人形病，脉不病，非有不病者也，谓息数不应脉数也。此大法②。

注释

①形病，指脏腑形体病变，此指脉象以外的多种证候表现。脉病，此指严重的异常脉象。

丁德用：此者，五脏各有所主也。肺主气，心主脉，脾主肌肉，肝主筋，肾主骨。其心肺主息脉，为通天气，邪不可中，邪中则息脉不相应，形虽不病，当知死矣。肾、肝、脾皆主其形，皆通于地气，邪中则害其形，其脉不病者皆生。形脉皆病者不可理，此是五脏各主其形脉，故言大法也。

叶霖：形病脉不病曰生者，人以脉为主，设其人形体羸瘦，精神困倦，不可谓之无病。诊其脉，惟息数不应脉数，虽营卫有伤，而不见至损死绝之脉，虽病必生，必其脏腑无恙也。脉病形不病曰死者，设其人肌肉不减，饮食如常，不可谓之有病也。诊其脉，则代革频见，虽不病亦死，以其脏腑已坏，不可救药也。经言无考。仲景《辨脉篇》曰：脉病人不病，名曰行尸，以无旺气，卒眩仆不省人者，短命则死。人病脉不病，名曰内虚，以无谷气，虽困无害。即此义欤？

②息数不应脉数，正常人一般呼吸定息脉五动。在一般疾病情况下，热证息数与脉数同时加快；寒证息数与脉数同时减慢。在重证情况下，往往呼吸频率与脉搏频率失去协调关系。如呼吸急促而脉反迟，或呼吸迟滞而脉急疾等，均为预后不佳的重证。

徐灵胎：言非脉之真不病也。盖诊病以不病调病人，一呼二至，一吸二至，脉数之常。若其人既病，则呼吸不齐，不能与脉数相应，或脉迟而其人之息适缓，或脉数而其人之息适促，医者不能审之，遂以为无病，而实不然也。又或医者之息不能自调，与病者相应，则迟数不辨，故误以为不病，亦通。经文无考。

滑寿：周仲立曰：形体之中觉见憔悴，精神昏聩，食不忺美，而脉得四时之从，无过不及之偏，是人病脉不病也。形体安和，而脉息乍大乍小，或至或损，弦紧浮滑沉涩不一,残贼冲和之气,是皆脉息不与形相应,乃脉病人不病也。仲景云:人病脉不病,名曰内虚,以无谷气,神虽困无苦。脉病人不病,名曰行尸,以无旺气,卒眩仆不识人,短命则死。谢氏曰:按本经答文,词意不属,似有脱误。

吕广:形病者,谓五脏损,形体赢瘦,气微,脉反迟,与息不相应,其脉不相应,为形病也。脉病者,谓数。诸至脉已病,人虽未头痛寒热,方病、不久病,病则死。

虞庶:人形病脉不病者,谓形苦而志乐,或劳形于事以致肌体瘦赢,脉息俱。呼吸大小虽合常经,息数必违此大法,故曰形病脉不病也。脉病人不病者,其人必外多眷慕,内结想思。脉病形安,形乐志苦,以致伤,脉息反常,不及有余,乍迟乍数,及乎病而不死爰焉,故曰脉病人不病也。

语译

二十一难问道:医经上说,人的脏腑、形体出现病变,切脉却未见异常的表明预后良好;切脉有病象,脏腑形体却未见病态的为预后不良的死候。这是什么道理呢?

答:人的形体有病变,切脉却未异常,并非没有病,所谓预后不良的死候,是指呼吸次数不相符于脉搏的次数。这是诊察疾病和判断预后的重要方法。

第二十二难

二十二难曰：经言脉有是动，有所生病。一脉辄变为二病者①，何也？

然：经言是动者，气也；所生病者，血也②。邪在气，气为是动；邪在血，血为所生病③。气主呴之④，血主濡之⑤。气留而不行者，为气先病也；血壅而不濡者，为血后病也。故先为是动，后所生病也⑥。

注 释

①经言，指《灵枢·经脉篇》所论文字。是动，语出十二经脉的"是动则病"，《经脉篇》原意为"此条经脉发生异常变动则会出现某某病证"。故"是动"二字是《难经》作者对《经脉篇》理解有误的错摘之文。后世又以讹传讹称为"是动病"，大谬。所生病，语出十二经脉的"是主某某所生病者"。《经脉篇》原意为"这条经脉主治某某所产生的疾病"，故"所生病"也是理解有误的错摘。一脉辄变为二病，即一条经脉就演变成了"是动病"和"所生病"，这是《难经》的谬中之谬。

徐灵胎：此亦非经之全文，乃约经语以成文者也。此脉字，指经脉言。是动、所生病，见《灵·经脉篇》。二病，指经文是动以下所举之病，及所生病以下所举之病，有此二者之殊也。

虞庶：言反常之动也。脉动反常，故云有所生病。

②《灵枢·经脉篇》没有任何文字显现"是动者，气也；所生病者，血也"。似是《难经》作者的臆度之说。

徐灵胎：言脉之动者，气为之，而所生病者，则血为之也。

虞庶：气病传血，此乃一脉变为二病。

③意为"是动病"是邪在气；"所生病"是邪在血。错解《灵枢·经脉篇》之文。

徐灵胎：此又言气血之所以病，则皆因乎邪也。

虞庶：脉动反常，邪在气也。气受邪传之与血，故血为所主生病。

④呴，本指以口嘘气之义，此同煦。这里有煦蒸推动之义。

徐灵胎：呴，煦也，熏蒸之义。

虞庶：呴之，气流行之貌也。

叶霖：呴，煦也。气主呴之者，谓气煦嘘往来，薰蒸于皮肤分肉也。

⑤濡，濡润、滋养之义。《庄子·大宗师》："相呴以湿，相濡以沫，不如相忘于江湖。"

徐灵胎：濡，滋润之义。

丁德用：气主呴之，呴呴，谓吹嘘往来之象。血主濡之，濡谓濡软也。气行则血行，气止则血止。

虞庶：濡者，濡润之貌。言人身所禀者，气血也，气血通行，沮润人身，其为病也，乃如下说也。

叶霖：濡，润也。血主濡之者，谓血濡润筋骨，滑利关节，荣养脏腑也。

⑥气留，指气机留滞而不运达。血壅，即血瘀不畅。壅，壅滞、壅塞之义。

徐灵胎：气留而不行者，不能呴也。壅，凝滞也。言邪之中人，必先伤乎气而气病，然后及乎血而血病，故云一脉变二病也。

滑寿：呴，相句反。濡，平声。呴，煦也。气主呴之，谓气煦嘘然来，薰蒸于皮肤分肉也。血主濡之，谓血濡润筋骨，滑利关节，荣养脏腑也。此脉字，非尺寸之脉，乃十二经隧之脉。此谓十二经隧之脉，每脉中辄有二病者，盖以有在气在血之分也。邪在气，气为是而动。邪在血，血为所生病。气留而不行为气病，血壅而不濡为血病。故先为是动，后所生病也。先后云者，抑气在外，血在内，外先受邪，则内亦从之而病欤。然邪亦有只在气，亦有径在血者，又不可以先后拘也。详见《灵枢》第十篇。

丁德用：人一身经脉，通行气血，或居一经脉中，气留不行，故血壅不濡，其气先病，名曰是动；血壅不濡后病，名曰所生，此是一脉辄变为二病也。

虞庶：上文言脉有是动，动为阳，谓气先受热，热亦传于血，气血皆受热，则津液妄行，是知脉有是动。此言留而不行，谓气血津液妄行，贼风薄之，故不行也。气传之与血，故血壅而不濡润，复受贼风，故血亦住而病也。

杨曰：经言手太阴之脉，起于中焦，下络大肠，还循胃口，上膈属肺，从肺系横出腋下，循臑内，行少阴心主之前，下肘臂，内上骨下廉，入寸口，上循鱼际，出大指之端；其支者，从腕后直出次指内廉出其端，是动则病肺胀满，膨膨而喘咳，故缺盆中痛，甚则交两手而瞀，是为臂厥；是主肺所生病者，咳，上气，喘，渴，心烦，胸满，臑臂内前廉痛，厥，掌中热，气盛有余，则肩背痛也。汗出中风，小便数而欠，气虚则肩背痛寒，少气不足以息，溺色变。略举此一经为例，余经皆可知也。凡人所以得主命者，气与血也。气为阳，阳为卫，血为阴，阴为荣。二气常流，所以无病也。邪中于阳，阳为气，故气先病，阳气在外故也。若在阳不治，则入于阴中，阴为血，故为血后病，血在内故也。气实则热，气虚则寒，血实则为寒，血虚则为热。阴阳之道，理其然也。凡一脏之病，有虚有实，有寒有热，有内有外，皆须知脏腑之所在，识经络之流行，随其本原，以求其疾，则病形可辨，面针药无失矣。如其不委斯道，则虽命药投针，病难愈也。故黄帝曰：夫十二经脉者，所以调虚实，处百病，决生死，不可不通哉，此之谓也。

虞庶：凡人血流据气，气动依血，凝留而不行，壅而不濡，是知为病也。

叶霖：脉谓十二经隧之脉，每脉中有二病者，有在气在血之分也。邪在气，气为是动；邪在血，血为所生病。是脉之动者气为之，而所生病者血为之也。气病传血，故曰一脉变为二病也。然气留而不行，则血亦壅而不濡，气在外，血在内，外先受邪，则内亦从之而病，故曰先为是动，而后所生病也。一难至二十二难，论脉。

📖 语译

二十二难问道：医经上说，十二经脉皆有"是动病""所生病"。每一条经脉的病变都可分为两种征候，其道理是什么呢？

答：医经上所说的"是动病"，即所谓的气病；"所生病"，即所谓的血病。邪在气分，气的病变就称为"是动病"；邪在血分，血的病变就是"所生病"。气的作用是温煦人体，并推动各种机能运行；血的作用是滋养全身各部。气机阻滞而无法通畅的，表明气先发生病变；血脉壅塞而无法滋润濡养的，表明血后发生病变。所以起先发生的为"是动病"，而后发生的为"所生病"。

第二十三难

二十三难曰：手足三阴三阳，脉之度数，可晓以不①？

然：手三阳之脉，从手至头，长五尺，五六合三丈②。

手三阴之脉，从手至胸中，长三尺五寸，三六一丈八尺，五六三尺，合二丈一③。

足三阳之脉，从足至头，长八尺，六八四丈八尺④。

足三阴之脉，从足至胸，长六尺五寸，六六三丈六尺，五六三尺，合三丈九尺⑤。

人两足蹻脉，从足至目，长七尺五寸，二七一丈四尺，二五一尺，合一丈五尺⑥。

督脉、任脉，各长四尺五寸，二四八尺，二五一尺，合九尺。

凡脉长十六丈二尺，此所谓十二经脉长短之数也⑦。

经脉十二，络脉十五，何始何穷也？

然：经脉者，行血气，通阴阳，以营于身者也。其始从中焦，注手太阴、阳明；阳明注足阳明、太阴；太阴注手少阴、太阳；太阳注足太阳、少阴；少阴注手心主、少阳；少阳注足少阳、厥阴；厥阴复还注手太阴。

别络十五，皆因其原，如环无端，转相灌溉，朝于寸口、人迎，以处百病，而决死生也⑧。

经云：明知终始，阴阳定矣。何谓也？

然：终始者，脉之纪也⑨。寸口、人迎，阴阳之气，通于朝使，如环无端，故曰始也⑩。终者，三阴三阳之脉绝，绝则死。死各有形，故曰终也⑪。

📖 注释

①晓，通晓之义。不，通否。

徐灵胎：不：同"否"。

②手三阳经每经长五尺，左右两手共六条经，合计三丈。

徐灵胎：三阳，《灵•脉度篇》作六阳。从手至头，手三阳之脉皆从指末起而终于头。五六,合两手言之也。

杨曰:一手有三阳,两手合为六阳,故曰五六合三丈也。

虞庶:手太阳之脉,自两手小指之端,循臂上行,之耳珠子前,长五尺,两手合一丈。手阳明之脉,起于两手大指次指之侧,上循肾,络于鼻,左之右,右之左,长五尺,两手合一丈。手少阳之脉,起于两手小指次指之端,上臂,终于耳前,长五尺,两手合一丈,故曰:五六合三丈也。

叶霖:手有三阳,太阳小肠,阳明大肠,少阳三焦;手三阳皆从手指末起而终于头。

③手三阴经每经长三尺五寸,左右两手六条经合计二丈一尺。

徐灵胎:手三阴之脉亦从指末起而至胸中。

杨曰:两手各有三阴,合为六阴,故曰三六一丈八尺。

虞庶:手太阴之脉,起于中焦,下络大肠,还循胃口,属肺,出腋下,下肘入寸口,上鱼际,出乎大指之端。长三尺五寸,两手合七尺。手少阴之脉,起于心中,出属心系,下络小肠,上肺,出腋下,循臂出手小指之端,长三尺五寸,两手合七尺。手厥阴之脉,起于胸中,属心包,络三焦,出胁腋下,循臑,入肘下,出小指次指之端,长三尺五寸,两手合长七尺。故曰二丈一尺。

叶霖:手有三阴,太阴肺,少阴心,厥阴心包络;手三阴亦从手指末起而终至胸中。

④足三阳经每经长八尺,左右两足共六经,合计四丈八尺。

徐灵胎:足三阳从足趾起至头。

杨曰:两足各有三阳,故曰六八四丈八尺也。按此脉度数,七尺五寸,中人之形,而云长八尺,理则难解,然足之六阳,从足趾而向上行,由其纡曲,故曰八尺也。

虞庶:足太阳之脉,起于两足小趾之侧,上循膝,交腘中,循背上头,下入目内眦,长八尺,两足上行,合一丈六尺。足阳明之脉,起于足大趾次趾之端,循足胫,上夹脐,左右各二寸,终于额角发际,长八尺,两足合一丈六尺。足少阳之脉,起于足小趾次趾之端,上循两膝外廉,入季胁,上循目外眦,长八尺,两足合一丈六尺,故曰四丈八尺也。

叶霖:足有三阳,太阳膀胱,阳明胃,少阳胆。足三阳从足趾起而至头。

⑤足三阴经每经长六尺五寸,左右共六经,共三丈九尺。

徐灵胎:足三阴从足趾、足心起至胸。

杨曰:两足各有六阴,故曰六六三丈六尺也。按足太阴少阴,皆至舌下,足厥阴

至于顶上，今言至胸中者，盖据其相接之次也。

虞庶：足太阴之脉，起于足大趾内侧，循足胫内廉上，交出厥阴脉之前，上循入腹，属肝络胃，连舌本，长七尺五寸，两行合长一丈五尺。足厥阴之脉，起于足大趾聚毛之上，循足跗上廉，去内踝一寸，上踝八寸，交出足太阴之后，循股入阴毛中，环阴器，抵少腹，挟胃，属肝，络胆，循喉咙，入颃颡，连目系，出额，长六尺五寸，两行合长一丈三尺。足少阴之脉，起于足小趾之下，斜趣足心，上腨股内，贯脊，属肾，络膀胱，贯肝，入肺，循喉咙，挟舌本，长六尺五寸，合长一丈三尺，故云三丈九尺。

叶霖：足有三阴，太阴脾，少阴肾，厥阴肝；足三阴从足趾足心起而至胸。

⑥蹻脉，属奇经八脉，分阴蹻阳蹻，此处不知所指为阴蹻还是阳蹻。依据七尺五寸之度量，不似阴阳蹻长度之和。

徐灵胎：蹻脉属奇经。按：蹻脉有阴阳之分，左右共四脉，不知此何所指。又按：阴蹻为少阴之别，阳蹻为太阳之别。《灵·脉度篇》论蹻脉起止，专指阴蹻言，而不及阳蹻，则其长短之数，乃阴蹻之数也。故帝问蹻脉有阴阳，何脉当其数？岐伯答曰：男子数其阳，女子数其阴。盖阳蹻与阴蹻，虽有内外表里之殊，其长短大约相等也。

杨曰：人长七尺五寸，而蹻脉从踝至目，不得有七七五寸也，今经言七尺五寸者，是脚脉上于头而行焉。言至目者，举其纲维也。

虞庶：人有阴蹻、阳蹻二脉，两足合四脉。阳蹻者起于跟中，循外踝上行，入风池；阴蹻者，亦起于跟中，乃是足少阴之别络也，自然骨之后，上内踝之上，直上循阴股，入阴，循腹上胸里，入缺盆，上出人迎之前，入颃内廉，属目内眦，合太阳脉，长七尺五寸，两行合一丈五尺。准此推之，至目者。推尺是两足阴蹻脉也。故经言从足至目，长七尺五寸，以合一丈五尺是也。

叶霖：蹻脉属奇经，有阴阳之分，左右足各有阳蹻，即从足太阳申脉穴，由外上行至风池者是也。左右足各有阴蹻，即从足少阴照海穴，由内踝上行至咽喉者是也。但《灵枢·脉度篇》论蹻脉起止，专指阴蹻言，而不及阳蹻，则其长短之数，乃阴蹻之数也。故帝问蹻脉有阴阳，何脉当其数？岐伯答以男子数其阳；女子数其阴。盖阳蹻与阴蹻，虽有内外表里之殊，其长短则大约相等也。

⑦督、任二脉居中，各是单条，九尺为两经长度之和。

徐灵胎：督脉、任脉，亦属奇经。督脉在背，任脉在腹。详《素问·骨空论》。

丁德用：此篇云十二经脉长短，又言阴蹻从足至目，又言督任二脉，何独不言阳蹻？阳蹻亦起于跟中，循外踝上入风池，亦长一丈五尺，言之则据经，丈尺有剩，不言有此阙漏，更俟后贤。其脉上云八尺者，其中庸之人，以省尺言之，皆得四尺。今尺

难经 白话精解

者,非黍尺也,皆以同身寸之为尺大小言之,皆八尺。

杨曰:督脉起于脊骶,上于头,下于面,至口齿缝,计则不止长四尺五寸。今言四尺五寸者,当取其上极,终于风府而言之也。手足合十二脉,为二十四脉,并督任跷又四部,合为二十八脉,以应二十八宿。凡长一十六丈二尺,荣卫行周此数,则为一度也。故曰长短之数也。

虞庶:经言督脉起于下极之输,并于脊里,上至风府,入属于脑,长四尺五寸。任脉者,起于中极之下,以上毛际,循腹上关元,至咽喉,长四尺五寸。督任计之,长合九尺也,以上十二经,合二十四脉,合长一十三丈八尺,兼之督、任、阴跷三脉,合长二丈四尺,共二十七脉,合长一十六丈二尺,以法三九之数,应漏水下二刻。杨氏言二十八脉,乃阳跷亦系其数。推之二跷四行,则尺寸有余也,杨氏言二十八脉,误矣。

叶霖:督脉任脉,亦属奇经。督脉起于肾中,由尻贯脊,入脑交巅,终于人中,统一身之阳。任脉起于少腹之内,出会阴,循脐腹,上喉咙,终于唇下之承浆,统一身之阴。

此言十二经及两跷督任之脉,析之合之,皆有度数可纪也。此举经脉之度数,故皆以手足言也。此节引《灵枢·脉度篇》原文,以明脉即营气也。

⑧其始从中焦,注手太阴、阳明;阳明注足阳明、太阴;太阴注手少阴、太阳;太阳注足太阳、少阴;少阴注手心主、少阳;少阳注足少阳、厥阴;厥阴复还注手太阴。别络十五,皆因其原,如环无端,转相灌溉,朝于寸口、人迎,以处百病,而决死生也;荣,荣养之义,又通营。注,指气血流注。手心主,指心包经。因,承袭,依就之义。原,同源。别络十五皆因其原,指十五别络分别源出十二正经及督任二脉。如环无端,指经脉系统形成环状的循环体系。灌注,滋养之义。朝于寸口,通过肺朝百脉而会合于寸口。另朝又作会合解。会合于寸口和人迎。人迎,《内经》指颈动脉,此指左寸口。处百病,即判处百病。处,判处,决断之义。

徐灵胎:营出于中焦,故脉从中焦始。脉所注为原。《灵·九针十二原篇》云:原者,五脏之所以禀三百六十五节气味也。盖谓五脏之气,皆会于此,而别络之气,亦因乎此也。寸口,见第一难。人迎,即左手之寸口脉也。朝,如朝觐之朝,谓会聚于此,复禀气以出也。处,揣度也,即第一难独取寸口以决死生之义。

滑寿:因者,随也。原者,始也。朝,犹朝会之朝以用也。因上文经脉之尺度而推言经络之行度也。直行者谓之经,旁出者谓之络。十二经有十二络,兼阳络阴络,脾之大络,为十五络也。

丁德用:此者,天地阴阳一岁,终始于二十四气,日月晓昏,终始与二十四时。人之荣卫,行经络二十四条,故复会于寸口人迎。其言寸口者,手太阴脉口也。其穴名曰太渊,故脉会于太渊。其十二经、十五络,皆辅三焦而生,故始从中焦注手太阴、阳明,所以处百病,决死生也。

杨曰:行手太阳讫,即注手阳明,行手阳明讫,即注足阳明,输转而行,余皆仿此也。

虞庶:其始从中焦者,谓直两乳间,名曰膻中穴,亦名气海,言气从此而起注太阴肺也。肺行讫,传之与手阳明也。《素问》曰:膻中为臣使之官,谓胃化味为气,自此上传于肺也。

杨曰:经脉十二,络脉十五,凡二十七气,以法三九之数。天有九星,地有九州,人有九窍是也。其经络流行,皆朝会于寸口人迎,所以诊寸口人迎,则知其经络之病,死生之候矣。

虞庶:厥阴还注手太阴,如此推寻丈尺,则前后经义相违,离圣久远,难为粗述。

叶霖:上言经脉尺度,此又言经脉行度,而推论络脉随经脉以运行也。经有十二,始从中焦者,盖谓饮食入胃,其精微之化,注乎太阴阳明,以次相传,至足厥阴,厥阴复还注手太阴也。络脉十五,皆随十二经脉之所始,转相灌溉,如环之无端,朝会于寸口人迎,以处分百病,而决死生也。古法以结喉两旁动脉为人迎,越人独取寸口,直以左手关前一分为人迎,右手关前一分为气口,后世宗之。盖胃受谷气而养五脏,肺朝百脉而平权衡,胃为脉之根,肺为脉之干,胃脉大小强弱,未有不变见于寸口,寸口者,脉之大会,为肺之动脉,以根干相通故也。

⑨终始,此指经脉起始和终止以及经脉运行的规律。

叶霖:经,《灵枢·终始篇》也。此节承上文决死生之义,而问脉之终始,以起下节脉绝之形也。《终始篇》曰:凡刺之道,毕于终始,明知终始,五脏为纪,阴阳定矣。是谓欲知终始,于阴阳为能定之,盖以阳经取决于人迎,阴经取决于气口也。《终始篇》云:终始者,经脉为经。

⑩朝,朝会。使,使役。

徐灵胎:朝,见上。使,言相为用也。寸口为阴,人迎为阳。

杨曰:经脉流行,应于天之度数,周而复始,故曰如环无端也。

叶霖:朝,朝宗也。使,使道也。道即经隧之谓,始如生物之始,终如生病之穷,欲明生死,脉以候之,阴阳之气,循环不已,人之生机,皆始于此,故曰始也。

⑪终,经气竭绝之义。

徐灵胎:死形,见下二十四难。

杨曰:阴阳气绝,其候亦见于寸口人迎,见则死矣。其死各有形诊,故曰终也。

丁德用:所言三阴三阳之脉绝,绝则死,死各有形。其义本经自解,在二十四难中。

叶霖:三阴三阳之脉绝,人之生机,皆终于此,故曰终也。其三阴三阳脉绝之形状,具如下章。

语 译

二十三难问:手足三阴经和三阳经,这些经脉的长短尺寸和计量方法,可以讲明白吗?

答:手三阳的经脉,从起始的手指到终止的头部距离,左右六条各长五尺,五六共合计三丈长。手三阴的经脉,从手指到胸中的距离,左右六条各长三尺五寸,三六得一丈八尺,五六得三尺,共合计二丈一尺长。足三阳的经脉,从足趾到头部的距离,左右六条各长八尺,六八共合计四丈八尺长。足三阴的经脉,从足趾到胸中的距离,左右六条各长六尺五寸,六六得三丈六尺,五六得三尺,共合计三丈九尺长。人体两足蹻脉,从足踝到目部的距离,二条各长七尺五寸,二七得一丈四尺,二五得一尺,共合计一丈五尺长。督脉和任脉,各长四尺五寸,二四得八尺,二五得一尺,共合计九尺长。以上经脉总计十六丈二尺长,这就是经脉的长短度数。

问:经脉有十二,络脉有十五,它们的起始和终止又是怎样的呢?

答:人体的经脉,作用在于运行气血,贯通阴阳以荣养全身。经脉始于中焦,首先流注到手太阴肺经和手阳明大肠经,再从手阳明大肠经流注到足阳明胃经、足太阴脾经,接着从足太阴脾经流注到手少阴心经、手太阳小肠经,然后又从手太阳小肠经流注到足太阳膀胱经、足少阴肾经,接着从足少阴肾经流注到手厥阴心包经和手少阳三焦经,然后又从手少阳三焦经流注到足少阳胆经、足厥阴肝经,最后从足厥阴肝经重新复还流注到手太阴肺经。别络十五,都随其经脉来源一起运行,如同圆环,传输气血以共同灌溉全身,于寸口和人迎部会集。所以通过寸口和人迎的脉象诊察,可以诊察各种疾病,并可判断预后情况。

问:医经上说,了解脉气的终始情况,就可以判断人体阴阳气血是否协调。这是为什么呢?

答:脉气的终始,为脉法的纲领。寸口和人迎为手太阴脉动之处,人体阴阳之气既会集于此又从这里回流于全身,循环往复无始无终,如同圆环，所以说这里是脉气的始点。所谓脉气终止，指三阴三阳经的脉气已经竭绝，脉气竭绝就会死亡，死亡时各有不同的征候表现，所以说是脉气的终止。

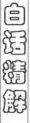

第二十四难

二十四难曰：手足三阴三阳气已绝，何以为候①？可知其吉凶不？

然：足少阴气绝，则骨枯②。少阴者，冬脉也③，伏行而温于骨髓。故骨髓不温④，即肉不着骨；骨肉不相亲，即肉濡而却⑤；肉濡而却，故齿长而枯，发无润泽⑥；无润泽者，骨先死。戊日笃，己日死⑦。

足太阴气绝，则脉不营其口唇⑧。口唇者，肌肉之本也⑨。脉不营，则肌肉不滑泽；肌肉不滑泽，则肉满⑩；肉满，则唇反；唇反，则肉先死。甲日笃，乙日死⑪。

足厥阴气绝，即筋缩引卵与舌卷⑫。厥阴者，肝脉也。肝者，筋之合也。筋者，聚于阴器而络于舌本⑬。故脉不营，则筋缩急；筋缩急，即引卵与舌；故舌卷卵缩，此筋先死。庚日笃，辛日死⑭。

手太阴气绝，即皮毛焦。太阴者，肺也，行气温于皮毛者也。气弗营，则皮毛焦；皮毛焦，则津液去；津液去，即皮节伤；皮节伤，则皮枯毛折⑮；毛折者，则毛先死。丙日笃，丁日死⑯。

手少阴气绝，则脉不通；脉不通，则血不流⑰；血不流，则色泽去，故面色黑如黧⑱，此血先死。壬日笃，癸日死⑲。

三阴气俱绝，则目眩转、目瞑⑳，目瞑者，为失志㉑；失志者，则志先死。死，即日瞑也㉒。

六阳气俱绝，则阴与阳相离㉓，阴阳相离，则腠理泄，绝汗㉔乃出，大如贯珠，转出不流㉕，即气先死㉖。旦占夕死，夕占旦死㉗。

注释

①候，测候、诊察之义。

徐灵胎：候，以证验之也。

②指肾经脉气竭绝，如太溪部脉绝，会出现骨骼枯槁。

徐灵胎：以下皆言其候也。《素问·六节脏象论》云：肾其充在骨。

③伏行，在深层运行。温，温润之义。

徐灵胎:肾脉应冬,其气敛藏于内。

④骨髓不能得到温润。

⑤肌肉濡软萎缩。却,退也,此作萎缩解。

徐灵胎:濡,滞也。经作软而却。却,退缩也。

⑥指牙龈萎缩而齿露显长并枯槁,毛发无光泽。

徐灵胎:《六节脏象论》云:肾其华在发。枯,经作垢。齿肉却则断上宣,故齿长。枯,不泽也。齿者,骨之余,故以此验之。

⑦逢戊日严重,而至己日死。五行生克理论。笃,危重。

徐灵胎:《灵·经脉篇》与此章全文所异不过数字,而经文此句之下,有土胜水也四字,尤明。

丁德用:足少阴之经,肾脉也,属水,旺冬,内荣于骨髓,外华于发。其气绝则齿本长,骨枯发无润泽,故戊日笃,而己日死也。此足少阴绝之形也。

杨曰:足少阴,肾脉也。肾主冬,故云冬脉也。肾主内荣骨髓,故云伏行而温于骨髓也。肾气既绝,则不能荣骨髓,故肉濡而却。却,结缩也,谓齿龈之肉结缩,而故齿渐长而枯燥也。谓齿干燥色不浮也,肾为津液之主,今无津液,故使发不润焉。戊己,土也,肾,水也,土能克水,故云戊日笃,己日死也。

虞庶:阴阳有少壮,故有三阴三阳,以通气血,以养人身,是故三阴乃有离合,太阴为开,厥阴为阖,少阴为枢。开者,司动静之基。阖者,执禁固之权。枢者,主动转之微。三经不得相失,今足少阴肾脉已绝,是故一经相失,少阴不得为枢,动转之微不主矣,故曰死也。《诊要经终论》曰:少阴终者,面黑,齿长而垢,腹胀闭,上下不通而终矣,此之谓也。

叶霖:此承上文手足三阴三阳气绝必有其候,引《灵枢·经脉篇》错杂言之也。足少阴,肾脉也,肾主冬,故云冬脉也。肾主内营骨髓,故云伏行而温于骨髓也。濡,软也。却,退缩也。肾气已绝,骨肉不相亲,则齿龈之肉结缩,故齿渐长而枯燥也。肾主藏精而化血,发者血之余,肾之精气绝,故发不润泽也。戊己,土也。肾,水也。土克水,故云戊日笃,己日死也。

⑧口唇为脾所主。

徐灵胎:口唇,经作肌肉。

⑨口唇为脾所主,故称为肉之本。

徐灵胎:《六节脏象论》云:脾其华在唇四白,其充在肌。

⑩此指肌肤水肿。

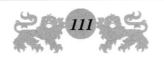

徐灵胎：满，浮肿也。肉肿，则唇亦肿而反出于外也。

⑪笃，危重之义。

徐灵胎：经文有木胜土也四字。

丁德用：足太阴经者，脾之脉也，属土，旺季夏，其气内养肌肉，外华卫行于口唇。其气绝则唇反肉满。故甲日笃，而乙日死也。此是足太阴绝之形也。

杨曰：足太阴，脾脉也。脾主肌肉，其气既绝，故肌肉粗涩，而唇反。甲乙，木也。脾，土也，木能克土，故云甲日笃，乙日死也。

虞庶：口唇，肉之所终，亦曰脾之华。今唇反色青，木贼土也。故曰死矣。阴阳之离合，以太阴为开，谓司动静之基，今脉已绝，则动静之基乃失司存，故曰死也。《素问》曰：太阴终者，腹胀，闭不得息，善呕，呕则逆，逆则面赤也。

叶霖：足太阴，脾脉也。脾主肌肉，脾开窍于口，其华在唇四白，脉不营，则太阴之气绝，故肌肉不滑泽，肉满唇反也。甲乙，木也。脾，土也。木克土，故云甲日笃，乙日死也。

⑫筋脉萎缩牵引睾丸和舌体。此指筋缩的同时连带睾丸回缩，并使舌体卷缩。卵，此指睾丸。

徐灵胎：引，牵引也。《经脉篇》云：厥阴之脉循阴器，又云：循喉咙之后，又云：环唇内。《六节脏象论》云：肝其华在爪，其充在筋。

⑬《灵枢·经筋篇》："足厥阴之筋，起于大趾之上……结于阴器……伤于寒则阴缩入"。然无络舌本之说。《灵枢·经筋篇》："手少阳之筋，起于小指次指之端……其支者，当曲颊入系舌本……其病当所过者即肢转筋，舌卷。"

徐灵胎：《素问·厥论》：前阴者，宗筋之所聚。

⑭五行生克之说的金克木。

徐灵胎：经文有金胜木也四字。

丁德用：足厥阴经者，肝之脉也。属木，旺春，气内养于筋，外则上系舌本，下环于阴器。其气绝，在舌卷卵缩，故庚日笃而辛日死也，此足厥阴绝之形也。

杨曰：足厥阴，肝脉也，肝主筋，其气既绝，故筋缩急而舌卷卵缩。庚辛，金也。肝，木也。金能克木，故云庚日笃而辛日死也。

叶霖：足厥阴，肝脉也。其华在爪，其充在筋，其脉循阴器而络于舌本，脉不营则厥阴之气绝，故筋急舌卷而卵缩也。庚辛，金也。肝，木也。金克木，故云庚日笃，辛日死也。

⑮皮肤枯涩，毫毛脱落。

徐灵胎：皮枯之皮，经文作爪。折，萎也。

⑯五行相克火胜金。

徐灵胎：经文有火胜金也四字。

丁德用：手太阴经者，肺之脉也，属金，旺秋，其气内主于气，外荣于皮毛。其气绝，则津液去，皮毛焦，故丙日笃，而丁日死也。

杨曰：手太阴，肺脉也。肺主行气，故曰温皮毛。丙丁，火也。肺，金也，火能克金，故云丙日笃，丁日死也。

虞庶：肺行卫气以养皮毛，今皮毛焦，则知火来烁金，皮枯毛折脉绝，其为离合，与足太阴同法也。

叶霖：手太阴，肺脉也。其华在毛，其充在皮，脉不营，则皮毛焦。肺主气，气主薰肤泽毛，太阴气绝，故津液去，则皮枯毛折而节伤也。丙丁，火也。肺，金也。火克金，故云丙日笃，丁日死也。

⑰心脉气绝，则血脉不通，运行不畅。

徐灵胎：《六节脏象论》：心其华在面，其充在血脉。

⑱黧，为血枯之色。有本作梨。

徐灵胎：黧，黑黄色也。

⑲五行相克的水胜火。

徐灵胎：经文有水肌火也四字。

丁德用：手少阴经者，真心脉也，属君火，旺夏，主于荣，通于脉也。其经非不言手厥阴心包络为主相火，相行君命，主通荣气。今真心气绝，则荣气不行，荣气不行，则血不流行，是以色泽去，故面黑如黧，壬日笃而癸日死。此者是病，非老惫也。梨字当作此黧字。

杨曰：经云手三阴，今此惟释太阴少阴，而心主一经不言之，何也？然，心主者，心包络之脉也。少阴者，心脉也。二经同候于心，故言少阴绝则心主亦绝，其诊既同，故不别解也。本经云：面黑如漆柴。此云如梨。漆柴者，恒山苗也，其草色黄黑，无润泽，故以为喻。梨者，即人之所食之果也。亦取其黄黑焉。言人即无血，则色黄黑，似此二物无光华也。壬癸，水也。心，火也，水克火，故云壬日笃，癸日死也。

虞庶：心主血，血乃为荣，荣华人身，故有光华之色。今脉已绝，血乃不行，故人色夭，面黑如黧，是知水来贼火，离合与足少阴同。

叶霖：手少阴，心脉也。心主血脉，其荣色也，其华在面。心气绝，则脉不通，血不流，而色泽去矣。面黑如黧，黧、黑黄色，而无润泽也，言心血不能营于面，则黄黑而无光华也。壬癸,水也。心,火也。水克火,故云壬日笃,癸日死也。

又按:手三阴,今释太阴、少阴,而独遗手厥阴者,何也?盖包络与心同候,言心气绝,则包络之气亦绝,其诊既同,不必别解。故《灵枢·经脉篇》亦无手厥阴之候也。

⑳指手三阴经脉气竭绝,则目昏眩而转。目瞑,指神志昏迷,目视不清。

徐灵胎:《灵枢·大惑论》云:五脏六腑之精,皆上注于目而为之精气,前二十难云:脱阴者目盲,亦此义也。眩,经作系。按:三阴,经作五阴,盖包络与心同候也,故经文亦无手厥阴之候。

㉑目瞑是失志的标志。失志,神志昏迷。

徐灵胎:《灵枢·大惑论》云:目者,五脏六腑之精也,营卫魂魄之所常营也,神气之所生也。故神劳则魂魄散,志意乱。

㉒志先死,意味着顷刻即死亡。

徐灵胎:经文作志先死,则远一日半死矣。

滑寿:汗出而不流者,阳绝故也。陈氏曰:六腑阳气俱绝,则气败于外。故津液脱而死。

丁德用:所言三阴者,独是言足三阴也。足少阴者,肾也。肾藏精与志。足厥阴,肝也,肝藏魂,通于目。故绝则失志而乱,魂去目眩也。

杨曰:三阴者,是手足三阴脉也,此五脏之脉也。五脏者,人之根本也。故三阴俱绝,则目瞑。瞑,闭也。言根绝于内,而华诸于外。目者,人之光华也。眩,乱也,言目乱不识人也。肾藏精与志,精气已竭,故曰失志也。三阴绝,皆止得一日半死也。

虞庶:五脏之脉,皆属三阴,五脏之脉,皆会于目,今三阴俱绝,故目眩目瞑也。人之五志皆属于阴,谓肝志怒,心志喜,脾志思,肺志忧,肾志恐。今三阴已绝,五脏皆失其志,故无喜、怒、忧、思、恐。五志俱亡,故曰失志也。杨氏言失志,乃止言肾一脏也。本经曰:阴阳相离,则怅然失志,此之谓也。

叶霖:三阴者,手足三阴脉,此五脏之脉也。五脏者,人之根本也。目眩者,眩乱而见之不真也。转者,目或反背,或朝上,或左右侧也。目瞑者,盲而无所见也。此三阴气绝,精神俱去之候。失志者,人之五志,各属一脏,肝志怒,心志喜,脾志思,肺志忧,肾志恐。今三阴已绝,五脏皆失其志,故无喜怒忧思恐,五志俱亡,故曰失志即死也。

㉓六阳经脉脉气竭绝,就会使阴阳离决。相离,指阴阳离决。

徐灵胎:阳不附于阴也。

㉔又称脱汗,为阴脱阳脱的见症。

徐灵胎:《灵·终始篇》太阳终者,绝皮乃绝汗,绝汗则终矣。

㉕绝汗的表现,又称汗出如珠,出而不流。

徐灵胎:此二句,明绝汗之状,经文之所无也。

㉖阳气先绝。

徐灵胎:气属于阳也。

㉗占,占验、测候之义。

丁德用:所言六阳,是手足三阳也。后言阴于阳相离者,谓手三阳通天气,故曰阳也;足三阴通地气,故云阴也。天地阴阳否隔,所以言阴阳相离也,是故腠理泄,绝汗乃出,大如贯珠,故其死不移旦夕也。

杨曰:此六阳气绝,不出日死。六阳气绝之状,今略条之。经云:太阳脉绝者,其绝也,戴眼反折,瘛疭,其色白,绝汗乃出,出则终矣。少阳脉绝者,其绝也,耳聋,百节尽纵,目环绝系,绝系一日半死,其色青者乃死。阳明脉绝者,其绝也,口耳张,善惊,妄言,色黄,其上下经盛而不仁则终矣,此是三阳绝之状也。前云六阳,今经曰三阳绝状者,手足诸阳脉绝,其绝状并同,所以不别出。阴与阳相离者,阴阳隔绝,不相朝使也。腠理泄者,阳气已下,毛孔皆开,所以然也。绝汗,乃汗出如珠,言身体汗出著肉,如缀珠而不流散,故曰贯珠也。旦占夕死,夕占旦死者,正得半日也,惟少阳绝得一日半矣。

虞庶:阴阳相离,气位隔绝,腠理开疏,汗乃大出,夫如是,则六阳皆绝,其死明矣。况三阳之脉,亦有离合。太阳为开,阳明为阖,少阳为枢。

开者,司动静之基。阖者,执禁固之权。枢者,主转动之微。三经不得相失,今六阳已绝,失其动静之司,弛其禁固之枢,止其动转之微。三经相失,故曰死也。六阳者,《素问》曰:上下经乃成六也。

叶霖:六阳者,手足三阳也。阴与阳相离者,阴阳隔绝不相附也。夫阳气卫外,则腠理密;阳气绝,则腠理不固,阴不可独留,故毛孔皆开,阴气亦从腠理而泄矣。甚则绝汗出,大如贯珠者,言身体汗出著肉,如缀珠而不流散,故曰贯珠也。气属于阳,阳绝,故气先死也。《灵枢·经脉篇》无三阳分候之法,止有总论六阳气绝一节,若《终始篇》及《素问·诊要经终论》,俱载三阳绝候法。今既以三阴三阳为问,当引经文以证明之,补其未备。太阳之脉,其终也,戴眼反折,瘛疭,其色白,绝汗乃出,出则死矣。少阳终者,耳聋,百节皆纵,目裹绝系,绝系一日半死,其死也,色先青白,乃死矣。阳明终者,口目动作,善惊妄言,色黄,其上下经盛而不仁,则终矣。此三阳脉绝之状也。夫太阳之气主皮毛,气绝于皮,故色白,而绝汗出也。少阳主骨,百节尽纵,则少阳之气绝,少阳属肾,肾藏志,目系绝者,志先死矣。阳明之脉,挟口入目,故口目动作,乃其经气欲绝也。善惊妄言,阳明之神气外出也。色黄,阳明之土气外脱也。上下经盛,胃气绝而无柔和之象也。肌肤不仁,则营卫之气绝矣。

语 译

二十四难问道:手足三阴三阳经的经气已经竭绝,其征候表现又会是什么样的呢?可以测知疾病的预后吗?

答:足少阴经气竭绝,表现为骨萎枯槁。足少阴肾经,属于冬脉,它深伏内行而具有滋养骨髓的功能。肾气无法滋养骨髓,肌肉就无法附着于骨,骨与肉不相亲和,就会导致肉软而萎缩,肉软而萎缩,牙龈因而枯萎,牙齿就会变长而色泽枯槁,头发失去光泽,头发失去光泽的,表明骨先死。这种病到戊日加重,于己日死亡。

足太阴经气竭绝,则经脉之气无法荣养口唇。口唇为疹断肌肉荣枯的依据。足太阴经脉无法供给营养,则使肌肉无法滑润无失去光泽。肌肉不滑润光泽,会使口唇肿胀而表现为口唇外翻,口唇外翻,表明肉先死。这种病到甲日加重,于乙日死亡。

足厥阴经气竭绝,就会引起筋脉收缩,牵引睾丸回缩与舌卷。因为足厥阴经,属于肝的经脉而主润宗筋。肝,是和筋相联系的。筋,于外生殖器处聚合而又联络于舌根。所以足厥阴经脉无法供给营养,就会导致筋脉的收缩拘急,筋脉收缩拘急,就会牵引睾丸与舌本,所以出现睾丸回缩舌卷的症状,表明筋先死。这种病到庚日加重,于辛日死亡。

手太阴经气竭绝,导致皮毛憔悴。因为手太阴经,属于肺的经脉,能宣发布敷精气以滋润皮毛。肺气无法营养皮毛,就会导致皮毛憔悴,皮毛憔悴,就会损伤皮毛、关节,皮毛、关节受伤,就会出现皮肤枯槁、毫毛断折的症状,毫毛断折的,是毫毛先死的征象。这种病到丙日加重,于丁日死亡。

手少阴经气竭绝,则经脉无法畅通,经脉不畅通,则血液就无法周流运行;血液无法周流运行,则色泽失去正常的光彩;故面部呈现黧黑的颜色,这是血先死的征象。这种病到壬日加重,于癸日死亡。

手足三阴经的经气都已竭绝,就会导致眼昏蒙视物不清、昏眩脑转,眼睛闭合;眼睛闭合的,是失去神志主宰的缘故;失去神志主宰的,是神志已死亡。人已死亡,随即眼睛闭合。

　　六阳经的经气都竭绝的,就会导致阴气与阳气互相离决,阴阳之气互相离决,就会导致阳气外脱而腠理开泄,绝汗出,表现为汗液如凝,大如贯珠,黏稠而不流,是气先死的征象。如出现在早晨,可以预测晚上死亡,晚上出现,可以预测次晨死亡。

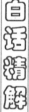

第二十五难

二十五难曰：有十二经，五藏六府①十一耳，其一经者，何等经也？

然：一经者，手少阴与心主别脉也。心主与三焦为表里，俱有名而无形，故言经有十二也②。

📖 **注 释**

①经脉有十二，五脏六腑共十一，提出经脉与脏腑之数不合的问题。

徐灵胎：《灵枢·九针论》：五藏：心藏神，肺藏魄，肝藏魂，脾藏意，肾藏精与志也。六腑，小肠、大肠、胃、胆、膀胱、三焦，主出纳水谷，如府库之司出入，故曰腑也。

②一经者，手少阴与心主别脉也，此句意为手少阴心经与手厥阴心包经都是源于心脏，而别出两条经脉。所以后文声言心包与三焦都是无形之脏，相为表里。

徐灵胎：《灵枢·九针论》：足阳明、太阴为表里，少阳、厥阴为表里，太阳、少阴为表里……手阳明、太阴为表里，少阳、心主为表里，太阳、少阴为表里。别脉，谓心主本心之宫城，宜与心为表里，乃反别与三焦为表里，别为一经，故成十二经。三焦，上焦、中焦、下焦也。

丁德用：言少阴与心主别脉者，谓心与小肠为表里，心主与三焦为表里也。少阴是真心脉，为君火，心主者，共三焦相火，故别也，相行君命，故有心名无位也。

杨曰：手少阴，真心脉也。手心主，心包络脉也。二脉俱是心脉而少阴与小肠合，心主与三焦脉合。三焦有位而无形，心主有名而五脏，故二经为表里也。五脏六腑各一脉，为十一脉。心有两脉，合成十二经焉。据此而言，六腑亦止五腑耳。

虞庶：心主者，手厥阴脉也。三焦者，手少阳脉也，二经合为表里，乃合为十二经也。手厥阴心包络脉者，起于胸中，出属心包，下膈，历络三焦。其支者，循胸中，出胁下腋三寸，上抵腋下，下循臑内，行太阴少阴之间，入肘中，下臂，行两筋之间，入掌中，出中指之端。准此推之，心包外有经脉，出于中指，内相维络于三焦，归于少阴之经，配手厥阴之脉。手少阳脉者，出于手小指次指之端，上出次指之间，循手表腕，出臂外两骨之间，上贯肘，循臑外上肩，交出足少阳之后，入缺盆，布膻中，散络心包，下膈，循属三焦。准此推寻，乃与心包更相维络。三焦配手少阳，心包配手厥阴，二经俱外有流行经脉,内五脏腑,故配之为表里。诸家脉惟言命门与三焦为表里,在右手尺中。惟此经言,则三焦与心主为表里也。又,左寸火,右寸金,左关木,右关土,左尺水,右尺火,左尺男,右尺女,可验之。经有夫妇对位,若三焦配命门为表里,则水火同位也。

  叶霖:此节问答之意,谓五脏六腑配手足之阴阳,但十一经耳,其一经者,乃手少阴心脉,手心主包络脉也。二脉俱是心脉,而少阴与太阳合脉,心主与三焦合脉,各相表里而合为十二经也。其言包络三焦无形者,言其气也,然未免语病。《灵枢·本脏篇》曰:密理厚皮者,三焦膀胱厚,粗理薄皮者,三焦膀胱薄。果否无形,何以有厚薄之相应乎?《邪客篇》曰:心者,五脏六腑之大主,其脏坚固,邪勿能容,容之则心伤,心伤则神去而死矣。故诸邪之在于心者,皆在于心之包络,包络者,言包裹此心之膜也。若其无形;所指何物?是包络三焦之有形,不待辨自明矣。按:手厥阴心包络,即包心之脂膜,西医谓心外之夹膜者是也。其膜分内外二层:外层厚而坚密,上裹总回管脉管,下与膈膜之上层相粘;内层外连于外层,内粘于心,其脉与膈之脉管,肺之气食两管,而通贯于脑筋。心之脉络,亦从包络发出,以达周身。故经言膻中者,臣使之官也。手少阳三焦,为水中之阳,是为相火。经言少阳属肾者,属于肾中命门也。命门即肾系,由肾系下生脂膜,为三焦之根。西医所谓腹包膜,腹内腑统膜者,是也。其膜之原,肾系之,下裹膀胱,通两肾,包二肠及女子子宫,经核反折回,由尻骨之后上行腹壁膜,前至肝之上,膈膜之下,转向腹前,包肝裹胃,上层与膈膜之下层粘续。膈之上层,与心包络之下层相联,气脉通贯于肝之下,胃之上,又横出薄膜一层,以隔肝胃,即肝胃连膜也。心肺在此膜之上,不能包裹,所包各脏腑,肚腹之前,成一空囊,由肝胃连膜,后有一孔相通,透入空囊,名曰空窍。凡膈膜以下各脏腑之间,俱有此膜数层之折叠筋带,为绾其脏腑,以定其部位,并护行各处之血管脑筋,又枝生薄膜,网罗纵横,是由彼脏行于此脏,以通气血者也。凡诸连网膜油,皆三焦之物也。夫包络之脉,下膈,历络三焦上下;粘续其气,并出于肾,一游行于上中下三焦,而各有所归之部署;一入于心包络,而为君主之相。三焦起于七节之间,脏水中真火,为相火之宅,包络乃相火之脏,三焦乃相火之腑,包络三焦之气化流行,皆相火之流行也。以似脏别脏之小囊,配似腑外腑之大囊,亦天造地设之理,不容妄议者也。若泥执无形,误矣。

语 译

二十五难问:人体共有十二经脉,而五脏六腑合起来只有十一个脏器,其余的一经,是内连于什么脏器的经脉呢?

答:其余的一经,是指手少阴心经与手厥阴心包经别出的经脉。因为心包与三焦互为表里,皆为有名而无形,故经脉共为十二。

第二十六难

二十六难曰：经有十二，络有十五①，余三络者，是何等络也？

然：有阳络，有阴络，有脾之大络。阳络者，阳跷之络也。阴络者，阴跷之络也。故络有十五焉②。

📖 **注 释**

①提出正经有十二条，为什么别络有十五条的问题。

徐灵胎：《灵枢·九针叶十二原篇》云：经脉十二，络脉十五，凡二十七气，以上下。

②除十二正经之别络与脾之大络以外，《难经》认为阴阳各有别络，共有十五。而《内经》为任督二脉有别络。

徐灵胎：《灵枢·经脉篇》：脾之大络，名曰大包，出渊腋下三寸，布胸胁。脉详二十三难。

丁德用：十二经，十五络者，谓每一经各有一络。其肝、心、肾，经在左即络右，其脾、肺、心包，经在右即络左。其阳，经在左足外踝，络在右足外踝，其阴，经在右足内踝，络在左足内踝，此者，是阴阳之络也。脾之大络者，脾象土，主中宫，旺四季，分养四脏，故曰脾之大络，是名大包穴，在渊液下三寸，布胸中，出九肋间是也。

杨曰：十二经各有一络，为十二络耳。今云十五络者，有阴阳之二络，脾之大络，合为十五络也。人有阴阳两，在两足内外，男子以足外者为经，足内者为络，女子以足内者为经，足外者为络，故有阴阳二络也。经云：男子数其阳，女子数其阴，当数者为经，不当数者为络，此之谓也。脾之大络，名曰大包。此则脾有二络也。凡经脉为表里，支而横者为络，络之别者为孙也。

叶霖：十二经有十二络，如手太阴络大肠，手阳明属大肠络肺之类。此云络有十五者，以阳之络统诸阳，阴之络统诸阴，又以脾之大络总统阴阳诸络也。按《灵枢·经脉篇》，十二经别之外，以督脉之长强，任脉之尾翳，脾之大包，合为十五络。盖督脉统络诸阳，任脉统络诸阴，以为十二经络阴阳之纲领故也。若阳为足太阳之别，阴为足少阴之别，不能统诸阴阳。越人取此，或别有见义，未可知也。然《素问·平人气象论》云："胃之大络，名曰虚里，贯膈络肺，出于左乳下，其动应衣，脉宗气也。"虚里一穴,为胃之大络,若动甚则宗气泄矣,是亦不可不知也。夫十二经脉之血气与脉,皮肤之气血,皆生于胃腑水谷之精,而各走其道。经脉十二者,六脏六腑,手足三阴三阳之脉,乃营血营行,伏于分肉之内,始于手太阴肺,终于足厥阴肝,周而复始,以应呼吸漏下者也。即西医所谓运血之脉管也。其出于孙络皮肤者,随三焦出气,溢子孙络,以充肤热肉,澹渗毫毛,卫行于周身,即西医所谓之微丝血管也。由孙络行遍周身,溜于经别。经别者,脏腑之络脉也,与经脉交相逆顺而行,即西医所谓回血管也。人身经脉十二,络脉十五,二十七气出入,阴阳相贯,如环之无端。任脉统一身之阴以主出,督脉统一身之阳以主入,两即随经脉交相逆顺,而行之阳络阴络也。

语 译

二十六难问:经脉有十二,络脉有十五,除十二经各有一络之外,其余的三络,各指什么络脉呢?

答:有一条阳络,有一条阴络,还有一条脾的大络。阳络,为阳跻的络脉。阴络,为阴跻的络脉。故络脉共有十五。

第二十七难

二十七难曰:脉有奇经八脉①,不拘于十二经,何谓也?

然:有阳维,有阴维,有阳跷,有阴跷,有冲,有督,有任,有带之脉②。凡此八脉者,皆不拘于经,故曰奇经八脉也。

经有十二,络有十五,凡二十七气,相随上下,何独不拘于经也?

然:圣人图设沟渠,通利水道,以备不然。天雨降下,沟渠溢满,当此之时,滂沛妄作,圣人不能复图也。此络脉满溢,诸经不能复拘也③。

注释

①奇经八脉指冲、任、督、带、阴维、阳维、阳跷、阴跷八条没有对偶关系的经脉。故称为奇经。

徐灵胎:奇,读如奇偶之奇,谓无手足配偶如十二经也。详下篇。

叶霖:奇,音基,斜也,零也,不偶之义。

丁德用:前言十二经,十五络,二十七气相随上下,流通气血,相贯无有休息。今此八脉,谓别道而行,故曰奇经八脉也。其所起言在后章。

杨曰:奇,异也。此之八脉,与十二经不相拘制,别道而行,与正经有异,故曰奇经也。其数有八,故曰八脉也。

虞庶:奇,音基也。奇,斜也。奇,零也,不偶之义。谓此八脉不系正经,阴阳无表里配合,别道奇行,故曰奇经也。所以经言八脉不拘于经,以此可验矣。杨氏言奇经异之义,非也。

②此八条经脉不直接与脏腑相连,没有阴阳表里对偶关系。

叶霖:维,维持也。跷,捷也。冲,直上也。督,总督诸阳也。任,统任诸阴也。带为诸脉之总束也。此八脉者,不系正经,无表里配合,别道奇行,故曰奇经也。

③此段文义是,奇经八脉是调节十二经脉气血盛衰的,如同自然界沟渠调节天降大雨时江河中的水量一样。以备不然,即以备不测。滂沛妄行,指暴雨后水盛滂沱泛滥之貌。拘,拘止限制之义。

徐灵胎:不然,犹官不虞也。此以水道喻人身血脉之道。言血脉充盛,十二经不足以容之,则溢出而为奇经,故奇经为十二经之别脉也。

叶霖:经脉十二,络脉十五,二十七气,流行内外上下,皆有常度。此八脉不随十二经脉常度,别道而行,故越人设沟渠为喻,以见络脉满溢,诸经不能复拘,而为奇经,故奇经为十二经脉之别派。此两节举八脉之名,及所以明奇经之义也。

📖 语 译

二十七难问:经脉中有奇经八脉,它并不受限于十二经脉范围之内,是什么道理呢?

答:经脉中有阳维脉、阴维脉、阳蹻脉、阴蹻脉、冲脉、督脉、任脉、带脉。这八脉,都不局限在十二经脉范围之内,所以称为奇经八脉。

经脉有十二,别络有十五,这些经络之气,是相互顺接而运行于浑身上下的,为什么唯独奇经不限制在十二经脉范围之内呢?

答:譬如古代圣人预先筹划开挖沟渠,使水道通畅疏利,用以防备意料不到的水灾。假如天降大雨,沟渠内的水盈满外流,此时,滂沛的雨水泛滥妄行,先人就无须再计谋开挖沟渠了。这正如奇经气血满溢一样,十二经也就无法再限制它了。

第二十八难

二十八难曰：其奇经八脉者，既不拘于十二经，皆何起何继也[1]？

然：督脉者，起于下极之俞，并于脊里，上至风府，入属于脑[2]。

任脉者，起于中极之下，以上至毛际，循腹里，上关元，至咽喉[3]。

冲脉者，起于气冲，并足阳明之经，挟脐上行，至胸中而散也[4]。

带脉者，起于季胁，回身一周[5]。

阳跷脉者，起于跟中，循外踝上行，入风池[6]。

阴跷脉者，亦起于跟中，循内踝上行，至咽喉，交贯冲脉[7]。

阳维、阴维者，维络于身，溢蓄，不能环流灌溢诸经者也[8]。故阳维起于诸阳会也，阴维起于诸阴交也[9]。

比于圣人图设沟渠，沟渠满溢，流于深湖，故圣人不能拘通也。而人脉隆盛，入于八脉，而不还周，故十二经亦不能拘之。其受邪气，畜则肿热，砭射之也[10]。

注释

①继，此作起始和延续解。指奇经八脉的起始延续循行情况。

徐灵胎：继，续也。《脉经》作系。

②下极，肛门。下极之腧指会阴穴。风府，穴位名，在枕骨下。

徐灵胎：腧，即穴也。下极，即长强穴，属督脉，在脊骶骨端。脊里，背脊中也。风府，属督脉，在项上入发际一寸大筋内宛宛中。《灵枢·经脉篇》：督脉之别，名曰长强，挟膂上项，散头上，下当肩胛左右，别走太阳，入贯膂。实则脊强，虚则头重。《素问·骨空论》：督脉者，起于少腹，以下骨中央，女子入系廷孔，其孔，溺孔之端也，其络循阴器，合篡间，绕篡后，别绕臀，至少阴，与巨阳中络者合少阴上股内后廉，贯脊属肾，与太阳起于目内眦，上额交巅上，入络脑，还出别下项，循肩髆内，挟脊，抵腰中，入循膂络肾。其男子循茎下至篡，与女子等。其少腹直上者，贯脐中央，上贯心，入喉，上颐环唇，上系两目之下中央。此生病，从少腹上冲心而痛，不得前后，为冲疝。其女子：不孕，癃、痔、遗溺、嗌干。

丁德用：督脉起于下极之腧者，长强穴在脊骶，督脉络任脉络会之所，并于脊里上至风府穴，在发上一寸，督脉阳维所会，奇经之一脉也。

吕广：督脉者，阳脉之海也。

杨曰：督之为言都也，是人阳脉之都纲。人脉比于水，阳脉之海，此为奇经之一脉也。下极者，长强也。阳脉之都纲，据其督脉流行，起自会阴穴，循脊中上行至大椎穴，与手足三阳之脉交会，上至哑门穴，与阳维会其所，上至百会穴，与太阳交会，下至于鼻柱下水沟穴，与手阳明交会，准此推之，实谓为诸阳之海，阳脉之都纲也。

虞庶：经言督脉起于下极，上入属于脑。吕氏曰：诸阳之海也。

叶霖：此承明八脉起止之义。下极之腧，长强穴也，在脊骶骨端。风府穴在脑后发上，同身寸之三寸。盖督者都也，能统诸阳脉，行于背，为阳脉之都纲也。

按：唐氏曰：督脉起于肾中，下至胞室，肾中天一所生之癸水，入于胞中，全在督脉导之使下也。督气至胞，任脉应之，则心胃之血，乃下会于胞中，此为任督相交，心肾相济，道家坎离水火交媾之乡，即在于此。督脉络阴器，循二阴之间，与任脉会于下也。贯脊上顶，交于人中，与任脉会于上也。今细察其脉，由鼻柱上脑，贯脊抵肾，由肾入胞中。据此道路观之，乃知督脉主阳，主生肾气。盖气生于天阳，吸入鼻孔，至脑门，下肺管，循背脊，而下入肾，又由肾入胞中，故吸入则胞中满也。吸入之气，实由鼻由脑由脊而下，故掩鼻张口，能出气而不能吸气。盖吸由脊下，非从鼻脑不能入也，呼由膈出，故张口能出气也。吸由脊下，督脉主之，知督脉所主，乃知气之所生化矣。

③中极，穴位名，在耻骨上缘。毛际，此指阴毛上缘。关元，穴位名，在脐下三寸。

徐灵胎：中极穴，属任脉，在脐下四寸。中极之下，盖指会阴穴也。上至毛际，指前阴之上。腹里，即中极穴。关元穴在脐下三寸。《素问·骨空论》至咽喉之下，有上颐、循面、入目六字。《灵枢·经脉篇》：任脉之别，名曰尾翳，下鸠尾，散于腹。实则腹皮痛，虚则痒搔。

丁德用：中极者，穴名也，在脐下四寸。其中极之下者，曲骨穴也，是任脉所起。其循腹里，上关元，至咽喉者，天突穴也。是任脉之所会，奇经之二脉也。

杨曰：任者，妊也。此是人之生养之本，故曰位中极之下，长强之上。此奇经之二脉也。

虞庶：据《针经》推寻，任脉起于会阴穴，上毛际者，乃是曲骨穴，在少腹下毛际，与足厥阴会于此。上至关元，乃脐十二寸也，至咽喉，与阴维脉会也，《素问》曰："女子二七，天癸至，任脉通，冲脉盛，月事以时下，故能有子也。"故杨氏曰生养之本，良由此也。

叶霖：中极穴属任脉，在脐下，同身寸之四寸，言中极之下，盖指会阴穴也。由会阴循腹里而上行，至咽喉。任者、任也，能统诸阴脉而行于腹，为阴脉之总任也。按：唐氏曰：督脉在背，总制诸阳，谓之曰督。任脉在腹，总统诸阴，谓之曰任。阴阳相贯，故任与督两脉必相交，下则交于前后阴之间，上则交于唇之上下也。以先后天论之，督在脊属肾，属先天，任在腹属胃，属后天。先天主气，下交胞中，后天主血，下交胞中，全在此二脉也。以水火论，督脉属气属水，任脉属血属火，是任脉当又属之心，心肾相交，水火既济，皆由于此，故任脉者，阴脉之海也。

④气冲，又称气街。胃经穴位。夹，通挟。

徐灵胎：气冲，足阳明经穴，在毛际两旁。《索·痿论》云：冲脉者，经脉之海也，主渗灌溪谷，与阳明合于宗筋，阴阳总宗筋之会，会于气冲，而阳明为之长，皆属于带脉，而络于督脉。

吕广：冲脉者，阴脉之海。一本曰冲者，此之谓也。

丁德用：冲脉起于气冲，并足阳明之内，挟任脉之外，上行至胸中而散，皆起于两间。此者，是三焦行气之腑也。

杨曰：经云，冲脉者，十二经之海也。如此则不独为阴脉之海，恐吕氏误焉。冲者，通也。言此脉下至于足，上至于头，通受十二经之气血，故曰冲焉。此奇经之三脉也。

虞庶：《素问》曰：冲脉起于气街。《难经》曰：起于气冲。又《针经》穴中两存其名，冲、街之义俱且通也。《素问》曰：并足少阴之经。《难经》却言并足阳明之经。况少阴之经，挟脐左右各五分，阳明之经，挟脐左右各二寸，气冲又是阳明脉气所发。如此推之，则冲脉自气冲起，在阳明、少阴二经之内，挟脐上行，其理明矣。大体督脉、任脉、冲脉此三脉，皆自会阴穴会合而起，一脉分为三歧，行于阳阳部分不同，故名各异也。

叶霖：冲脉为十二经之海，起子气冲，并阳明之脉，挟脐上行而至胸中。《素问·骨空论》言起于气街，并少阴之经，与此异。《灵枢·逆顺肥瘦篇》与此同。盖冲脉起于胞中，为气血之海，乃呼吸之根，人之呼气，由气海循胸膈肺管而出于喉，故以冲为气街，盖指乎此。经文虽互异，而义无害也。按：人身阴阳原气，皆起于下，故《内经》以广明之后，即为太冲，太冲之地，属之少阴，少阴之前，乃为厥阴。其部为血海，常与太冲腾精气而上，灌溉阴阳，斯则人之元气精气，皆起于下也。由下而起，则分三道而上，其阳者，从少阴之后，行太阳夹脊中道，以总诸阳，名为督。其阴者，由前阴

地道而上，行阳明之表，中以总统诸阴，其名为任。而中央一道，则脉起血海，腾精气而上，积于胸中为宗气，以司呼吸，其名为冲。是气则与阳明胃气，俱住中州，亦与血海之营气，俱行十二经脉者也。督脉任脉，皆起胞中，一行脊，一行腹，会于承浆。冲脉则由胸中上行，伏脐而会于咽喉，三脉同起于下极，一源而三歧，故轩岐不曰冲督任，而总其名曰太冲。是太冲者，以一身之精气升降言之，不独为血海言之也。夫胃中饮食之精汁，奉心化血，下入胞中，即由冲脉导之使下。故《内经》云："女子二七而天癸至，太冲脉盛，月事以时下也。"是胞中为先天肾气，后天胃血交会之所，冲脉起于胞中，导先天肾气上行，以交于胃，导后天阴血下行，以交于肾，导气而上，导血而下，通于肾，历于阳明，此冲脉之所司也。

⑤季肋，胁肋空软处。迴，环绕周匝之义。

徐灵胎：季肋，属足厥阴章门穴之分。回身一周，谓周身围转，如人束带之状，以束诸脉也。《灵枢·经别篇》：足少阴之正，至腘中，别走太阳而合，上至肾，当十四椎，出属带脉。又按：带脉穴，在季肋下一寸八分，属足少阳胆经。

丁德用：季肋下一寸八分，是其带脉之穴也。迴身一周，是奇经之四脉也。

杨曰：带之为言束也。言总束诸脉，使得调柔也。季肋在肋下，下接于髎骨之间是也。迴，绕也。绕身一周，犹如束带焉。此奇经之四脉也。

叶霖：带脉起于季肋下，同身寸之一寸八分。带，束也。回，绕也。横围一周，前垂如带，总束诸脉，使上下有常，要约管束之，如人之束带然，故名带也。带脉之所从出，则贯肾系，是当属肾，女子系胞，赖其主持，盖其根结于命门也。环腰贯脐，居于身之中，又当属脾，故脾病则女子带下，以其属脾，而又下垂于胞中，故随带而下也。

⑥风池，胆经穴，耳后入发际凹陷中。

徐灵胎：外踝，大骨下申脉穴。按：《素问·缪刺论》：邪客于足阳跷之脉，令人目痛，从内眦始，刺外踝之下半寸所。即此穴也。风池，在耳后寸半，属胆经。

丁德用：阳跷脉起于跟中，循外踝者，中冲穴也。上入风池穴者，项后发际陷中，是奇经之五脉也。

杨曰：跷，捷疾也。言此脉是人行走之机要，动足之所由。故曰跷脉焉。此奇经之五脉也。

叶霖：阳跷脉起于足外踝申脉穴，而上行入于风池，风池穴在耳后，同身寸之半寸，属少阳胆经。跷者，捷也，主人行走之机，供步履之用也。

⑦交贯，交会贯通。

徐灵胎：内踝骨下照海穴。冲脉亦至咽喉也。《灵枢·脉度篇》云：跷脉者，少阴之别,起于然骨之后,上内踝之上,直上循阴股,入阴,上循胸里,入缺盆,上出人迎之前,入烦属目内眦,合于太阳、阳蹻而上行,气并相还则为濡目,气不营,则目不合。又云:蹻脉有阴阳,何脉当其数?岐伯曰:男子数其阳,女子数其阴,当数者为经,其不当数者为络也。

丁德用:阴蹻脉亦起跟中,循内踝者,照海穴也。上行至咽喉,交贯冲脉,其又至目下承泣穴。是阴蹻脉始终也。是奇经之六脉也。

杨曰:其义与阳蹻同也。此奇经之六脉也。

虞庶:阴蹻者,起于足然骨之后,上内踝之上,循阴股入阴而循腹,上胸里,入缺盆,出入迎之前,入烦内廉,属目内眦,合于太阳、阳蹻而上行。

叶霖:阴蹻脉起于足内踝骨下之照海穴,而上行至咽喉,交贯冲脉,循烦入眦,与太阳阳蹻脉会。按:两蹻脉者,以矫举为义,乃络脉中之气血行身之侧,与少阳厥阴同性,两脉主筋,两蹻亦主筋也。然其道不同,阴出阳而交于足太阳,阳入阴而交于足少阴,其气每从阴阳根柢和合,以为矫举,而上荣大会于目,故目之瞑开皆宜。其曰阴脉营其脏,阳脉营其腑者,入阴则营脏,入阳则营腑也。男女脉当其数者,男子阳用事,其蹻在阳,故男子败断其阳。女子阴用事,其蹻在阴,故女子数断其阴也。

⑧溢,外溢。畜,通蓄,为内蓄。

徐灵胎:此二句未详。滑氏《本义》谓当在十二经亦不能拘之之下。按:维络于身之下,必有缺文,后人误以此二句移入此处,故难通也。

杨曰:维者,维持之义也。此脉为诸脉之纲维,故曰维脉也。此有阴阳二脉,为奇经八脉也。

叶霖:溢畜不能环流灌溉诸经者也,《难经本义》在故十二经亦不能拘之之下。

⑨诸阳会,阳经会合之处。诸阴交,阴经交会处。

徐灵胎:二维之脉,经无明文,其起止盖不可考。

杨曰:维者,维持之义也。此脉为诸脉之纲维,故曰维脉也。此有阴阳二脉。为奇经八脉也。

丁德用:阳维者,维络诸阳,故曰阳维,起于诸阳会也。阴维者,维络诸阴,故曰阴维,起于诸阴交也。

叶霖:阳维阴维,维络于身,为阴阳之纲维也。阳维发于足太阳之金门,以足少阳阳交为郗,与手足太阳及脉会于臑俞,与手足少阳会于天髎及会肩井,与足少阳会于阳白,上本神、临泣、正营、脑空,下至风池,与督脉会于风府、哑门,此阳维之起于诸阳之会也。阴维之郗曰筑宾，与足太阴会于腹哀、大横，又与足太阴厥阴会于府舍、期门，又与任脉会于天突、廉泉。此阴维起于诸阴之交也。

按：阳维主皮肤之气，行身之表，阴维主脂膜之气，行身之里，故病寒热内痛也。其起止，罗氏谓阴维以维于诸阴，阳维以维于诸阳，然而能为维者，必从乎阴阳之根柢，具盛气之发，而后能维。阳维从少阴至太阳，发足太阳之金门，而与手足少阳阳明五脉会于阳白。阴维从少阳斜至厥阴，发于足少阴之筑宾，至顶前而终。少阴少阳，为阴阳根柢之气，维于阳者，必从少阴以起之，是阴为阳根也。维于阴者，必从少阳而起之，是阳为阴致也。故二脉乃孙络中气血而入于络脉，为卫气纲领也。

⑩比于，譬如。圣人图设沟渠，聪明之人开设沟渠的意图。此段文字意为人体奇经八脉，如同圣人开掘沟渠的意图在于调节洪涝时水量的流泄那样调节人体十二经脉经气得盛衰。畜，通蓄。砭射，砭石治疗的方法。

徐灵胎：不还周，言不复归于十二经也。此段即上章之义。畜，搐，积蓄。言邪气入于其中，则郁滞不通而为肿为热。砭射，此言治之之法。盖奇经之脉，不能还周，故邪气无从而出，惟用砭石以射之，则邪气因血以泄，病乃已也。

丁德用：凡八脉为病，皆砭射取之。

杨曰：九州之内，有十二经水以流泄地气，人有十二经脉以应之，亦所以流灌身形之血气，奉以生身。故比之于沟渠也。

虞庶：十二经隆盛，入于八脉而不环周。邪在八脉，肿热畜积，故以砭石射刺之，故曰砭射之也。

叶霖：比于者，譬喻之辞也。言奇经八脉所起所继如此，然不拘于十二经者，何哉？比如圣人设沟渠，所以通利水道也，沟渠满溢，则流入深湖。深湖者，卑平积水之所，故能拘制于沟渠而流通也。人身经脉隆盛，入于奇经，不能还归于十二经脉之中，邪气入于奇经，无从而出，郁滞不通，而为肿为热，惟用砭石以射之，则邪气因血以泄，病乃可已也。

📖 语 译

二十八难问：奇经八脉，既然不在十二经范畴之内，那么它们的循行是从何起始，又延续到哪些部位呢？

答：督脉，自下极的会阴穴而起，沿着脊柱里面，上行到风府穴，进入脑部。任脉，自中极穴的下面而起，向上经过阴毛处，沿着腹壁深处再上行经过关元穴，至咽喉部。冲脉，自气冲穴而起，伴随足阳明胃的经脉，挟脐两旁上行,到胸中而分散。带脉,自侧胸的季胁部而起,环绕腰腹一周。阳跷脉,自足跟之中而起,沿着足外侧向大腿外侧上行,进入项上部的风池穴。阴跷脉,自足跟之中而起,沿着足内侧向大腿外侧上行,到咽喉部,于冲脉处交会贯通。阳维、阴维脉,联络周身阴阳各经脉,所以阳维脉自各阳经相会之处的金门穴而起, 阴维脉自各阴经相交之处的筑宾穴而起。譬如圣人开挖沟渠通畅水流的意图一样,当沟渠里的水量充满外溢了,就会流入深湖之中,所以此时圣人也无法限制水的流通。而当人体经脉中气血充盛的时候,也就会进入奇经八脉,而平时不注入正经周流,所以十二经脉也无法限制它。如果病邪侵袭八脉,蓄积于内就会引起肿、热,治疗时,可用砭石射刺的方法。

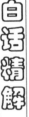

第二十九难

二十九难曰:奇经之为病何如?

然:阳维维于阳,阴维维于阴,阴阳不能自相维,则怅然失志,溶溶不能自收持①。阳维为病苦寒热,阴维为病苦心痛②。阴跷为病,阳缓而阴急;阳跷为病,阴缓而阳急③。冲之为病,气逆而里急④。督之为病,脊强而厥⑤。任之为病,其内苦结,男子为七疝,女子为瘕聚⑥。带之为病,腹满,腰溶溶若坐水中⑦。此奇经八脉之为病也⑧。

注释

①怅然,失意貌。怅然失志,惆怅失意。

徐灵胎:阳,阳经,身之表也。阴,阴经,身之里也。溶溶,浮荡之貌。

吕广:怅然者,其人惊。惊即维脉缓,故令人身不能收持。惊则失志,善忘,恍惚也。

丁德用:阳维者,是阴阳之纲维也,而主持阴阳之脉。今不能相维者,是阳不能主持诸阳,阴不能主持诸阴,故言怅然失志也。溶溶者,缓慢,所以不能收持也。

叶霖:此节明奇经八脉之病情也。阳维维于阳,阴维维于阴,若阴阳不能相维,则怅然失志,神思不爽矣。溶溶,懈怠浮荡貌,言缓慢而不能收持也。

②苦,用作动词。苦寒热,为寒热所苦。苦心痛,为心痛所苦。

徐灵胎:阳主外,阳气不和,故生寒热也。阴主内,心为少阴,阴气不和,故心痛也。按:《素问·刺腰痛论》曰:阳维之脉,令人腰痛,痛上怫然肿。刺阳维之脉,脉与太阳合腨下间,去地一尺所。飞扬之脉,令人腰痛,痛上拂拂然,甚则悲以恐。刺飞扬之脉,在内踝上五寸,少阴之前,与阴维之会。

吕广:阳为卫,故寒热。阴为荣,荣为血。血者,心。故心痛也。丁德用:阳维主于诸阳之经,病则苦寒热。阴维主于诸阴之经,病则苦心痛也。

叶霖:阳为卫,阳气不和,故寒热。阴血化于心少阴,阴气不利,故心痛也。

③阳缓阴急,阴缓阳急,诸说不一。有从经脉循行部位解者,有从人体阴阳盛衰解者。

徐灵胎:言阳脉弛缓,而阴脉结急也。言阴脉弛缓,而阳脉结急也。盖跷者,跷捷之义,故其受病则脉绞急也。按:《素问·缪刺论》曰:邪客于足阳跷之脉,令人目痛,从内眦始,刺外踝之下半寸所。《灵枢·热病篇》曰:目中赤痛,从内眦始,取之阴跷。又《寒热病篇》曰:足太阳有通项入于脑者,正属目本,名曰眼系,头目痛取之,在项中两筋间,入脑乃别。阴跷、阳跷,阴阳相交,阳入阴,阴出阳,交于目锐眦,阳气甚则瞋目,阴气甚则瞑目。以上诸证,皆跷脉所过之地也,观前篇论跷脉起止之法自明。

吕广:阴跷在内踝上。病则其脉从内踝以上急,外踝以上缓也。阳跷在外踝上,病则其脉从外踝以上急,内踝以上缓也。

丁德用:奇经八脉者,而圣人图设沟渠之理,以备通水道焉。非自生其病,尽诸经隆盛而散入也。乃砭射取之。诸阳脉盛,散入阳跷、则阳跷病。诸阴脉盛。散入阴跷,则阴跷病。故阴跷、阳跷乃为病耳。其阴阳缓急者,即是虚实之义。阴跷为病,则阳缓而阴急,即病阴厥,足劲直而五络不通。阳跷为病,则阴缓而阳急,即狂走不卧死。跷者,健也。

叶霖:两跷脉为病,病在阳则阳脉结急,病在阴则阴脉结急,受病者急,不病者自和缓也。

④逆气,此指胸腹气机上逆。里急,腹中拘急窘迫。

徐灵胎:冲脉从气冲至胸中,故其为病气逆而里急也。按:《素问·举痛论》曰:寒气客于冲脉,冲脉起于关元,随腹直上,寒气客,则脉不通,脉不通,则气因之,故喘动应手,即此意也。

丁德用:逆气,腹逆也。里急,腹痛也。

吕广:冲脉从关元上至咽喉,故其脉为病。逆气而里急。

虞庶:冲脉并足少阴之经,夹脐上行,病故逆气里急矣。巢氏《病源》曰:肾气不足,伤于卫脉,故逆气而里急。

叶霖:冲脉起于气冲,上至胸中,其为病气逆而里急,其所以受邪,亦因肾气不足而邪能干之也。

⑤脊强,脊背强急。厥,以四肢逆冷昏厥为主的病证。

徐灵胎:督脉行背,故脊强而厥。厥,亦逆也。

吕广:督脉在脊,病则其脉急。故令其脊强也。

丁德用:督脉起于下极之腧,行脊里,上入风池。病则脊强。

叶霖:督脉行身之背,督脉受邪,病必脊痛而厥逆也。

⑥疝,古指以阴囊肿大为主的几种病证。瘕聚,古指腹腔内多种结聚性有形

之病。

徐灵胎：结，坚结凝滞也。任脉起胞门行腹，故为内结。七疝者，一厥、二盘、三寒、四癥、五附、六脉、七气。或云：寒、水、筋、血、气、狐、㿉也。瘕者，假物成形；聚者，凝聚不散也。盖男阳属气，女阴属血，故病亦殊也。《素问·骨空论》：任脉为病，男子内结七疝，女子带下瘕聚。冲脉为病，逆气里急。督脉为病，脊强反折。与此正同。

吕广：任脉起于胞门子户。故其脉结。为七疝瘕聚之病。

丁德用：任脉起胞门子户，循腹里，上关元，至咽喉。病则男子内结为七疝，女子为瘕聚。

虞庶：任脉当少腹上行，故其内苦结。男子病七疝者，谓厥疝、癥疝、寒疝、癥疝、咐疝、狼疝、气疝。此七病，由气血虚弱，寒温不调致之也。女子病为瘕聚，谓青瘕、黄瘕、血瘕、狐瘕、蛇瘕、龟瘕、脂瘕。瘕者，谓假于物形是也。

叶霖：任脉起胞门子户，而行于腹，故其脉结为七疝瘕聚之病也。

⑦溶溶，此似指寒冷貌。

徐灵胎：带脉二穴，主治腰腹之疾，溶溶如坐水中，宽慢不收而畏寒也。

吕广：带脉者，回带人之身体。病则其腹缓，故另腰溶溶也。

丁德用：带脉者，回带人之身。病则腰溶溶也。

叶霖：带脉横围腰腹，故病则腹满，腰溶溶如坐水中，宽慢不收而畏寒也。

⑧此，指代以上奇经八脉诸证。

滑寿：此言奇经之病也。阴不能维于阴，则怅然失志；阳不能维于阳，则溶溶不能自收持。阳维行诸阳而主卫，卫为气，气居表，故苦寒热。阴维行诸阴而主荣，荣为血，血属心，故苦心痛。两蹻脉病在阳则阳结急，在阴则阴结急。受病者急，不病者自和缓也。冲脉从关元至咽喉，故逆气里急。督脉行背，故脊强而厥。任脉起胞门，行腹，故病苦内结，男为七疝，女为瘕聚也。带脉回身一周，故病状如是。溶溶，无力貌。此各以其经脉所过而言之。自二十七难至此，义寔相因，最宜通玩。

杨曰：一本云冲脉者，起于关元，循腹里，直上于咽喉中。任脉者，起于胞门子户，挟脐上行，至胸中。本二虽不同，亦俱有所据，并可依用，故并载之。吕氏注与经不同者，由此故也。

虞庶：据《素问》言，冲脉起气街，挟脐上行，至胸中。任脉起于中极，谓当脐心上行也。以上吕、杨氏所举，皆非也。

叶霖：此节明奇经八脉之病情也。曰此奇经八脉之为病者，以总结上文诊候之要也。按:经脉者,脏腑血气之路径也,若者邪滞,则病生焉。此篇七难,专论经络,何以详于奇经,而略于正经,殊觉未备。今从《灵枢·经脉篇》,录其起止,指明经脉所过,以阐血气之迹,而知病起何经,庶不致盲人摸象也。手太阴肺经之脉,起于中焦,下络大肠,还循胃口,上膈属肺,从系横出腋下,循臑内下肘,循臂内至寸口,上鱼际,出大指之端。其支者,从腕后直由次指内廉而出其端。手阳明大肠,与肺为表里,其脉起于大指次指之端,循指上廉,出合谷两骨间,上入两筋中,循臂上廉,入肘外廉,上臑外至肩,出髃骨之前廉,而至肩背之上天柱骨间大椎会上,又下入缺盆,络肺下膈,属大肠。其支者,从缺盆上颈贯颊,入下齿中,还出挟口,交人中而上挟鼻孔。足阳明胃脉,自鼻梁中而起,由眼下循鼻外,入上齿中,还出挟口环唇,下交承浆,却循颐后下廉,出大迎,循颊车,上耳前,过客主人,循发际,至额颅。其支者,从大迎前下人迎,循喉咙,入缺盆,下膈属胃络脾。其直者,从缺盆下乳内廉,挟脐入气街中。其支者,起于胃口,下循腹里,至气街,与直者合。以下髀关抵伏兔.下膝膑中,下循胫外廉,下足跗,入中趾内间。又其支者,由下膝三寸而别,下入中趾外间。又其支者,别跗上入大趾间,出其端。足太阴脾与胃为表里,其脉起于足大趾之端,循趾内侧白肉际,过核骨后,上内踝前廉,至腨内,循胫骨后上膝股内前廉,入腹属脾络胃。又上膈挟咽,连舌本,散舌下。其支者,复从胃别上膈,注心中。手少阴心经之脉,起于心中,出属心系,下膈络小肠。其支者,从心系上挟咽,系目系。其直者,从心系却上肺,下出腋下,循臑内后廉,下肘内,由臂内后廉抵掌后锐骨之端,入掌内后廉,循小指之内出其端。手太阳小肠,与心为表里。其脉起于小指之端,循手外侧上腕,出踝中,直上循臂骨下廉,出肘内侧两筋之间,上循臑外后廉,出肩解,绕肩胛,交肩上,入缺盆,络心循咽下膈,抵胃属小肠。其支者,从缺盆循颈上颊,至目锐眦,却入耳中。又有支者,别颊上蹞抵鼻,至目锐眦,斜络于颧。足太阳膀胱之脉,起于目内眦,上额交巅。其支者,从巅至耳上角。其直者,从巅入络脑,还出别下项,循肩髆内,挟脊抵腰中,入循膂,络肾属膀胱。其支者,从腰中下行,挟脊贯臀入腘中。又有支者,从髆内左右别下贯胛。挟脊内,过髀枢,循髀外,从后廉下合腘中,以下贯腨内,出外踝之后,循京骨,至小趾外侧。足少阴肾,与膀胱为表里。其脉起于小趾之下,斜走足心,出于然谷之下,循内踝之后,别入跟中,以上腨内,出腘内廉,上股内后廉,贯脊属肾,络膀胱。其直者,从肾上贯肝膈,入肺中,循喉咙,挟舌本。其支者,从肺出络心,注胸中。手厥阴心包络之脉,起于胸中,出属心包络,下膈历络三焦。其支者,循胸出胁,下腋三寸,上抵腋下,循臑内,入肘中,下臂行两筋之间,入掌中,循中指出其端。又有支者,别掌中,循小指次指出其端。手少阳三焦,与心包络为表里。

其脉起于小指次指之端，上出两指间，循手表腕，出臂外两骨之间，上贯肘，循臑外，上肩，入缺盆，布膻中，散络心包，下膈，循属三焦。其支者，从膻中上出缺盆，上项，系耳后，直上出耳上角，以下颊至䪼。又有支者，从耳后入耳中，出走耳前，过客主人前，交颊，至目锐眦。足少阳胆脉，起于目锐眦，上抵头角，下耳后，循颈，至肩上，入缺盆。其支者，从耳后入耳中，出走耳前，至目锐眦后。又有支者，别锐眦，下大迎，合手少阳脉抵于䪼，下加颊车，至颈，合缺盆，以下胸中，贯膈，络肝属胆，循胁里，出气街，绕毛际，横入髀厌中。其直者，从缺盆下腋循胸，过季胁，下合髀厌中。以下循髀阳，出膝外廉，至外辅骨之前，直下抵绝骨之端，下出外踝之前，循足跗上，出小趾次趾之端。其支其支者，别跗上，入大趾之间，循大趾歧骨内出其端。还贯爪甲，出三毛。足厥阴肝，与胆为表里。其脉起于大趾丛毛之际，上循足跗上廉，去内踝一寸，上踝八寸，由太阴之后，上腘内廉，循股阴，入毛中，过阴器，抵小腹，挟胃属肝络胆，上贯膈，布胁肋，循喉咙之后，上入颃颡，连目系，上出额，与督脉会于巅。其支者，从目系下颊里，环唇内。又有支者，复从肝别贯膈，上注于肺，下行至中焦，挟中脘之分，复接于手太阴肺经，合督任两脉，以尽十六丈二尺之脉道，终而复始也。

二十三难至二十九难，论经络。

📖 语译

二十九难问：奇经八脉引发病变，其症候如何呢？答：阳维脉用于维系各阳经，阴维脉用于维系各阴经，如阴阳维脉无法相互联系，就会导致精神惆怅有失意感，浑身疲软以致动作无法自主。如果阳维脉单独发病，就会导致怕冷发热。阴维脉单独发病，就会导致心痛。阴跷脉引发病变，下肢在属阳的外侧弛缓而属阴的内侧有拘急感。阳跷脉引发病变，下肢在属阴的内侧弛缓而属阳的外侧有拘急感。冲脉引发病变，会使气机上逆而感到腹内胀急疼痛。督脉引发病变，会导致脊柱强直而发生昏厥。任脉引发病变，患者腹内易于气结不舒，男性容易引发七种疝病，女性容易引发瘕聚病。带脉发生病变，腹中胀满，腰部弛缓无力，似坐在冷水之中。这些就是奇经八脉发生病变时所出现的症候。

第三十难

三十难曰:营气之行,常与卫气相随不^①?

然:经言人受气于谷。谷入于胃,乃传与五藏六府,五藏六府皆受于气^②。其清者为营,浊者为卫,营行脉中,卫行脉外^③,营周不息,五十而复大会。阴阳相贯,如环之无端,故知营卫相随也。

注释

①指营气与卫气是否相协而运行。

徐灵胎:相随,言相合而并行也。

丁德用:夫人之生,禀天真之气。后饮水谷食入胃,传于五脏六腑,化为精血。其精血各有清浊,其精中清者,归肺以助天真;其浊者,坚强骨髓。故血中之清者归心,荣养于神;血中之浊者,外华于肌肉;而清者行于脉内,浊者行于脉外。而卫者,卫护之义也。

杨曰:营行作荣。荣者,荣华之义也。言人百骸九窍所以得荣华者,由此血气也。营者,经营也。言十二经脉常行不已,经纪人身,所以得长生也。二义皆通焉。卫者,护也。此是入之剽悍之气,行于经脉之外,尽行于身,夜行于脏,卫护人身,故曰卫气。凡人阴阳二气,皆会于头手足,流转无穷。故曰如环之无端也。心荣血。肺卫气。血流据气,气动依血,相凭而行。故知荣卫相随也。

虞庶:经言人受气于谷,谷入胃,乃传与五脏六腑者,谓水谷入口,下至于胃,胃化谷与气,上传与肺,肺乃主气。气乃为卫。胃化水上传与心,心生血、血乃为荣。气为表,行于脉外,血为里。行于脉内,二者相依而行,故一日一夜五十周于身,复会于手太阴,如环之无端,转相溉灌也。经言清气为荣,浊气为卫。详此清浊之义,倒言之为正,恐传写误也。《阴阳应象论》曰:清阳实四肢,浊阴出六腑,即其义也。

叶霖:荣卫循行之义,已详一难中。此言荣卫相随不息之原,起于胃之谷气,其清者为荣,即谷味之精,乃阳中之阴也。血为荣,行于脉中,其浊者为卫,即谷味之气,乃阴中之阳,即所谓阳明悍气也,化气为卫,以卫护于脉外。《素问·痹论》云:营者,水谷之精气也,和调于五脏,洒陈于六腑,乃能入于脉也。卫气者,水谷之悍气也,其气慄疾滑利,不能入于脉也。亦即此义。但此节乃《灵枢·营卫生会篇》中语。惟《灵枢》作谷入于胃,以传于肺,五脏六腑,皆以受气,为少殊耳。然胃中水谷之精,为微丝液管吸至颈会管,过肺入心,化赤为血,以荣五脏六腑。经脉之中,删去以传于肺四字,便乖脏腑传道之义,关系匪轻,不可缺也。

②指五脏六腑皆受水谷精气滋养。

徐灵胎:言受谷气。

③此说依《灵枢·营卫生会》之论,阐明营卫的不同性质和运行通道。

徐灵胎:营主血,故在脉之中。卫主气,故在脉之外。《素问·痹论》云:营者,水谷之精气也,和调于五脏,洒陈于六腑,乃能入于脉也……卫者,水谷之悍气也,其气慄疾滑利,不能入于脉也。

 语 译

三十难问:营气的运行,是否常与卫气相协而并行呢?

答:医经上说,人体所接受的营养之气,来源于饮食水谷的精气。水谷进入胃中,通过胃的消化,经脾的运化以后,传送至五脏六腑,从而使水谷的精微得以充养五脏六腑。其清者为营气,浊者为卫气。营气行于脉内,卫气行于脉外,周流不息地运行于全身,一昼夜各循行50周次后,又于手太阴肺经会合。这样阴阳内外相互贯通,形成循环而无止端,因此可知营气和卫气是相协而并行的。

第三十一难

三十一难曰：三焦者，何禀何生？何始何终？其治常在何许？可晓以不？

然：三焦者，水谷之道路，气之所终始也[1]。上焦者，在心下，下膈，在胃上口，主内而不出。其治在膻中，玉堂下一寸六分，直两乳间陷者是[2]。中焦者，在胃中脘，不上不下，主腐熟水谷。其治在脐傍[3]。下焦者，当膀胱上口，主分别清浊，主出而不内，以传道也。其治在脐下一寸[4]。故名曰三焦，其府在气街[5]。

注释

①禀，禀受之义。生，生成之义。始，此指三焦部的起始。终，指三焦部位的终止。

徐灵胎：禀，受也。言其经之起止也。治，犹县治主治，其所居之地也。此总释三焦之义，言其所禀所生在水谷，而其所始所终在气也。

杨曰：焦，元也。天有三元之气，所以生成万物。人法天地，所以亦有三元之气，以养人身形。三焦皆有其位，而无正脏也。

虞庶：天有三元，以统五运；人有三焦，以统五脏也。今依《黄庭经》配八卦属五脏法三焦，以明人之三焦法象三元也。心肺在上部，心法离卦，肺法兑卦、乾卦，主上焦。乾为天，所以肺行天气。脾胃在中部，脾胃属土，统坤卦，艮亦属土，艮为运气，主治中焦。肾肝在下部，肾法坎卦，肝法震卦、巽卦，主下焦，主通地气，行水道。夫如是，乃知坎、离、震、兑、坤，以法五脏，乾、艮、巽，乃法三焦，以合八卦变用。乃如下说。

②《灵枢·营卫生会》："上焦出于胃上口，并咽以上，贯膈而布胸中。"内，通纳，此指受纳水谷。膻中，此指膻中穴。

徐灵胎：膈，隔也。心下有膜，遮隔浊气，谓之膈。内，谓纳水谷也。膻中穴，属任脉。下句是指膻中之所在，言在玉堂穴下一寸六分。直，当也。

杨曰：自膈以上名曰上焦，主出阳气，温于皮肤分肉之间，若雾露之溉焉。胃上口穴在鸠尾下二寸五分也。

虞庶：膻中者，穴名也，直两乳中是穴，任脉气之所发。《素问》曰：膻中为臣使之

139

官，以主气布阴阳，气和志远，喜乐由生，谓布气也，故治其中矣。上焦主入水谷，内而不出，其为病止言冷热，虚则补其心，实则泻其肺，如此治者，万无一失。《灵枢经》曰：上焦如雾，谓行气如露灌溉诸经也。言胃气自膻中布气，与肺下灌溉诸脏。经曰：肺行天气。即此义也。

③《灵枢·营卫生会》："中焦亦并胃中，出上焦之后。"

徐灵胎：中脘，中脘穴，亦属任脉。脐傍，天枢穴也，属胃脉。

杨曰：自脐以上，名曰中焦，变化水谷之味，生血以荣五脏六腑，及于身体。中脘穴在鸠尾下四寸也。

虞庶：中焦乃脾胃也。中焦为病，止言冷热，虚则补其胃，实则泻其脾。如此治者，万无一失。《灵枢经》曰：中焦如沤。谓腐热水谷也。其治在脐傍，脐傍左有各一寸，乃足阳明胃脉所发，夹脐，乃天枢穴也。中焦主脾胃，故治在此经中，故曰脐傍也。

④《灵枢·营卫生会》："下焦者，别回肠，注于膀胱而渗入焉。"

徐灵胎：膀胱上口，阑门也。清者入于膀胱而为溺，浊者入于大肠而为滓秽。脐下一寸，名阴交穴，属任脉。

杨门：自脐以下，名曰下焦。脐下一寸。阴交穴也。主通利溲便以时下而传，故曰出而不内也。

虞庶：下焦为病，止言冷热，虚则补其肾，实则泻其肝。如此治者，万无一失。《灵枢经》曰：下焦如渎。谓膀胱主水也。《素问》曰：三焦为决渎之官，水道出焉。脐下一寸，乃足三阴任脉之会，其治在兹。乃下纪也。

⑤此句义不可解。气街又名气冲，穴位名，属胃经。

徐灵胎：府犹舍也，藏聚主义，言其气藏聚于此也。滑氏《本义》以此句为错简，非。按：《素问·骨空论》：冲脉起于气街，注云，足阳明经穴，在毛际两旁，是也。《灵枢·营卫生会篇》云：上焦出于胃上口，并咽以上，贯膈而布胸中，走腋，循太阴之分而行，还至阳明，上至舌，下足阳明，常与营俱行于阳二十五度，行于阴亦二十五度，一周也，故五十度而复会于手太阴矣……中焦亦并胃中，出上焦之后，此所受气者，泌糟粕，蒸津液，化其精微，上注于肺脉，乃化而为血，以奉生身，莫贵于此，故独得行于经隧，命曰营气……下焦者，别迴肠，注于膀胱而渗入焉。故水谷者，常并居于胃中，成糟粕而俱下于大肠，而成下焦，渗而俱下，济泌别汁，循下焦而渗入膀胱焉。又曰：营出于中焦，卫出于下焦。《素问·灵兰秘典论》云：三焦者，决渎之官，水道出焉。观此数条，义更明备。

滑寿：人身之脏腑，有形有状，有禀有生。如肝禀气于木，生于水，心禀气于火，生于木之类，莫不皆然。唯三焦既无形状，而所禀所生则元气与胃气而已。故云水谷之道路，气之所终始也。上焦其治在膻中，中焦其治在脐傍天枢穴，下焦其治在脐下一寸阴交穴。治犹司也，犹郡县治之治，谓三焦处所也。或云，治作平声读，谓三焦有病，当各治其处，盖刺法也。三焦，相火也。火能腐熟万物，焦从火，亦腐物之气，命名取义，或有在于此欤！谢氏曰：详《灵枢》本文，则三焦有名无形，尤可见矣。古益袁氏曰：所谓三焦者，于隔膜脂膏之内，五脏五腑之隙，水谷流化之关，其气融会于其间，熏蒸膈膜，发达皮肤分肉，运行四旁，曰上中下，各随所属部分而名之，寔元气之别使也。是故虽无其形，倚内外之形而得名；虽无其实，合内外之实而为位者也。愚按其府在气街一句，疑错简，或衍。三焦自属诸腑，其经为手少阳与手心主配，且各有治所，不应又有腑也。

丁德用：《灵兰秘典论》曰：三焦者，决渎之官。引冲阴阳水谷，故言三焦者，水谷之道路也，布气于胸中，故治在膻中穴也。其府在气街，而或曰冲者，二义俱通。言气街者，即阴阳道路也。言气行者，气行脉也。气冲者，十二经根本，诸经行气之府也。故言府在气冲也。

杨曰：气街者，气之道路也。三焦既是行气之主，故云府在气街。街，衢也，衢者，四达之道焉。一本曰冲，此非扁鹊之语，盖吕氏再录之言，别本有此言，于义不可用也。

虞庶：气街在少腹毛中两旁各二寸。是穴，乃足阳明脉气气发。言其三焦主三元之气，其府在气街。其气街者，《针经》本名气冲。冲者，通于四达之义不殊。两存之亦可也。以气街为府者，何也？谓足阳明胃化谷为气，三焦又主三元之气，故以气街为府也。

叶霖：前节举五脏六腑，禀水谷荣卫之气，而相资养，为论脏腑之首条。此因三焦之气化，论其发用之理也。夫三焦者，禀原气以资始，合胃气以资生，上达胸中而为用，往来通贯，宣布无穷，造化出纳，作水谷之道路，为气之所终始也。上焦在膈膜之下者，以其上层与膈膜下层粘属也。其气自下而上，散于胸中，分布熏蒸于皮肤腠理，故在胃上口，主纳而不令出，其治在膻中穴，属任脉，在玉堂下，同身寸之一寸六分陷者中，任脉气所发也。中焦在胃中脘，以其包肝裹胃也，其治在脐旁之天枢，胃脉之穴也，其用在胃之中脘，中脘者，乃十二经所起所会，阴阳肉完之处，故曰脘也。下焦者，当膀胱上口，乃阑门之分，盖由此清者入于膀胱而为气为溺，浊者入于大肠而为滓为秽，故主出而不纳，以传道也，其治在脐下任脉之阴交穴。《素问·灵兰秘典论》曰:三焦者,决渎之官,水道出焉,即指此也。其所在气街者,气街在毛际两旁,足阳明经穴,乃三焦之根,原气所之处,即由肾系所生之脂膜也。夫三焦属相火之宅,火之性自下而上,故《素问·经脉别论》曰:饮入于胃,游溢精气,上输于脾,此指中焦也。脾气散精,上归于肺,此指上焦也。通调水道,下输膀胱,此指下焦也。然论上中下三焦之气,何以独重乎饮,不知气乃水之所化也。膀胱之水,借吸入之天阳,引心火至下焦,薰蒸化而为气以上达,为律为液为汗,此火交于水,化气之理,即乾阳入坤阴,随阳气上腾而为云为雨之义也。若夫三焦之形质,详见于二十五难,可参互观之。

语译

三十一难说:三焦禀受什么又主管什么?它的部位始于哪里又止于何处呢?它的主治部位在哪里?这些问题可以讲清楚吗?

答:三焦,为水谷出纳运化转输的道路,人体气机运行的终始。上焦依附的部位,在心下,向下至横膈膜,由胃的上口而出,它主管水谷的消化而不排出,其主治部位在膻中,玉堂下一寸六分,正当两乳间凹陷中。中焦,位于胃中脘,不上不下,它主管消化水谷。它的主治部位在脐的两旁。下焦,在正当膀胱上口,它主管分别清浊,专主排出而不摄入,故有传导水谷的作用。它的主治部位在脐下一寸。所以上、中、下三部合称为三焦,三焦之气于气冲穴汇聚。

第三十二难

三十二难曰：五藏俱等，而心肺独在鬲上者①，何也?

然：心者血，肺者气。血为营，气为卫②，相随上下，谓之营卫③。通行经络，营周于外，故令心肺在鬲上也④。

📖 **注释**

①此为从解剖部位探讨为什么心肺在鬲上。

徐灵胎：在鬲上，言其位独高处于胸鬲之上也。

②血为荣气，为心所主。气为卫，由肺所主。

徐灵胎：《素·五脏生成论》云：诸血者皆属于心，诸气者皆属于肺。盖营行脉中，故血为营；卫行脉外，故气为卫。

③指荣卫二气协调运行，周流全身。

徐灵胎：上下，谓五十度周于身也。说见第一难中。

④荣卫运行于经脉内外。

徐灵胎：通行经络，言十二经无所不通，而周行于脏腑之外也。营卫为一身之统摄，而心肺主之，故独居鬲上以宰之也。

滑寿：心荣肺卫，通行经络。营周于外，犹天道之运于上也。鬲者，隔也。凡人心下有鬲膜与脊肋周回相著，所以遮隔浊气，不使上熏于心肺也。四明陈氏曰：此特言其位之高下耳。若以五脏德化论之，则尤有说焉。心肺既能以血气生育人身，则此身之父母也。以父母之尊，亦自然居于上矣。《内经》曰：鬲肓之上，中有父母，此之谓也。

丁德用：心肺主通天气，故在鬲上。

杨曰：自脐以上通为阳，自脐以下通为阴。故经曰：腰以上为天，腰以下为地。天阳地阴，即其义也。今心肺既居鬲上而行荣卫，故云荣周于外。

虞庶：心为帝王，高居远视，肺为华盖，位亦居鬲。心主血，血为荣。肺主气，气为卫。血流据气，气动依血。血气相依而行，故心肺居在上焦也。

叶霖：《素问·五脏生成篇》曰：诸血皆属于心，诸气皆属于肺。是心主血，血为荣，肺主气，气为卫，血流据气，气动依血，营卫相随，通行经络，周于身外，犹天道之运于上，故居膈上也。膈，膈膜也。凡人心肺之下，诸脏之上，有膈膜一层，薄如细网，随呼吸以升降，遮隔浊气，不使上薰于心肺也。首节明血气之用，此节言血气之体，以见人身脏腑，皆赖血气之荣养也。

语 译

三十二难问：五脏都是相等的，唯独心、肺二脏的位置在横膈以上，这是什么道理呢？

答：心主血液，肺主气。血中包含丰富的营养为营气，气有保卫体表、抵御外邪的作用为卫气，两者相互随行于浑身上下，被称作营卫。它们于经络之中通行，于躯体各部周流，故心、肺皆居于膈膜之上。

第三十三难

三十三难曰:肝青象木,肺白象金。肝得水而沉,木得水而浮;肺得水而浮,金得水而沉。其意何也①?

然:肝者,非为纯木也,乙角也,庚之柔。大言阴与阳,小言夫与妇。释其微阳,而吸其微阴之气,其意乐金,又行阴道多,故令肝得水而沉也②。肺者,非为纯金也,辛商也,丙之柔。大言阴与阳,小言夫与妇。释其微阴,婚而就火,其意乐火,又行阳道多,故令肺得水而浮也③。

肺熟而复沉,肝熟而复浮者,何也?故知辛当归庚,乙当归甲也④。

注释

①五行的应用,本为取类比象,此说却以肺肝与金木实质性物质论事,实属风马牛,大谬。

徐灵胎:肝居肺下,故曰得水而沉;肺居肝上,故曰得水而浮。言肝既属木,则当浮而反沉;肺既属金,则当沉而反浮,与金木之本体不类,故设问也。

叶霖:此言阴阳互根,五行化合之理。人身不外乎阴阳,交则生,不交则病,离则死。越人特举肝肺而言者,肝藏魂,肺藏魄,魂魄为一身阴阳之主宰也。以十干合脏腑,甲阳木应胆,乙阴木应肝,丙阳火应小肠,丁阴火应心,戊阳土应胃,己阴土应脾,庚阳金应大肠,辛阴金应肺,壬阳水应膀胱,癸阴水应肾。若以五音配五行,宫土、商金、角木、徵火、羽水,各因十干之阴阳,而分太少也。

②此段意为肝得水而沉是因为它非纯木之气。能释放一部分阳木之气,而吸取一部分阴金之气,故得水而沉。但总属牵强之解。

徐灵胎:木属阳,乙为阴木,志在从金,故曰非纯。角于五音亦属木。庚为阳金,乙与庚合,刚柔相配,则乙之刚为庚,庚之柔为乙也。大而言之,即天地之阴阳;小而言之,即人伦之夫妇,其理一也。妇有从夫之义,乙为阴木,故曰微阳。乐金,谓乐从乎金也。肝属足厥阴经,位乎膈下,故曰行阴道多。得水而沉,言得其滋养,与下文得热正相反。又,金性本沉,亦有从夫之义。

丁德用:五行既定,即有刚柔,配合夫妇,柔纳其刚。今经举肝青象木,木性本浮,今肝得水沉者,谓又怀金性也。又,木七月受气,正月临官,行其阴道多,是故肝得水而沉也。

杨曰：四方皆一阴一阳，东方甲乙木。甲为阳，乙为阴，徐皆如此，又，甲为木，乙为草，丙为火，丁为灰，戊为土，己为粪，庚为金，辛为石，壬为水，癸为池。又，乙带金气，丁带水气，己带木气，辛带火气，癸带土气。此皆五行旺相配偶，故言肝青，非为纯木也。阴阳交错故也。木生于亥而旺于卯，故云行阴道多。东方甲乙木，畏西方庚辛金，故释其妹乙，嫁庚为妇。故曰庚之柔。柔，阴也。乙带金气以归。故令肝得水而沉也。

虞庶：乙与庚合，从夫之性，故得水而沉也。

叶霖：肝属乙木，得水当浮，何以反沉？然：肝虽乙木，乙与庚合，庚为阳金，金性本沉，妇当从夫，其意乐金，而失木之本性，故得水反沉也。

③以十天干而论，丙丁属心火，庚辛属肺金。甲乙属肝木，商为五音之一。这是五行理论的推演，强解肺属金，金为何浮于水的道理。后人难得其解。

徐灵胎：金属阴，辛为阴金，志在从火，故曰非纯。商于五音亦属金。辛为阴金，故曰微阴。婚，犹婚嫁之婚，言嫁于火也。肺属手太阴经，位乎膈上，故曰行阳道多。火性本浮，亦从乎夫也。

丁德用：肺白象金。金性本沉，今肺反浮，谓辛纳火性。又正月受气，七月临官，行其阳道多，是故肺得水而浮也。

杨曰：金生于巳，旺于酉，故云行阳道多。西方庚辛金，畏南方丙丁火，故释其妹辛，嫁为两妇，故曰丙之柔辛带火气以归，故令肺得水而浮也。

虞庶：丙与辛合，随夫之性，炎上而浮，故云也。

叶霖：肺属辛金，金得水当沉，何以反浮？然：肺虽辛金，辛与丙合，丙为阳火，火性炎上，妇当从夫，其意乐火，而失金之本性，故得水反浮也。

④肝肺的生熟与浮沉，与干支五行之说无涉。

徐灵胎：肺气热，则清气下坠。肝气热，则相火上升。肝得热，则微阴不足以相吸，肺得热，则亢阳适见其可畏，则阴木与阳木，阴金与阳金，自为配偶，而复其本体浮沉之性也。

丁德用：皆归本性也。

杨曰：肝生沉而熟浮，肺生浮而熟沉，此是死则归本之义，熟喻死矣。如人夫妇有死亡者，未有子息，各归其本，极阴变阳，寒盛生热，壅久成通。聚而必散，故其然也。义之反覆，故浮沉改变也。

叶霖：生则生气旺，故能化合，熟则生气尽，故不能化合。所以肝熟而复浮，肺熟而复沉，各归其本性也。大而言之，即天地之阴阳，小而言之，即人伦之夫妇，其理一也。夫肝属足厥阴经，位乎膈下，故行阴道多也。肺属手太阴经，位乎膈上，故行阳道多也。今举肝肺类推，则脏腑阴阳之化合，从可会通矣。

　　按：十干者，甲、乙、丙、丁、戊、己、庚、辛、壬、癸也。五行化合者，甲己化土，乙庚化金，丙辛化水，丁壬化木，戊癸化火也。化合之义，未有明其所以然者，请详言之。术士金谓逢龙则化，盖甲己之年，首丙寅月，次丁卯，次戊辰。辰为龙，龙善变化，戊为阳土，此一年之运，皆当属土。汪双池非之，言寅月三阳出于地上，是地气始升也，化气当自寅月始，如甲己之年，首丙寅月，丙火生土，故甲己化土。化气者，化其所生之气也，余可类推，斯说颇为近理，然于化合之义，究不能明。或谓经曰丹天之气，经于牛女戊分，黅天之气，经于心尾己分，苍天之气，经于危室柳鬼，素天之气，经于亢氏毕昴，玄天之气，经于张翼娄胃，其戊己分者，则奎壁角轸也。五天五行之守气，各有所横，以加于宿度，临于十干之上。如黅气于心尾己分，心尾当甲，角轸当己，故土位甲己也，以下皆然。此言似近理而实非，盖天动而虚，其气圆通，而初无定气，其临御五行，自有本然当然之则，而初非有守气以期之也。况所谓化气者，逢合则化，不逢合则不化。五天之气，虽应五行，而于化合之理，无所取义，未可执也。萧吉《五行大义》，引季氏《阴说》曰：木八畏庚九，故以妹乙妻庚，庚气在秋，和以木气，是以荞麦当秋而生，所谓妻来之义。火七畏壬六，故以妹丁妻壬，壬得火热气，故款冬当冬而华。金九畏丙七，故以妹辛妻丙，丙得金气，故首夏靡草荠麦死，故夏至之后，三庚为伏，以畏火也。土五畏甲八，故以妹己妻甲，土带阴阳，合以雌嫁木，故能生物也。水六畏土，故以妹癸妻戊，五行相和，是其合也。张行成《翼元》云：天元五运之数，以坤元主土，配中央作五行之化源，自土至火，以次相生，然十干配五行，多不类者，盖有相克之变数在其中也。甲木克己土为妻，生庚金为一变。乙庚次甲己，故乙庚为金运。庚金克乙木，生丙火，丙火克辛金，生壬水，自乙庚之金生壬水，凡两变。丙辛次乙庚，故丙辛为水运。丙火克辛金，生壬水，壬水克丁火，生戊土，戊土克癸水，生甲木，自丙辛之水生甲木，凡三变。丁壬次丙辛，故丁壬为水运。壬水克丁火，生戊土，戊土克癸水，生甲木，甲木克己土，生庚金，庚金克乙木，生丙火，自丁壬之木生丙火，凡四变。戊癸次丁壬，故戊癸为火运。戊土克癸水，生甲木，甲木克己土，生庚金，庚金克乙木，生丙火，丙火克辛金，生壬水，壬水克丁火，生戊土，自戊癸之火生戊土，凡五变。甲己又次戊癸，故甲己复为土运。于是戊己会于中央也，此说皆尽五行生克之妙，然阴阳之理，以和为洽，夫妇之道，非胁可成，究未若罗淡生《内经博议》引申《天元玉册》之义晓畅也。岐伯述《天元玉册》曰：太虚廓寥，肇基化元，万物资始,五运终天,布气真灵,总统坤元。夫肇基化元,而布气真灵,乃云总统于坤元,是坤元为万物之母也。坤元既为万物之母,而总统之,则天亦必有以先用之也。天之十干,以戊己居中宫,而先用水火,然后成于金木,岂非总统坤元,而以土为首之义乎?是以天之御化,首以土为甲,而甲遂为土,仍顺布五行于乙丙丁戊之上,而以本气化之,土生金,以金加于乙,金生水,水加丙,水生木,木加丁,木生火,火加戊,五行毕再传,而土加于己,故甲己合也。金加庚,故乙庚合也。水加辛,故丙辛合也。木加壬,故丁壬合也。火加癸,故戊癸合也。此因合而化,一定之理,有不可移易者也。然本气之阴阳,仍有不能从化,而依之以为用者,如加阳干为气有余,加阴干为气不足,此又因值年以佐用也。

📖 语译

三十三难问:肝主青色,犹如五行中的木,肺主白色,犹如五行中的金。肝入水而下沉,但木材入水却是上浮的;肺入水而上浮,但金属入水却是下沉的。其中的道理何在呢?

答:肝,非纯粹的木,它在十天干中属于阴性的乙木,为五音中的角音,是阳性庚金的配偶。就大处而言,是阴阳相交感,就小处而言,是夫妇配合。乙木释放了它微弱的阳气,而吸收了庚金中微弱的阴气,它喜于从金而带有金性,因此导致肝中多阴,阴性向下,故入水就下沉了。肺,非纯粹的金,它在十天干中属于阴性的辛金,为五音中的商音,是阳性丙火的配偶。就大处而言,是阴阳相交感,就小处而言,是夫妇配合。辛金释放了它微弱的阴气,婚配于丙火,它喜于从火而带有火性,因此使得肺中阳多,阳性向上,故入水就上浮了。肺在变熟为纯金时又重新下沉,肝在变熟为纯木时又复上浮,又是什么道理呢?这是因为阴阳不父,夫妇分离,辛金和乙木各复其本性的缘故。由此得知,辛金应当归于庚金,成为纯粹的金时便下沉;乙木应当归于甲木,成为纯粹的木时便上浮。

第三十四难

三十四难曰：五藏各有声、色、臭、味，皆可晓知以不？

然：《十变》言：肝色青①，其臭臊②，其味酸③，其声呼④，其液泣⑤；心色赤⑥，其臭焦⑦，其味苦⑧，其声言⑨，其液汗⑩；脾色黄⑪，其臭香⑫，其味甘⑬，其声歌⑭，其液涎⑮；肺色白⑯，其臭腥⑰，其味辛⑱，其声哭⑲，其液涕⑳；肾色黑㉑，其臭腐㉒，其味咸㉓，其声呻㉔，其液唾㉕。是五藏声、色、臭、味也㉖。

五藏有七神，各何所藏耶？

然：藏者，人之神气所舍藏也。故肝藏魂，肺藏魄，心藏神，脾藏意与智，肾藏精与志也㉗。

注释

①《十变》，古医书名，不见于现行《内经》篇章。

徐灵胎：肝色青，此亦本五行而言也。青者，木之色也。《十变》未详。

虞庶：五色之变在于木也，五脏五色，由肝木之气更相溉灌，故各从其类见其色。《黄庭经》云：肝者，木之精，震之气，其色青，位居东方。

叶霖：此本五行而言五脏之用也。肝属木，青者、木之色也。

②臭，同嗅，此指通过嗅觉闻到的气味。

徐灵胎：木之气也。

虞庶：得火之变，故其臭则臊也。

叶霖：臊者，木之气也。

③味，指味道，即味觉感官所尝到的味道。

徐灵胎：木之味也。

虞庶：土受木味则酸。《洪范》曰：曲直作酸。酸，取其收敛也。

叶霖：酸者，曲直作酸，木之味也。

④声，指声音，通于肝气。

徐灵胎：呼，引而长，亦木之象也。

虞庶：金木相配，发声为呼呼，亦啸也。

叶霖:其声呼者,声引而长,亦木之气也。

⑤液,指人体多种分泌液,由肝所主。

徐灵胎:肝窍于目,故为泣。

虞庶:泣则言泪也。此乃水行气,溉灌于子,故生泣也。

叶霖:其液泣者,肝开窍于目,故为泣也。

⑥色,指五色,赤色由心所主。

徐灵胎:火之色也。

虞庶:木之布色,在火乃赤也。

叶霖:心属火,赤者,火之色也。

⑦焦,指烘焦之气味,通于心气。

徐灵胎:火之气也。

虞庶:五臭之变在于火。五脏五臭,火盛则焦苦出焉,故曰其臭焦也。

叶霖;焦者,火之气也。

⑧苦,五味之一,火之味,为心所主。

徐灵胎:火之味也。

虞庶:火性炎上,故生焦苦,故《洪范》云:炎上作苦。本经云:脾主甘,受味火,由土受之,则味苦,取其燥泄也。

叶霖:苦者,炎上作苦,火之味也。

⑨言,指言语,由心所主。

徐灵胎:言,散而扬,为火之象。按:《素·阴阳应象大论》作"在声为笑"。

虞庶:金火相当,夫妇相见,发声为言。《素问》云笑。

叶霖:其声言者,言散而扬,火之象也。

⑩汗,为五液之一,为心血所化。

徐灵胎:汗者,血之标,心主血,故为汗。

虞庶:水火交泰,蒸而成汗。

叶霖:其液汗者,心主血,汗为血之标也。

⑪黄,五色之一,为脾所主。

徐灵胎:土之色也。

虞庶:脾土在中央,其色黄。此乃木之布色,在土乃黄也。

叶霖:脾属土,黄者,土之色也。

⑫香,五臭之一,通于脾气。

徐灵胎：土之气也。

虞庶：火之化土，其臭则香也。

叶霖：香者，土之气也。

⑬甘，五味之一，为脾所主。

徐灵胎：土之味也。

虞庶：脾土味甘，甘能受味，以取宽缓，行五味以养五脏，各从其数以配其味，在本性则甘，故《洪范》云稼穑作甘也。

叶霖：其味甘者，稼穑作甘，土之味也。

⑭歌，五声之一，通之于脾。

徐灵胎：歌，缓而敦，为土之象。

虞庶：金土相生，母子相见，发声为歌。

叶霖：其声歌者，歌缓而敦，土之象也，或云脾神好乐，故其声主歌。

⑮涎，五液之一，由脾气所化。

徐灵胎：脾窍于口，故为涎。

虞庶：水之行液，在脾成涎。

叶霖：其液涎者，脾开窍于口，故为涎也。

⑯白，五色之一，为肺所主。

徐灵胎：金之色也。

虞庶：木之布色，在肺乃白也。

叶霖：肺属金，白者，金之色也。

⑰腥，五臭之一，通于肺气。

徐灵胎：金之气也。

虞庶：火之变在金则腥也。

叶霖：腥者，金之气也。

⑱辛，五味之一，为肺所主。

徐灵胎：金之味也。

虞庶：土之受味，在肺为辛。辛，取其散润也。

叶霖：辛者，辛从革，金之味也。

⑲哭，五声之一，为肺之声。

徐灵胎：哭，悲而激，为金之象。

虞庶：凡五音之发在于金，金发五音以出五脏，各从其类以发其声。金在本性为哭者,谓肺属金。金,商也。商,伤也,主于秋。秋,愁也,故在志则悲哭,此之谓也。

叶霖:其声哭者,哭悲而激惨,金之象也。

⑳涕,五液之一,为肺之液。

徐灵胎:肺窍于鼻,故为涕。

虞庶:水之行液,在肺成涕。

叶霖:其液涕者肺开窍于鼻,故为涕也

㉑黑,五色之一,为肾所主。

徐灵胎:水之色也。

虞庶:水之布色,在肾乃黑。《淮南子》云:水者,积阴之气而成水也。取其积阴,故其色乃黑。

叶霖:肾属水,黑者,水之色也。

㉒腐,五臭之一,通于肾气。

徐灵胎:水之气也。

虞庶:火主臭,在水为腐臭也。启玄子云:因水变为腐也。

叶霖:腐者,水之气也。

㉓咸,五味之一,为肾所主。

徐灵胎:水之味也。

虞庶:土之受味,在水作咸。咸,取其柔软也。

叶霖:咸者,润下作咸,水之味也。

㉔呻,五声之一,通之于肾。

徐灵胎:呻,沉而咽,为水之象。

虞庶:子之见母,乃发娇呻之声也。

叶霖:其声呻者,呻沉而咽,为水之象也,又肾位远,非呻之气不得及于息,故声之呻者,自肾出也。

㉕唾,五液之一,为肾气所化。

徐灵胎:肾窍于舌下,故为唾。

虞庶:凡五液皆出于水,水行五液,分灌五脏,故诸脏各有液也,在本宫则为唾也。

叶霖:其液唾者,肾开窍于舌下,故为唾也。

㉖五脏所主的五声、五色、五臭、五味。

丁德用:其言五声、五色、五味、五音、五液,此者是五脏延相荣养,过此则病也。

杨曰：五脏相通，各有五。五五合为二十五，以相生养也。

叶霖：十变，陈氏谓肺主声，肝主色，心主臭，脾主味，肾主液，五脏错综，互相有之，故云十变也。按：徐氏曰：五脏之声，《灵枢·九针论》《素问·宣明五气篇》俱云心噫、肺咳、肝语、脾吞、肾欠，此则为呼言歌哭呻，乃本之《素问·阴阳应象大论》，盖彼以病之所发言，此以情之所发言，其理一也。读经当推测其义，如此则无不贯矣。

㉗七神之说与《内经》有别，然精不当为神。

徐灵胎：五脏脏七神者，脾与肾兼两神也。见下文。肝属阳，魂亦属阳。《灵枢·本神篇》云：随神往来者谓之魂，谓知觉之灵处也。肺属阴，魄亦属阴。《本神篇》云：并精而出入者谓之魄，谓运动之能处也。《本神篇》云：两精相搏谓之神，谓阴阳合体之妙机也。《素·灵兰秘典论》云：心者，君主之官，神明出焉。《本神篇》云：心有所忆谓之意……因虑而处物谓之智，盖脾主思故也。《素问·刺法篇》云：脾为谏议之官，智周出焉，《本神篇》云：初生之来谓之精……意之所存谓之志。《素问·灵兰秘典论》云：肾者，作强之官，伎巧出焉。

滑寿：脏者，藏也，人之神气藏于内焉。魂者，神明之辅弼也，随神往来谓之魂。魄者，精气之匡佐也。并精而出入者，谓之魄。神者，精气之化成也，两精相薄谓之神。脾主思，故藏意与智。肾者，作强之官，伎巧出焉，故藏精与志也。此因五脏之用，而言五脏之神。是故五用著于外，七神蕴于内也。

虞庶：心有所忆以谓之意，水从其夫，故有智也。

丁德用：五脏七神者，《宣明五气篇》注云：心藏神，精气之化成也。肺藏魄，精气之匡辅也。《灵枢经》云：并精而出入者谓之魄。肝藏魂，神气之辅弼也。《灵枢经》曰：随神而往来者谓之魂。脾藏意与智，意主所思，智主其记。肾藏精与志，专意而不移者也。《灵枢经》曰：意之所在谓之志。又云：守其精者谓之志也。

虞庶：气之所化谓之精，意之所存谓之志。

杨曰：肝心肺各一神，脾肾各二神，五脏合有七神。

叶霖：五脏言有七神者，脾与肾兼两神也。脏者，藏也，言人之神气藏于内焉。肝藏魂者，魂乃阳之精，气之灵也。人身气为阳，血为阴，阳无阴不附，气无血不留，肝主血而内含阳气，是之谓魂。究魂之根源，则生于坎水之一阳，推魂之功用，则发为乾金之元气。不藏于肺而藏于肝者，阳潜于阴也。不藏于肾而藏于肝者，阴出于阳也。昼则魂游目而为视，夜则魂归于肝而为寐。《灵枢·本神篇》云：随神往来谓之魂，言其知觉之灵处也。肺藏魄者，魄乃阴之精，形之灵也。肝主血，本阴也，而藏阳魂，阳潜于阴也。肺主气，本阳也。而藏阴魄，阴生于阳也。人之初生，耳目心识，手足运动,啼呼为声,皆魄之灵也。百合病恍惚不宁,魄受扰也。魇魔中恶,魄气掩也。《本神篇》云:并精而出入者谓之魄,言其运动之能处也。心藏神者,神主知觉,明照万事之义也。夫神为何物,乃肾中之精气,而上归于心,合为离卦,中含坎水之象,惟其阴精内含,阳精外护,心藏之火,所以光明朗润,而能烛物。盖神即心火,得肾阴济之,而心湛然,神明出焉。心血不足则神烦,风痰入心则神昏。《本神篇》云:两精相搏谓之神,言其阴阳合体之妙机也。脾藏意与智者,脾主守中,故能记忆,又主运用,故能周虑。《本神篇》云:心有所忆谓之意,因虑而处物谓之智,盖脾主思故也。肾藏精与志者,心之所存谓之志,神生于精,志生于心,亦心肾交济之义。按:志者,专意而不移也。志本心之作用,而藏于肾者,阳藏于阴中也。肾主精为五脏之本,精生髓为百骸之主,精髓充足,伎巧出焉,志之用也。《本神篇》云:故生之来谓之精,意之所存谓之志,亦此义也。

语译

三十四难问:五脏各有所主的声音、颜色、气味、味道和体液,这些都可以讲明白吗?

答:《十变》上说,肝主青色,气味为臊气,味道为酸味,声音为呼叫,所化生的体液为眼泪;心主赤色,气味为焦气,味道为苦味,声音为语言,所化生的体液为汗液;脾主黄色,气味为香气,味道为甘味,声音为歌唱,所化生的体液为涎沫;肺主白色,气味为腥气,味道为辛味,声音为哭号,所化生的体液为鼻涕;肾主黑色,气味为腐气,味道为咸味,声音为呻吟,所化生的体液为唾液。上述讲的就是五脏所主的声音、颜色、气味、味道和体液。

问:五脏中藏有七种名称的神,各脏所藏是哪一种呢?

答:脏,为人体多种神气所居藏的地方。所以肝藏魂,肺藏魄,心藏神,脾藏意和智,肾藏精与志。

第三十五难

三十五难曰：五藏各有所，府皆相近，而心、肺独去大肠、小肠远者，何谓也？

然：经言心营、肺卫，通行阳气，故居在上；大肠、小肠，传阴气而下，故居在下。所以相去而远也①。

又诸府皆阳也，清净之处。今大肠、小肠、胃与膀胱，皆受不净，其意何也？

然：诸府者，谓是非也②。经言小肠者，受盛之府也；大肠者，传泻行道之府也；胆者，清净之府也；胃者，水谷之府也；膀胱者，津液之府也③。一府犹无两名，故知非也④。

小肠者，心之府；大肠者，肺之府；胆者，肝之府；胃者，脾之府；膀胱者，肾之府⑤。

小肠谓赤肠，大肠谓白肠，胆者谓青肠，胃者谓黄肠，膀胱者谓黑肠。下焦之所治也⑥。

注释

①此段文字意为，五脏各有部位，为什么心肺与相表里的小肠大肠相隔较远。原因是心主营，肺主卫。实属牵强之解。

徐灵胎：肝之腑胆，脾之腑胃，肾之腑膀胱，其位皆相近；心之腑小肠，肺之腑大肠，皆相远也。血为营，心主血，故营属心。气为卫，肺主气，故卫属肺。阳气，即营卫之气。《灵枢·营卫生会篇》云：行阴二十五度，行阳二十五度是也。居在上，谓其位最高。阴气，浊气也，谓秽滓所归也。居在下，谓其位至下。所司不同，所以经虽相合，而位则相远也。

滑寿：心荣肺卫，行阳而居上；大肠小肠传阴气而居下，不得不相远也。

叶霖：肝之腑胆，脾之腑胃，肾之腑膀胱，其位皆相近。心之腑小肠，肺之腑大肠，何以皆相远？盖血为营而心主血，故营属心，气为卫而肺主气，故卫属肺，心荣肺卫，行阳气而居上，大肠小肠，传阴气而居下，所司不同，其经虽相合，而位则相远矣。

②不净,不洁也。此指糟粕秽滓之属。谓是非,此指"清净之处"为非。

徐灵胎:谓阳宜清净,而反受秽浊,独不及胆者,胆无施受故也。言诸腑虽属阳,而非皆清净之处也。

滑寿:又问诸腑既皆阳也,则当为清净之处,何故大肠、小肠、胃与膀胱皆受不净耶?

丁德用:经言诸腑皆阳,清净之处者,为手足三阳,为行气之府,故言清净之处也。今大肠、小肠、胃、膀胱为传化之腑,故言非也。

杨曰:谓是非者,言诸腑各别其所传化,此为是也。小肠为腑,此为非也,何为如此?然,小肠者,虽配心为表,其治则别,其气则通,其气虽通,其所主又异,所以虽曰心病,而无心别位,故曰非也。

叶霖:又问阳宜清净,而诸腑皆阳也,则当为清净之处,然大肠小肠,胃与膀胱,反受秽浊,独不及胆,何也?盖胆无所受故也。言诸腑虽属于阳,而非皆清净之腑也。

③受盛,接受容纳之义。传泻行道,指大肠传化糟粕。清净之腑,指胆内贮藏精汁。津液,此指尿液。

徐灵胎:《素问·灵兰秘典论》:小肠者,受盛之官,化物出焉。言受胃之物,化其渣滓也。《素问》:大肠者,传道之官,变化出焉。《素问》:胆者,中正之官,决断出焉。盖胆无受无泻,助肝以决谋虑而已,所以谓之清净之腑也。《素问》:脾胃者,仓廪之官,五味出焉。《素问》:膀胱者,州都之官,津液藏焉。此五脏之腑也。

滑寿:渭诸腑为清净之处者,其说非也。今大肠、小肠、胃与膀胱,各有受任,则非阳之清净矣。各为五脏之腑,固不得而两名也。盖诸腑体为阳,而用则阴。经所谓浊阴归六腑是也。云诸腑皆阳,清净之处,唯胆足以当之。

杨曰:此各有此传也。

叶霖:《素问·灵兰秘典论》曰:小肠者,受盛之官,化物出焉。盛音承,贮也。言受胃之物,化其渣滓,故云受盛之腑也。又曰:大肠者,传道之官,变化出焉。言小肠中物,至此精汁已尽,变化为糟粕而出,故云行道之腑也。又曰:胆者,中正之官,决断出焉。胆无受而有泻,故云清净之腑也。又曰:脾胃者,仓廪之官,五味出焉。言胃主纳谷,脾主消谷,二者相合;统称仓廪之官,故云水谷之腑也。又曰:膀胱者,州都之官,津液藏焉,气化则能出矣。言膀胱之水,能化而为气,由冲任直上,化津化液化汗,故云津液之腑也。

④意为一脏如无两名的话,是不正确的。

徐灵胎：言诸腑各有名，如上文所云，皆实指其受秽浊者也。惟胆名为清净，故不受秽浊，若余腑亦名清净，则有两名矣。

叶霖：诸腑各有名，如上文所云，皆实指受秽浊者也。盖诸体为阳，而用则为阴，经所谓浊阴归六腑也。惟胆名清净，故不受秽浊，若余腑亦名清净，则有两名矣。

⑤五脏与五腑相配属。

徐灵胎：《灵枢·本输篇》云：肺合大肠……心合小肠……肝合胆……脾合胃……肾合膀胱，此之谓也。

杨曰：此是小肠与心通气也，余并同矣。

叶霖：《灵枢·本输篇》曰：肺合大肠，心合小肠，肝合胆，脾合胃，肾合膀胱，此其义也。按：西医言小肠紧接于胃之下口，由幽门起至阑门止，约长二丈，通体皆是脂膜相连，中有微丝管，其胆之苦汁，胰之甜汁，均由微丝管注入小肠，化食物，而所化之精汁，由众液管从膜中吸至颈会管，过肺入心，化赤为血，而达各脏。经言小肠者，受盛之官，化物出焉者，实指小肠之气化也。其附小肠之脂膜，即三焦之物，而又属之脾。小肠又系心之腑，其相通之道，即由微丝管从三焦上膈，至包络而达心，心遗热于小肠，则化物不出，为痢为淋。脾阴不足，则中焦不能受盛，为膈食便结，三焦相火不足，不能蒸化水谷，则为溏泻矣。大肠由阑门接小肠起，至肛门止，约长五尺余，小肠中物，至此精汁已尽，变化为糟粕而出。经言大肠者，传道之官，变化出焉者，指大肠能传道糟粕也。然大肠所以能传道者，以其为肺之腑，肺气下达，故能传道，是以大便秘结，有升举肺气之法也。胆附肝右叶之旁，中贮苦汁，其汁乃下部回血入肝所化。人食后小肠饱满，上逼胆囊，使其汁流入小肠之内，以榨化食物，而利传渣滓，此西医之言也。不知胆汁色青而属阳，木得肝阴所生之气化，有是气乃有是汁耳。若以汁论，胆汁多者，胆大而无畏惧；若以气论，则胆火旺者，亦无畏惧。太过者，不得乎中，则失其正，故有敢为横暴之事；不及者，不得乎中，则失其正，故常存惧怯之心。经言胆者中正之官，决断出焉。谓气不刚不柔，得成中正，而临事自有决断也。以肝胆二者合论，肝之阳，藏于阴，故主谋；胆之阳，出于阴，故主断。若夫泻而不受，故名清净之腑也。胃居膈下，其形纡曲如袋，其纹密，故食物易入难出，上连食管，下接小肠，周围多细穴，以生津汁，食物经胃津融和，略似浓粥，即出胃之下口幽门，而至小肠头，与胆之苦青汁，胰之甜白汁会合，榨出精液，经众液管吸至颈，即过肺入心，化赤为血。胰者，附脾之物，脾统血，胰中之甜白汁，乃脾血得脾阳之气化而成。经言脾胃者，仓廪之官，五味出焉。盖胃纳谷，脾消谷，二者相合，而后成功，故可统称仓廪也。然胆汁化食，戴元礼入肝之说，有由来矣。膀胱居两跨骨内正中，即阴交骨里，体圆如盘,舒缩自如,下口与前阴相连,上口有小孔甚细,为下焦之脂膜遮闭,饮入之水,由胃下幽门之上小窍,散布下焦网膜,渗入为溺,无溺则缩,溺至则舒,溺多则涨。西医但知膀胱藏溺,而不知水入膀胱,化气上行,则为津液,所剩余质,乃下出而为溺。经言膀胱者,州都之官,津液藏焉,气化则能出矣。其言气化则能出者,谓出津液,非出溺也。"气化"二字,前于八难肾间动气论中,已约略言之,今再详陈其义。夫气者,乃火交于水所化,观十二辟卦,乾阳入坤阴,而化为气,气升为云为雨,人与天地参,其阴阳之理一也。盖人心主火,人鼻吸入之气,乃天阳也。亦属火,从鼻入肺,历心系,引心火,循脊背之膂筋,下入肾系,又从肾系以达下焦气海。气海者何:即三焦之根,位居脐下,经谓胞室,王清任谓之气府者是也。凡人吸入之天阳,合心火下至胞室,则蒸动膀胱之水,化气上腾,其气透出膀胱,入于胞室,上循脐旁,由冲任上膈入脾,而还出于口,随呼而出,上出之气,著漆石则为露珠,在口舌脏腑之中,则为津液,又外出于皮毛,以薰肤润肌而为汗,所谓气化则津液能出者此也。老人溺多,化气少而水质多,壮者溺少,化气多而水质少也。吸入从脊,督脉主之,呼出从膈,任脉主之,吸入阳也,火交于水也,呼出阴也,气即是水也。火不足以燕水,则津液不升,气不得化,水不足以济火,则津液乾枯,小水不下,故曰膀胱者,津液之腑也。

⑥五脏又与五行中的五色相配。下焦之所治,意指膀胱。

徐灵胎:此以五行之色名其肠,以为配五脏之征也。盖皆名为肠,则俱受秽浊,所以明不净之故也。《灵枢·营卫生会篇》云:水谷者,尝并居于胃中,成糟粕而俱下于大肠,而成下焦,渗而俱下,济泌别汁,循下焦而渗入膀胱焉。故五腑皆下焦之气所治也。

丁德用:皆谓随五脏之色相配而言也。

杨曰:肠者,取其积贮热治之义也。故以名之。然六腑五脏之正色也。

叶霖:此以五行五脏之色,以分别五腑,皆名为肠,则俱受秽浊,所以明不净之故也。下焦之所治者《灵枢·营卫生会篇》曰:水谷者,常并居于胃中,成糟粕而俱下于大肠,而成下焦,渗而俱下,济泌别汁,循下焦而渗入膀胱焉。故五腑皆下焦之气所治也。

语译

三十五难问:五脏各有相合的腑,它们的位置大都邻近,唯有心、肺二脏远离大肠、小肠,这是什么道理呢?

答:医经上说,心主荣,肺主卫,具有通行阳气的作用,因此它们的位置居于膈上。大肠、小肠具有传导阴气使之下行的作用,因此它们的位置居于膈下,所以心距离小肠、肺与大肠的就较远了。

问:又听说所有的腑都是属阳的,按照阳清阴浊的道理,它们都应该是清净的地方。但现在大肠、小肠、胃和膀胱等,皆受纳秽浊不净之物,其道理又是什么呢?

答:说各个腑为清净之处,是错误的。医经上说,小肠,是受盛之腑;大肠,是传泻行道之腑;胆,是清净之腑;胃,是水谷之腑;膀胱,是津液之腑。一个腑是不会有两种含混名称的,所以把各腑都称为清净之处的说法是错误的。小肠是心之腑,大肠是肺之腑,胃是脾之腑,胆是肝之腑,膀胱是肾之腑。根据五脏所主的颜色,故小肠称为赤肠,大肠称为白肠,胆称为青肠,胃称为黄肠,膀胱称为黑肠。膀胱为下焦所管辖的脏腑。

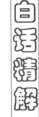

第三十六难

三十六难曰：藏各有一耳,肾独有两者,何也?

然:肾两者,非皆肾也。其左者为肾,右者为命门。命门者,诸神精之所舍,原气之所系也;男子以藏精,女子以系胞。故知肾有一也①。

注 释

①此难文字阐述"肾有一"为左肾,而实质为创立"右者为命门"的学说。又阐释"命门"的含义及功能作用。

徐灵胎:两,谓左右各一也。谓一为肾,一则非肾也。舍,藏也。言一身之精神,皆藏于此也。原气,即元气,言根柢乎此也。精,施化之具;胞,受孕之处,此乃性命之原,先天之所由主,故曰命门也。其一为命门而非肾,则肾止有一耳。

滑寿:肾之有两者,以左者为肾,右者为命门也。男子于此而藏精,受五脏六腑之精而藏之也。女子于此而系胞,是得精而能施化,胞则受胎之所也。原气谓脐下肾间动气,人之生命,十二经之根本也。此篇言非皆肾也。三十九难亦言左为肾,右为命门,而又云其气与肾通。是肾之两者,其实则一尔。故《项氏家说》引沙随程可久曰:北方常配二物,故惟坎加习,于物为龟蛇,于方为朔为北,于太玄为罔为冥。《难经》曰:脏有一,而肾独两。此之谓也。此通三十八三十九难诸篇,前后参改,其义乃尽。

丁德用:命门者,诸神精之所舍,原气之所系也。故男子藏精,女子系胞也。是知肾有一也。其言命门者,非右尺也,为人之主命之门也。肾属水,故知以其右尺为相火行君火之命,今亦名命门,即非肾之命门也。盖同名而异义也。

杨曰:肾虽有两而非一肾。故《脉经》曰:左手尺中为肾脉,右手尺中为神门脉。此其义也。肾者,人生之根本。神门者,元气之宗始。故云精神之所舍也。神门,亦命门也。

虞庶:经云右为命门,元气之所系也。《脉经》言与三焦为表里,三焦又主三元之气。准此推之,三焦自命门之所起也,属手少阳火,配心包手厥阴火为表里,其理明矣。

叶霖:肾有两枚,左右各一,一主水,一主火,应乎升降之机也。命门者,以其为三焦之根,十二经元气之海,藏精施化之具,系胞受孕之处,为人生命之原,故曰命门也。《灵枢·根结篇》《素问·阴阳离合论》所谓太阳根起于至阴,结于命门。命门者,目也。此指太阳经穴终于晴明,晴明所夹之处为脑心,乃至命之穴,故曰命门,与此义不同。然实指右肾为命门,恐未尽是,以气脉论之,水升于左,火降于右,左右者,阴阳之道路,升降之枢机,越人诊脉独取寸口,以左尺候水,右尺候火,故左名肾,右名命门,其义或取乎此。按:西医言肾形如豆,色紫质坚,颇类猪羊之肾,左右两枚,长约三寸,阔约寸半,厚约七八分,其重约三两至四两。人高肾大,人矮肾小,位在脊骨十二节间,周围三焦脂膜包裹,肾中有油膜一条,贯于脊骨,名为肾系,下通网膜,又有气管由肺而下,附脊循行,下入肾系,而透入网膜,达于丹田下焦之原。夫两肾属水,中间肾系属火,即命门也。《素问·刺禁论》云:七节之旁,中有小心者,即指命门言也。人与天地参,命门与太极相似,太极生两仪,两仪生四象,四象生八卦,八卦生六十四卦;自命门生两肾,两肾生六脏六腑,六脏六腑生四肢百骸之类。故人之交媾,未有精聚,先有火会,是火为先天之本始,水为天一之真元,肾中之火,名曰相火,即坎中龙雷之火也。是一阳陷于二阴之中,乃成乎离,而位乎坎,即两肾有命门之义也。命门乃三焦之根,为相火之宅,相火布于三焦,即由命门始也。陈无择谓有脂状如手大,正与膀胱相对,有白脉自中出,夹脊而上贯于脑者,亦指三焦肾系而言也。越人独取寸口诊候,此相火生脾土,命脉寄夫右尺,故作左为肾,右为命门以解之,亦水升于左,火降于右之义也。

语译

三十六难问:五脏各只有一个,唯独肾脏有两枚,这是什么原因呢?

答:肾脏有两枚,并非完全为肾。它左边的部分称为肾,右边的部分称为命门。命门,为神气和精气舍藏的处所,也是原气维系的地方。在男子用以储藏精气,女子用以连属子宫。所以知道其实还是只有一枚肾。

第三十七难

三十七难曰:五藏之气,于何发起,通于何许,可晓以不?

然:五藏者,当上关于九窍也。故肺气通于鼻,鼻和则知香臭矣;肝气通于目,目和则知黑白矣;脾气通于口,口和则知谷味矣;心气通于舌,舌和则知五味矣;肾气通于耳,耳和则知五音矣①。五藏不和,则九窍不通②;六府不和,则留结为痈③。

邪在六府,则阳脉不和,阳脉不和,则气留之,气留之,则阳脉盛矣。邪在五藏,则阴脉不和,阴脉不和,则血留之,血留之,则阴脉盛矣④。阴气太盛,则阳气不得相营也,故曰格。阳气太盛,则阴气不得相营也,故曰关。

阴阳俱盛,不得相营也,故曰关格。关格者,不得尽其命而死矣⑤。

经言气独行于五藏,不营于六府者,何也?

然:夫气之所行也,如水之流,不得息也。故阴脉营于五藏,阳脉营于六府,如环无端,莫知其纪,终而复始,而不覆溢,人气内温于藏府,外濡于腠理⑥。

📖 注 释

①关,作关联,或作门户解。九窍,五官七窍及二阴。此段文字阐释五脏功能正常,则五官方能发挥正常作用。

徐灵胎:窍皆在上,故曰上关,谓其气与九窍通也。舌主辨味,故和则能知五味。口主纳谷,故和则能辨五谷。

杨曰:七窍者,五脏之门户。脏气平调,则门户和利矣。

叶霖:此节乃《灵枢·脉度篇》文,稍有增易,大意谓五脏和则七窍通,不和则七窍不通。经言上开七窍,此言九窍,当是简误。若洁古认真九窍,添"三焦之气通于喉,喉和则声鸣矣"二句,未免蛇足。

谢氏曰:本篇问五脏之气,于何发起,通于何许,答文止言五脏通九窍之义,而不及五脏之起发,恐有缺文。

②五脏功能不正常则会影响九窍发挥正常作用。

徐灵胎：不通，谓气不得上达而失其官也。

杨曰：五脏失和于内，九窍壅塞于外也。今上有七窍而云九者，二窍幽隐，所以不言。肾气上通于耳，下通于二阴，故云九窍也。

叶霖：五脏神气之所舍，不和则气不得上达，故九窍不通。

③六腑功能紊乱，则会壅滞而为痈肿。

徐灵胎：五脏神气之所舍，故不和则止九窍不通而已，六腑则血气滓秽之所出入，故不和则有形之物积聚而为痈也。

滑寿：此两句，结上起下之辞。五脏阴也，阴不和则病于内；六腑阳也，阳不和则病于外。

丁德用：不和者，为腑与脏不和者，邪气不得外泄，则害其九窍；六腑不得内通，则留结为痈。凡人脏腑阴阳和，即如水之流不得息也。如环之无端，莫知其纪，周而复始也。

杨曰：六腑，阳气也。阳气不和，则结痈肿之属，故云为痈也。邪乘气来，先游于腑也。

叶霖：若六腑不和，则血气留滞于皮腠，有形之物，积聚而为痈矣。此结上起下之辞也。

④邪气侵害六腑，常会导致气的郁滞。邪气侵害五脏，常会导致血脉壅滞。

徐灵胎：阳脉，手足三阳之脉也。气留之，则阳脉盛，气属阳故也。血留之，则阴脉盛，血属阴故也。不和者，其邪在内，盛则脉之见乎外者也。

叶霖：阳邪中于六腑，则阳脉不和，阳脉不和，则气壅而邪实，邪实则不和之脉转而盛矣。阴邪中于五脏，则阴脉不和，阴脉不和，则血滞而邪实，邪实则不和之脉转而盛矣。

⑤阴盛则阳虚，阳虚则失于温煦推动，称为格。格，格拒、阻抗之义。阳盛则阴虚，阴虚则失去滋养，称为关。关，闭也，壅也。如阴阳俱盛，则会出关格局面，关格意味着死亡。

徐灵胎：营，和泽也。关者，闭绝之义。格者，捍拒之义。言阴阳之气相睽，虽元气未尽，亦必至死，不能尽其天年也。

丁德用：内外不相济，是为关格，故知死矣。

杨曰：人之所有者，气与血也。气为阳，血为阴。阴阳俱盛，或俱虚，或更盛，或更虚，皆为病也。

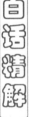

叶霖:阴阳之脉俱盛,则成关格之证死矣。此亦《灵枢·脉度篇》文,惟"关格"二字,与经文相反,当是错简。若夫覆溢关格之脉证,可与三难参验。按:《灵枢·脉度篇》曰:阴气太盛,阳气不能荣,故曰关。阳气太盛,阴气不能荣,故曰格。《终始篇》曰:人迎四盛,且大且数,名曰溢阳,溢阳为外格。脉口四盛,且大且数,名曰溢阴,溢阴为内关。《素问·六节脏象论》曰:人迎四盛以上为格阳,寸口四盛以上为关阴。仲景《伤寒论》云:寸口脉浮而大,浮为虚,大为实,在尺为关,在寸为格。斯皆以阴气盛为关,阳气盛为格,故知此节"关格"二字倒置,为错简也。

⑥覆溢,三难中认为是两种真脏脉之象,此似是病机,阳盛乘阴为覆,阴盛乘阳为溢。不覆溢是阴阳协调,运行正常,各自发挥正常功能。

徐灵胎:不覆溢,言不至过盛而溢于经脉之外也。濡,润也。凑理,肌肤毛孔分理凑合处也。

丁德用:诸阴不足,阳入乘之为覆。诸阳不足,阴出乘之为溢也。此者,是气之独行也。

杨曰:覆溢者,谓上鱼入尺也,若不如此,当行不止,故云终而复始焉。

叶霖:滑氏曰:此因上章营字之意,而推及之也。亦《灵枢》十七篇文,大同小异。所谓气行于五脏,不营于六腑者,非不营于六腑,谓在阴经,则营于五脏,在阳经,则营于六腑。脉气周流,如环无端,则无关格覆溢之患,而人气内得以温于脏腑,外得以濡于腠理矣。

📖 语译

三十七难问:五脏的精气,出发于哪里,又通达到何处,可以讲清楚吗?

答:五脏的精气,是经常荣养到上部的七窍和二阴的,故肺的精气通达于鼻,鼻功能正常则可辨别气味的香臭。肝的精气通达于眼,眼功能正常则可看清颜色的黑白。脾的精气通达于口,口功能正常则可品尝辨别谷物的滋味。心的精气通达于舌,舌功能正常则可分别五味。肾的精气通达于耳,耳功能正常则可听清楚五音。如果五脏功能失常,就会导致九窍不通畅;六腑功能失常,就会导致气血滞留郁结而形成痈疡。六腑受病邪侵犯,就会导致阳脉失调,阳脉失调则主要表现为气行留滞,气行留滞,就会使阳脉满盛。五脏受疾邪侵犯,便使阴脉失调,阴脉失调则主要表现为血行留滞,血行留滞,就会使阴脉满盛。阴脉之气过盛,使得阳脉之气无法正常营运时,叫做格。阳脉之气过盛,导致阴脉之气无法正常营运时,叫做关。如果阴阳二气都过于旺盛,使彼此都无法正常营运时,就叫做关格。当发生关格情况时,就无法活到应有的年岁了。

问:医经上说,精气只是于五脏间流行,而不营运于六腑,这是什么意思呢?

答:精气的运行,似流动的水,是一刻也不会停息的。所以阴脉中的精气营运于五脏,阳脉中的精气营运于六腑,像圆环一样没有起止点,也不可确知其端序,而是循环往返,周流不息。它不会出现倾覆或外溢,因为人体的精气,在内温养脏腑,在外濡润腠理。

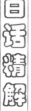

难经白话精解

第三十八难

三十八难曰:藏惟有五,府独有六者,何也?

然:所谓府有六者,谓三焦也。有原气之别焉,主持诸气,有名而无形,其经属手少阳。此外府也,故言府有六焉①。

注释

①六腑中有一有名无形的三焦,属于少阳经,通行元气,又称为外腑,故云腑有六。

徐灵胎:有原气之别焉,即六十六难所谓原气之别使也。言在诸腑之外,故曰外腑。按:《灵枢·本输篇》:三焦者,中渎之腑也,水道出焉,属膀胱,是孤之腑也。以其不附于脏,故曰孤腑,即外腑之义。

滑寿:三焦主持诸气,为原气别使者,以原气赖其导引,潜行默运于一身之中,无或间断也。外腑指其经为手少阳而言。盖三焦外有经而内无形,故云详见六十六难。

丁德用:其言五脏六腑者,谓五脏应地之五行,其六腑应天之六气。其言天之六气,谓三焦为相火,属手少阳,故言腑独有六也。

杨曰:三焦无内腑,惟有经脉名手少阳,故曰外腑也。

叶霖:三焦有形,于二十五难注中已详细言之。此论三焦为原气别使,根于命门,导引诸气,潜行默运于一身之中,无或间断也。外腑,谓在诸脏腑之外也。三焦之形质可考,三焦之气化难见,故曰有名而无形也。

语译

三十八难问,脏只有五个,腑却有六个,这是什么道理呢?

答:之所以说腑有六个,是包括三焦在内的。三焦具有原气之别使的功能,主持全身脏腑气机,参与各种气化活动,只有名称而没有具体形态,它的经脉属于手少阳经。这是五腑以外的一个腑,所以我们通常说五脏六腑。

第三十九难

三十九难曰：经言府有五，藏有六者①，何也？

然：六府者，止有五府也。五藏亦有六藏者，谓肾有两藏也。其左为肾，右为命门。命门者，谓精神之所舍也；男子以藏精，女子以系胞，其气与肾通。故言藏有六也。

府有五者，何也？

然：五藏各一府，三焦亦是一府，然不属于五藏，故言府有五焉。

注释

①此论是《难经》一说。五脏是去其三焦。六脏是左肾右命门而成其六脏。

徐灵胎：经言腑有五，脏有六者，经文无考。谓三焦不附于脏，故不名为腑，如上条所云也。言命门气虽通于肾，而实则非肾，故不得与肾同为一脏也。腑者对脏而言，既不附于脏，则亦不名为腑也。命门辨说详见三十六难条下。

滑寿：前篇言脏有五，腑有六，此言腑有五，脏有六者，以肾之有两也。肾之两，虽有左右命门之分，其气相通，实皆肾而已。腑有五者，以三焦配合手心主也。合诸篇而观之，谓五脏六腑可也，五脏五腑亦可也，六脏六腑亦可也。

丁德用：五脏正有五腑，今曰三焦，是为一腑，配心包络为脏，即脏腑皆有六焉。其二经俱是相火，相行君命，故曰命门也。

杨曰：五脏六腑皆五，有五六之数，或俱五，或俱六，或一五，或一六，并应天地之数也。若以正脏腑言之，则脏腑俱有五也，脏五以应地之五岳，腑五以应天之五星。若以俱六言之，则脏六以应六律，腑六以应乾数。若以脏五腑六言之，则脏五以应五行，腑六以法六气。若以腑五脏六言之，则脏六以法六阴，腑五以法五常。所以脏腑俱五者，手心主非脏，三焦非腑也。脏腑俱六者，合手心主及三焦也，其余例可知也。

虞庶：天以六气司下，地以五行奉上，天地交泰，五六之数而成也。人法三才，所以脏腑以法五六之数，谓人头圆象天，足方象地，以脏腑五六之数以象人，则三才备矣。十一之数，相因而成，故不离于五六也。《汉书》云：五六乃天地之中数也。

叶霖：经言腑五脏有六，无考，不知所出。又以三焦不附于脏，故不名为腑，虽有六腑，只五腑也。脏亦有六者，以右肾命门，指为一脏也，然肾虽有两，而左右之气相通，实皆肾而已，恐不得分为两脏，命门辩说，已详言三十六难注中，可参合而观之。按：五脏五腑，以合五行，肺合大肠，金也，肝合胆，木也，肾合膀胱，水也，心合小肠，火也，脾合胃，土也。手厥阴包络，即心外之衣，为心主之宫城。手少阳三焦，乃腔内脂膜，为脏腑之郛郭，同司相火而相合，是六脏六腑，以应夫十二经脉也。若以肾分为两脏，则为七脏矣。《灵枢·本输篇》：肾合膀胱，膀胱者，津液之腑也。少阳属肾，肾上连肺，故将两脏。三焦者，中渎之腑也，水道出焉，属膀胱，是孤之腑也。经言肾将两脏者，以肾兼主水火二气也。少阳三焦之脉，散于胸中，而肾脉亦上连于肺，肺为天而主气，三焦之下腧属于膀胱，而膀胱为津液之腑，乃肾之合。三焦主相火，生于肾而游行于上下，膀胱主水，亦生于肾，盖以水脏而领水腑也。然膀胱之气，化津化液化汗，皆三焦相火蒸腾所致。夫天一之水，地二之火，皆肾所生，合而论之是太极，分而论之犹两仪。故《本脏篇》曰：肾合三焦膀胱，三焦膀胱者，腠理毫毛其应，即此义也。且肾虽兼将两脏，实阴阳相贯，水火互交，并主藏精，而为生气之原，不得谓三焦无形，分肾为两脏明矣。

语译

三十九难问：医经上说，有五个腑，有六个脏，这是什么意思呢？

答：所谓腑有六个，其实只有五个。五脏也有称作六脏的，是肾包括着两个脏的缘故。其左边的部分称为肾，其右边的部分称为命门。命门，是精气和神气所寓藏的地方；在男子用以储藏精气，女子用以连属子宫。其气相通于肾。所以就有六个脏了。

问：那么腑只有五个的说法，又应该怎样理解呢？

答：五脏各有一个与它相配合的腑，三焦虽然也是一个腑，但只是一个名称，无具体形态，并不配属于腑脏，所以说腑只有五个。

第四十难

四十难曰：经言肝主色①，心主臭②，脾主味③，肺主声④，肾主液⑤。鼻者，肺之候，而反知香臭；耳者，肾之候，而反闻声，其意何也？

然：肺者，西方金也，金生于巳，巳者南方火，火者心，心主臭，故令鼻知香臭；肾者，北方水也，水生于申，申者西方金，金者肺，肺主声，故令耳闻声⑥。

📖 **注释**

①以下五主之说，不见于现行《内经》，《灵枢·脉度篇》："肝和则目能辨五色矣"。

虞庶：肝，木也。木之华萼，数布五色，故主色也。

②《素问·五脏别论》："心肺有病，而鼻为之不利也"。

虞庶：心，火也。火之化物，五臭出焉，是故五臭心独主之也。

③《灵枢·脉度篇》："脾和则口能知五谷矣"。

虞庶：脾，土也。土甘，甘受味，故主味。《礼》云：甘受和味、此义也。

④《素问·六节脏象论》："五气入鼻，藏于心肺，上使五色修明，音声能彰"。

虞庶：肺，金也。金击之有声，故五音皆出于肺也。

⑤《素问·上古天真论》："肾者主水"。

徐灵胎：按此五主，经文无考。

虞庶：肾，水也。水流滋，主液也。

⑥候，此作外候解。

徐灵胎：三十七难肝气通于目，则宜主色；脾气通于口，则宜主味，二者皆得其位，独鼻反受心之应，耳反受肺之应，为失其位，故以为问。此以五行长生之法推之也。木长生于亥，火长生于寅，金长生于巳，水土长生于申，以其相生，故互相为用也。

杨曰：五行有相因成事，有当体成事者，至如肺肾二脏，相因成也，其余三，自成之也。

叶霖：此五主，《素问》《灵枢》无考，是摭古医经者。陈氏曰：臭者心所主，鼻者肺之窍，心之脉上肺，故令鼻能知香臭也。耳者肾之窍，声者肺所主，肾之脉上肺，故令耳能闻声也。或谓此以五行长生之法推之,木长生于亥,火长生于寅,金长生于巳,水长生于申。心主臭,火也,肺金开窍于鼻而有巳火,故能知臭。肺主声,金也,肾水开窍于耳,而内有申金,故能闻声。

 语 译

四十难问:医经上说,肝主颜色,心主气味,脾主味道,肺主声音,肾主水液。那么鼻为肺窍,为肺的外候,而它反能辨香臭;耳为肾窍,为肾的外候,而它反能闻声音,这些究竟是什么道理呢?

答:肺,属西方金,按照"五行长生",金是生于巳的,巳配南方火,火比类于心,因为心主嗅,故使得肺窍的鼻能辨别香臭气味。肾,属北方水,水是生于申的,申为西方金,金比类于肺,因为肺主声,故使得肾窍的耳能听声音。

第四十一难

四十一难曰:肝独有两叶,以何应也?

然:肝者,东方木也。木也,春也①。万物始生,其尚幼小②,意无所亲③,去太阴尚近④,离太阳不远⑤,犹有两心⑥,故令有两叶,亦应木叶也⑦。

📖 **注 释**

①肝有两叶是指其解剖形态而言。肝主木,与春相应则源于五行理论。

徐灵胎:何应,谓其义何所应也。按:下条云,肝有七叶,盖于两叶中细分之:左则三歧,右则四歧也。

虞庶:在五常,木法春应仁,故云木者春也,人之仁发用也。

叶霖:肝有两叶,应东方之木,木者、春也,万物始生之初,草木甲坼,皆两叶,乃木之本体,故肝与之相应也。

②春气方生,万物初始。

徐灵胎:言物皆生于春,其体皆幼,肝应乎其时,得万物初生之体,非谓春时肝始生也。

虞庶:肝木足厥阴,配胆木足少阳。少阳之至,乍大乍小,乍短乍长,故云幼少。

③万物初始,尚不专属。

徐灵胎:无所亲,谓不专属也。

虞庶:木者,应春法仁,施恩无求报,不以亲而施化育,故曰意无所亲。

叶霖:无亲,谓不专属。

④太阴,似指肺经,又有以时令作解者。

虞庶:十二经相注,足厥阴还复注手太阴。故曰:去太阴尚近也。

⑤太阳,诸家以心作解。实不知所指。或为时令。

徐灵胎:《素问·金匮真言论》云:阳中之阳,心也……阴中之阴,肾也……阴中之阳,肝也,肾水太阴,为肝之母,心火太阳,为肝之子,肝为阴中之阳,居肾之上、心之下,故云尚近、不远也。

虞庶:本经言足厥阴少阳木,生手太阳少阴火,故云离太阳不远,则此义也。

叶霖：《素问·六节脏象论》言心为阳中之太阳，肾为阴中之太阴，肾水为肝之母，心火为肝之子，肝为阴中之阳，居肾之上，心之下，故云尚近不远也。

⑥诸家以阴阳为两心，难得其解。

徐灵胎：两心，或从乎阳，或从乎阴也。按下文肝有七叶，左三叶，奇数从阳之义；右四叶，偶数从阴之义。

虞庶：犹，如也。如有两心者，谓注于太阴，有畏金之心；生于太阳，有生火之心，故云犹有两心。

叶霖：犹有两心，谓或从乎阳，或从乎阴也。

⑦两叶应木叶，亦不得其解。诸家以"木之甲拆皆两叶"为解，亦似牵强。"甲拆"，指植物种子萌发时种壳开裂为两片。甲字初文即此义。《说文解字》：甲，东方之阳，气萌动，从木，戴孚甲之象。

徐灵胎：凡木之甲拆皆两叶，此乃木之本体，故肝与之相应。

滑寿：四明陈氏曰：五脏之相生，母子之道也，故肾为肝之母，属阴中之太阴。心为肝之子，属阳中之太阳。肝之位，切近乎肾，亦不远乎心也。愚谓肝有两叶，应东方之木，木者春也，万物始生。草木甲拆两叶之义也。越人偶有见于此，而立为论说，不必然，不必不然也。其曰太阴太阳，固不必指脏气及月令而言，但隆冬为阴之极，首夏为阳之盛，谓之太阴太阳，无不可也。凡读书要须融活，不可滞泥。先儒所谓以意逆志，是谓得之，信矣。后篇谓肝左三叶，右四叶，此云两叶，总其大者尔。

杨曰：肝者，据大叶言之，则是两叶也。若据小叶言之，则多叶矣。解在后章。

丁德用：经言肝者，东方木也。应春万物之所生，其尚幼小，然始生者，非长生也。谓木初受气，是言幼少也，意无所亲者。谓以失其父，未识其母。故曰意无所亲也。去太阴尚近，太阴足七月，木始受气，离太阳不远也。太阳是六月。故言离太阳不远也。犹有两心者，为离太阳恋太阴。有此离恋，故言两心也。所以肝有两叶，以应木叶也。

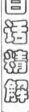

语 译

四十一难问：肝脏很特别，其生有两叶，这是和什么事物相应的？

答：肝脏，属于东方木。木，属于春。万物开始生长之时，它还比较幼小，并不亲近于任何一方，离开冬令较近，距离夏令不远，介于冬夏之间，或从于阳，或从于阴，所以肝有两叶，也是与草木幼苗两片叶子分生的样子相应的。

第四十二难

四十二难曰:人肠胃长短,受水谷多少,各几何?

然:胃大一尺五寸,径五寸,长二尺六寸,横屈受水谷三斗五升,其中常留谷二斗,水一斗五升①。小肠大二寸半,径八分分之少半,长三丈二尺,受谷二斗四升,水六升三合合之大半②。回肠大四寸,径一寸半,长二丈一尺,受谷一斗,水七升半③。广肠大八寸,径二寸半,长二尺八寸,受谷九升三合八分合之一④。故肠胃凡长五丈八尺四寸,合受水谷八斗七升六合八分合之一。此肠胃长短,受水谷之数也⑤。

肝重二斤四两,左三叶,右四叶,凡七叶⑥,主藏魂⑦。心重十二两,中有七孔三毛,盛精汁三合主藏神⑧。脾重二斤三两,扁广三寸,长五寸,有散膏半斤,主裹血,温五藏,主藏意⑨。肺重三斤三两,六叶两耳,凡八叶⑩,主藏魄⑪。肾有两枚,重一斤一两,主藏志⑫。

胆在肝之短叶间,重三两三铢,盛精汁三合⑬。胃重二斤十四两(一作一两),纡(原作紆,据《灵枢·肠胃》改)曲屈伸,长二尺六寸,大一尺五寸,径五寸,盛谷二斗,水一斗五升⑭。小肠重二斤十四两,长三丈二尺,广二寸半,径八分分之少半,左回叠积十六曲,盛谷二斗四升,水六升三合合之大半⑮。大肠重三斤十二两,长二丈一尺,广四寸,径一寸,当脐右回叠积十六曲,盛谷一斗,水七升半⑯。膀胱重九两二铢,纵广九寸,盛溺九升九合⑰。

口广二寸半,唇至齿长九分,齿已后至会厌深三寸半,大容五合。舌重十两,长七寸,广二寸半⑱。咽门重十二两,广二寸半,至胃长一尺六寸⑲。喉咙重十二两,广二寸,长一尺二寸,九节⑳。肛门重十二两,大八寸,径二寸大半,长二尺八寸,受谷九升三合八分合之一㉑。

注释

①大,此指周长。径,指腔体的直径。横屈,指胃体横卧屈伸之位。

徐灵胎:大,言其四围;径,言其口之广。凡圆形者,径一则围三,故围大一尺五寸,则径五寸也。下文仿此。胃在腹中,其形盘曲而生,故曰横屈。留者,存于中不使出也。出即胃虚,饥而思食,故一日必再食也。

杨曰:凡人食,入于口而聚于胃。故经云:胃者,水谷之海,胃中谷熟,则传入小肠也。

②分之少半,一分之半不足。合之大半,一合之半有余。

徐灵胎:三八得二寸四分,余一分,亦三分之,故云少半,言不及半分也。大半,半合有余也。

杨曰:小肠受胃之谷,而传入于大肠,分谷三分有二为太半,有一为少半。

③回肠,此指大肠。又指小肠的下段。

徐灵胎:廻肠,即大肠,以其廻曲,故曰廻肠。

滑寿:回肠,即大肠。

杨曰:回肠者,大肠也。受小肠之谷,而传入于广肠焉。

虞庶:水谷自胃有三斗五升,传入小肠,则谷剩四升,水少八升六合,合之少半。又传入大肠,水谷之数,比之在胃各减一半。至此,则水分入膀胱,谷传入肛门也。

④广肠,指大肠的下段。

徐灵胎:广肠,大肠以下至肛门受秽滓之处,俗名直肠,以其最广,故曰广肠。广肠止云受谷而不及水,义最精细。盖水谷入大肠之时,已别泌精液入于膀胱,惟糟粕传入广肠,使从大便出,故不云受水多少也。此义诸家之所未及。

滑寿:广肠,肛门之总称也。

杨曰:广肠者,直肠也,一名肛门,受大肠之谷而传出。

⑤五丈八尺四寸,胃至广肠的合计之数。

徐灵胎:总上文而计之也。按《灵枢·肠胃篇》又有唇至胃口共长二尺四分,合共长六丈叫寸四分。《平人绝谷篇》则除去唇至胃共长五丈八尺四寸,正与此同。

杨曰:据《甲乙经》言,肠胃凡长六丈四寸四分,所以与此不同者。《甲乙经》从口至直肠而数之,故长。此经从胃至肠而数之,故短。亦所以互相发明,非有谬也。

叶霖:此论肠胃长短容受之数,以围三径一之法约之,多有不合,或是简误。然长短容受之数,亦只言略例耳,未可深泥。按:西医言胃形纤曲如袋,容水三升许,横居膈下,上连食管,下属小肠。其体三层,外层上下有血管四肢分布,小支密缠于内,因胃接血比他脏尤多。中层之肉,经纬两纹斜交,故能舒缩拥动,以匀转食物。内层周围有小穴,以生津液。胃体内外有脑气筋,及白节筋散布,故与百体相关应。胃之左为脾,右为肝,胰附于胃后,胃之本热,与他脏同。但消化食物时,其热较盛。胃津味酸,色如口沫,盖主消化食物者也。小肠长约二丈,上口通胃,下口接大肠。外皮光滑,内皮折叠,其纹甚密,上有尖粒,即吸液管之口,液管者,乃吸吮食物之精液管也。食物由胃至小肠头,即与胆汁胰汁会合,渐落渐榨,榨出精液。其吸液管百派千支,散布肠后夹膜之间,众吸液管聚于附近脊骨处,合而为一,名曰精液总管。从腰骨间附脊骨而上至颈,即屈转而下达心以化血。大肠约长五尺,分上中下三回。回长尺余,上回与小肠相接处,名曰阑门。中回在肝下,横过胃底。下回自脾下,从左软胁间斜落至肛门,乃直肠也。食入至上中两回,犹有吸液管吸其余液。至下回则精液已竭,惟存渣滓矣。

⑥两叶再分七叶。

虞庶:肝足厥阴,配足少阳,少阳之次数于七,故有七叶。

叶霖:西医言肝居右胁下,五叶,色紫赤,重约三四十两左右,两叶中界长峡,右大于左,右下有小方叶,胆囊附焉。右叶后之下,亦有一叶,不甚大,名后叶。尾叶尤小,由后叶底起,至右叶止,上覆下盂,左枕胃,下与贲门为界,上为三焦膜包裹。左右叶各出胆管一支,相合一寸许,复分为二,一透小肠头,一透胆囊,是通胆汁至小肠,以融化食物者。肝内又有回血等管,以养肝而接胆汁,肝不偏居于左,而肝为风木,应乎巽,旧说居左者,应风木之气左升,非以部位言也。肝为热壅,则胀大数倍,若各管凝滞不通,血水溢渗夹膜之里,渐积渐深,而腹即渐大,故蛊胀一证,多属之肝云。

⑦《素问·宣明五气论》,"肝藏魂。"

徐灵胎:魂义见三十四难。下同。

虞庶:魂者,神气之补弼也。

杨曰:肝者,干也,于五行为木。故其于体状有枝干也。肝神七人,老子名曰明堂宫,蓝台府,从官三千六百人,又云,肝神,六童子,三女人。又,肝神名盖蓝。

⑧七孔三毛,古有"心有七窍"之说。七孔,指主动脉口、上腔静脉口、下腔静脉口、左肺动脉口、右肺动脉口、左肺静脉口、右肺静脉口。三毛,指瓣膜腱索。主藏神,《素问·宣明五气论》:"心藏神。"

徐灵胎:孔,窍也。盛精汁三合,谓孔中所藏之精血也。

杨曰:心识也。言所以识纤微,无物不贯也。又云,心,任也。言能任物也。其神九人,太尉公名绛官,太始南极老人,元先之身。其从官三千六白人。又曰,心为帝王,身之主也,心神又名呴呴。

虞庶:神者,精气之化成也。

叶霖：西医言心色赤而鲜，重约十两，上阔下尖，周围夹膜包裹，即心包络也。上有肺罩之，空悬胸中，下有膈膜遮蔽，心之外体圆滑。内空如囊，剖视四壁嶙峋，或凹或凸，中有直肉隔之，故有左房右房之称。左右半截间，又有横肉间之，故有上房下房之号。四房大小相若，中有门户，筋丝数条牵连，自能开阖。右上房有回血管二支，一向上，一向下。右下房有大血管一支，长约寸许，即分为左右而入肺。左上房有回血管，亦与肺通。左下房有血脉总管一支，为运赤血，循督脉，下血海，以散行经脉。另有脑气筋白节筋，密缠于内，以行其用。是心乃运血之脏，而主百脉，故为君主之官也。

⑨扁广三寸，指脾扁圆周长是三寸。散膏，此附于脾的脂膜。主藏意，《素问·宣明五气论》："脾藏意。"

徐灵胎：扁广，谓形不正圆，其阔三寸也。散膏，津液之不凝者。裹血，谓统之使不散也。五脏皆禀气于脾胃，故受其气以温暖也。

杨曰：脾，俾也。在胃之下，俾助胃气。主化水谷也。其神五人，玄光，玉女，子母。其从官三千六百人。其脾神又名俾俾。

叶霖：西医言脾居胃旁，形长方而扁软，重约六七两，血盛则深紫。其大小变态不一，食过饱则胀大，饥时则小，若患疟或热病，有胀大十余倍者。位在右胁下，与胃脂膜相连，内有回血管，由胃后入肝，人病则血脉不行于外，即蓄聚于脾，所以脾即胀大耳。脾内回血管壅滞，即有血水渗泄于下，故肿胀之病，亦多发于脾也。胰，附脾之物，形长方，重约三四两，横贴胃后，头大向右，尾尖在左，右之大头，与小肠头为界，左之小尾，与脾相接，中有液管一条，由左横右，穿过胰之体，斜入小肠上口之旁，与胆汁入小肠同路，所生之汁，能消化食物，其质味甜，或名之甜肉云。

⑩肺六叶两耳与现代解剖左二右三不符，两耳不知所指。

徐灵胎：垂下为叶，旁出为耳，共成八叶也。

虞庶：肺者，金之稽，兑之气，位居于西，西是八门，八叶之应，法于此也。

叶霖：西医言肺居膈上，状若悬磬，系以气喉，色白如缟映红，顶尖而圆，左两叶，右三叶，披离下垂，右大于左，因心尖向左，微占其位，左长于右，缘肝经处右，稍高于脾也。后附脊骨，前连胸膛，肺中有管窍，上通咽喉，以呼出悍气，吸入生气，而换紫血，入心化赤，下引心气，而达胞室。肺质轻松，外有膜沫濡润，以助呼吸者也。

⑪《素问·宣明五气论》："肺藏魄。"

杨曰：肺，勃也。言其气勃郁也。其神八人，大和君名曰玉堂宫，尚书府。其从宫三千六百人。又云，肺神十四，童子七，女子七。肺神又名鸣鸠。

虞庶:魄者,精气之匡辅也。

⑫《素问·宣明五气论》:"肾藏志。"

徐灵胎:两枚,即上文所谓左为肾、右为命门者也。

杨曰:肾,引也。肾属水,主引水气灌注诸脉也。其神六人,司徒、司宫、司命、司隶、校尉、廷尉卿。肾神又名侕侕。

虞庶:专意不移者志。

叶霖:西医言肾居十二脊骨间,形如猪腰子,重约三四两,周围有三焦脂膜包裹,左右相对,左上有脾胃及大肠下回盖之,右上有肝及大肠上回盖之。肾中有油膜一条,贯于脊骨,是为肾系,下连三焦之根。又有气管:由肾系附脊骨,而上通心肺。两肾属水,中间肾系属火,即命门也。命门者,乃三焦发源之所,故三焦主相火,与心包络表里,三焦之气,游行于上中下,即相火之游行也。

⑬胆附于肝之右叶。

徐灵胎:上言五脏,以下言六腑。

杨曰:胆,敢也。言其人行胆气果敢也。其神五人。太一道君,居紫房宫中,其从官三千六百人。胆神又名灌灌。

虞庶:胆者,中正之官,决断出焉。

叶霖:西医言胆囊式如梨,附于肝右之小方叶中,贮青汁,乃回血入肝,感肝木之气化而成。人食后小肠饱满,肠头上逼胆囊,使其汁流入小肠之内,以融化食物,而利传渣滓。若胆汁不足,则精粗不分,粪色白结而不黄。胆汁过多,上呕苦涩,或下泄青泻。胆管闭塞,其汁入血,即病瘅黄矣。

⑭纡曲屈伸,指胃体横卧可屈可伸。

徐灵胎:一作一两。纡他本均作纡,为是。屈伸,谓统计其屈曲处也。盛,一作容。

杨曰:胃,围也。言围受食物也。其神十二人,五元之气,谏议大夫。八胃神名且且。

虞庶:胃为仓廪之官也。

⑮左回叠积十六曲,指小肠从胃下向左侧迂回叠积于中腹部共十六曲。

徐灵胎:廻,一作回,下同。盛,一作容。

杨曰:肠,畅也。言通畅胃气,去滓秽也。其神二人,元梁使者。小肠神又名洁洁。

虞庶:小肠为受盛之宫,化物出焉。

⑯当脐右回叠积十六曲,大肠在脐部向右迂回。但并不叠积,亦无十六曲。

徐灵胎：三，一作二。一寸，按上云一寸半，此少半字。《灵枢·肠胃篇》云：廻肠当脐左环廻周叶积而下，回运环返十六曲，大四寸，径一寸、寸之少半。上三条长短受盛，与经文俱同。

杨门：大肠，即回肠也。以其回曲，因以名之。其神二人，元梁使者，其神名涸涸。

虞庶：大肠为传导之官，变化出焉。

⑰溺，尿液。

徐灵胎：膀胱亦不正圆，故曰纵广。溺，同尿。水从大肠渗入膀胱则为溺，不与谷同居，故不曰水而曰溺，此越人精微处也。

杨曰：膀，横也。胱，广也。言其体短而横广，又名胞。胞，鞄也。鞄者，空也。以需承水液焉。今人多以两胁下及小腹两边为膀胱，深为谬也。

虞庶：膀胱为州都之官，津液藏焉。

⑱会厌，现代解剖仍称会厌。

徐灵胎：已后，即以下也。会厌，吸门也。谓口内可受五合也。

杨曰：舌者，泄也。言可舒泄于言语也。

虞庶：唇者，声之扇。舌者，声之机。

⑲咽门，指食道。

徐灵胎：十二两，一作十两。《灵枢·肠胃篇》：咽门重十两。咽门，谓咽物之处，即俗名食腕者也，下通于胃。

杨曰：咽，嚥也。言可以嚥物也。又谓之嗌，言气之流通扼要之处也。咽，为胃之系也。故经曰，咽主地气。胃为土，故云主地气也。

⑳喉咙，此指喉与气管。

徐灵胎：喉咙，即出声之处，即俗名喉腕者也，下通于肺。九节，有薄骨相连络，其节有九也。

杨曰：喉咙，空虚也。言其中空虚，可以通气息焉，即肺之系也，呼吸之道路。故经云，喉之天气，肺应天，故云主天气也。喉咙与咽并行，其实两异，而人多惑之。

㉑肛门，此指肛门与直肠部。

徐灵胎：肛门，即广肠。此条长短受盛，亦与上同。

杨曰：肛，釭也。言其处似车釭形，故曰肛门，即广肠也。又言直肠。

丁德用：前肠胃径围大小不同。其言胃大一尺五寸，径五寸者，即是围三径一也。小肠径八分，大二寸四分则是也。今言二寸半，即分之少半。回肠径一寸半，即大四寸五分。今言大四寸，即少五分也。广肠径二寸半，即大七寸五分。今言八寸，即有剩五分也，其升、斗、尺者，先立其尺，然后造其升斗秤两，皆以同身寸之为法，以尺造斗，斗而阔一尺，底阔七寸，高四寸，俱厚三分，可容十升。凡以木此指节者，方一寸为两，十六两为斤，此制同身寸尺升斗之度，为人之肠胃斤重长短之法也。

叶霖：此即《灵枢·肠胃篇》及《平人绝谷篇》之义，而增入五脏轻重，所盛所藏，虽觉前后重复，不害其为叮咛也。脏腑之学，西士言之较详，故注中多采其说。然人有长短婴壮不同，况古今之权量各异，其丈尺容受，不可拘泥，识其略例可也。

语译

四十二难问：人体肠胃的长短，受纳水谷的多少，各是什么样的呢？

答：胃的周长为一尺五寸，直径五寸，长二尺六寸，充满时横屈可受纳 35 升的水谷，其中通常可留存 20 升的食物，15 升的水液。小肠的周长二寸半，直径八分又一分的三分之一，长三丈二尺，可受纳 24 升谷物，水液 6.3 升又 0.1 升的三分之二。回肠的周长四寸，直径一寸半，长二丈一尺，可受纳一斗谷物，七升半水液。广肠的周长八寸，直径二寸半，长二尺八寸，可受纳水谷的糟粕 9.3 升又 0.1 升的八分之一。所以肠胃共长五丈八尺四寸，合计可受纳水谷八斗七升六合又一合的八分之一。这就是肠胃的长短，以及受纳水谷容量的总数。肝的重量二斤四两，左侧有三叶，右侧有四叶，共计七叶，在精神活动方面主藏魂。心的重量十二两，其中有七孔三毛，贮藏营血三合，在精神活动方面主藏神。脾的重量二斤三两，扁阔三寸，长五寸，附有散膏半斤，主统裹血液，温养五脏，在精神活动方面主藏意。肺的重量三斤三两，有六叶两耳，共计八叶，在精神活动方面主藏魄。肾有两枚，重量一斤一两，在精神活动方面主藏志。胆在肝的短叶之间，重三两三，贮藏胆汁 0.3 升。胃的重量二斤十四两，其屈曲处的长度二尺六寸，周长一尺五寸，直径五寸，贮纳谷物 20 升，水液 15 升。小肠的重量二斤十四两，长三丈二尺，周长二寸半，直径八分又一分的三分之一，向左旋转重叠相积有十六个弯曲，能贮盛谷物二斗四升，水液 6.3 升多。大肠的重量三斤十二两，长二丈一尺，周长四寸，直径一寸，在脐下向右旋转 16 个弯曲，贮盛谷物 10 升，水液 7.5 升。膀胱的重量九两二铢，纵阔九寸，贮盛小便 9.9 升。

口阔二寸半。自口唇到齿的长度是九分，牙齿向后到会厌，深度是三寸半，大小可容纳 0.5 升。舌重量十两，长七寸，阔二寸半。咽门的重量十二两,阔二寸半,它到胃的长度是一尺六寸。喉咙的重量十二两,阔二寸,长一尺二寸,共有九节。肛门的重量十二两,周长八寸,直径二寸又一寸的三分之二,长二尺八寸,可受纳 9.3 升又 0.1 升的八分之一的水谷残渣。

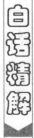

难经 白话精解

第四十三难

四十三难曰:人不食饮,七日而死者,何也?

然:人胃中当有留谷二斗,水一斗五升①。故平人日再至圊②,一行二升半③,日中五升④,七日五七三斗五升,而水谷尽矣。故平人不食饮七日而死者,水谷津液俱尽,即死矣⑤。

注释

①胃的总容量是三斗五升。其中谷二斗,水一斗五升。

徐灵胎:即上条所谓横屈受水谷三斗五升也。

②圊,厕也。平人日再至圊,正常人每日两次至厕,指每天排便两次。

徐灵胎:圊,厕也。

杨曰:圊,厕也。

③每次排便两升半。

徐灵胎:行水谷,化糟粕。行,去也。

④一日排便共五升。

徐灵胎:《灵》作一日中五升,言一日之中共去五升也。

叶霖:中:《难经阐注》作行,作行义长。

⑤意为每日排便五升,七日共排除三斗五升,胃中水谷排尽,元气无水谷充养,故七日不食则死。

徐灵胎:津液由水谷而生,水谷尽则津液亦亡矣。

滑寿:此篇与《灵枢》三十篇文,大同小异。平人胃满则肠虚,肠满则胃虚,更虚更满,故气得上下,五脏安定,血脉和利,精神乃居。故神者,水谷之精气也。平人不食饮七日而死者,水谷津液皆尽也。故曰水去则荣散,谷消则卫亡。荣散卫亡,神无所依,此之谓也。

丁德用:人受气于谷,以养其神,水谷尽即神去,故安谷者生,绝谷者死也。

杨曰:胃中常留水谷三斗五升,人既不食饮,而日别再圊,便一日五升,七日之中,五七三斗五升,胃中水谷俱尽,无气以生,故死焉。圊,厕也。

虞庶:人受气于谷,今不食饮七日,是知水谷气尽即死也。

叶霖:此《灵枢·平人绝谷篇》文,言人之脏腑形骸,精神气血,皆借水谷以资养生,水谷绝则形与气俱绝矣。平常无病之人,胃满则肠虚,肠满则胃虚;日夜消化,止留三斗五升。人一日食五升(考《后汉书·南蛮传》曰:人禀五升。注:古升小,故曰五升也),若七日不饮食,其所留之水谷尽,则精气津液皆尽,故死。然病人不饮食,七日不死者,以水谷留积故也,盖留积则为病矣。

语译

四十三难问:人无法进饮食,七天内就会死亡,原因是什么呢?

答:正常情况下,人的胃中应当存留谷物 20 升,水液 15 升。一般常人每天大便两次,每次排便量为 2.5 升,一天计排便 5 升,七天共计 35 升,便将所有的水谷糟粕排泄尽了。所以健康人七天不进饮食就会死亡,是水谷津液都已尽竭的缘故。

第四十四难

四十四难曰：七冲门何在？

然：唇为飞门，齿为户门，会厌为吸门，胃为贲门，太仓下口为幽门，大肠小肠会为阑门，下极为魄门，故曰七冲门也[①]。

注 释

①此为《难经》的七门说。大都为现代解剖所沿用。

徐灵胎：冲者，冲要之地也。飞，飞动之义。齿有关键之象，如家之有户，物不得径出入也。会厌，谓物之所会聚，又能掩闭勿使物误入。吸，吸纳处也。贲，犹奔也。物入于胃，疾奔而下太仓也。《灵枢·胀论》：胃者，太仓也。以其聚物如仓廪，故曰太仓。下口，接小肠处也。幽，深晦之地，与上下出入处至远也。会者，小肠之下，大肠之上。小肠为受盛之官，化物出焉，纳滓秽于大肠，泌津液于膀胱，水谷于此而分别焉，故曰阑门，谓阑截分别，不得并出入也。极，底也。魄门，即肛门也。饮食至此，精华已去，止存形质，故曰魄门，即所谓鬼门也。又肺藏魄，肛门连大肠，与肺为表里，故曰魄门。《素问·五脏别论》云：魄门亦为五脏使，水谷不得久藏。

滑寿：冲，冲要之冲。会厌，谓咽嗌会合也。厌，犹掩也，谓当咽物时，合掩喉咙，不使食物误入，以阻其气之嘘吸出入也。贲，与奔同，言物主所奔向也。太仓下口，胃之下口也，在脐上二寸下脘之分。大肠小肠会在脐上一寸水分穴。下极，肛门也，云魄门，亦取幽阴之义。

丁德用：经言唇为飞门者，取动之义也。齿为户门者，为关键开合，五谷由此摧废出入也。会厌为吸门者，咽喉为水谷下时厌按呼吸也。胃为贲门者，胃言若虎贲之士，围达之象，故曰贲门也。况胃者，围也，主仓廪，故别名太仓。其下口者，即肠口是也。大肠小肠之会为阑门，会者，合也，大肠小肠合会之处，分阑水谷精血，各有所归，故曰阑门也。下极为魄门，大肠者，肺之腑也，藏其魄，大肠下名肛门，又曰魄门也。

杨曰：人有七窍，是五脏之门户，皆出于面。今七冲门者，亦是脏腑之所出，而内外兼有证焉。飞门者，脾气之所出也。脾主于唇，为飞门也。飞者，动也。言唇受水谷,动转入于内也。齿为户门者,口齿,心气之所出也,在心为志,出口为言,故齿为心之门户,亦取摧伏五谷,传入于口也。会厌为吸门者,会厌为五脏音声之门户,故云会厌为吸门也。胃为贲门,贲者,膈也,胃气之所出也。胃出谷气,以传于肺,肺在膈上,故以胃为贲门也。太仓下口为幽门者,肾气之所出也,太仓者,胃也,胃之下口,在脐上三寸,既幽隐之处,故曰幽门。大肠小肠会为阑门,阑门者,遗失之义也,言大小二肠皆输泻于广肠,广肠既受传而出之,是遗失之意也,故曰阑门。下极为魄门,魄门者,下极肛门也。肺气上通喉咙。下通于肛门,是肺气之所也,肺藏魄,故曰魄门焉。冲者,通也,出也,言脏腑之气通出之所也。

　　叶霖:冲者,通要之地。门者,户也。此承上文食饮之入,稽其通行之门径也。唇为飞门者,飞、古与扉通,扉、户扇也。盖齿为户门,唇为之扇,故曰扉门。《灵枢·忧恚无言篇》曰:唇者,音声之扇也,此即其义。会厌为吸门者,会厌为物之所会聚,又能掩闭,勿使误入也。吸者,吸纳处也,言为五脏声音之出入,呼吸之门户也。胃为贲门者,胃能聚物如仓廪,故曰太仓。贲犹奔也,贲门在胃上口,言物入于胃,疾奔而下太仓也。胃之下口接小肠处曰幽门,言深隐之地,与上下出入处至远也。大肠小肠会为阑门者,会,合也。小肠之下,大肠之上,相接处分阑精血糟粕,各有所归也。下极为魄门者,魄门即肛门也。魄,古与"粕"通。《庄子·天道篇》曰:古人之糟魄已夫?言食饮至此,精华已去,止存形质之糟粕,故曰魄门也。此七者,皆食饮出入,冲要之道路也。

语译

　　四十四难问:人体七个重要的出入口,都是分布在哪些部位呢?

　　答:人体七个重要的出入口,被称做七冲门,即口唇称为飞门,牙齿称为户门,会厌称为吸门,胃的上口称为贲门,胃的下口称为幽门,大肠小肠的交会处称为阑门,躯干最下部排出糟粕之处称为魄门。

第四十五难

四十五难曰：经言八会者，何也？

然：府会太仓①，藏会季胁②，筋会阳陵泉③，髓会绝骨④，血会膈俞⑤，骨会大杼⑥，脉会太渊⑦，气会三焦外，一筋直两乳内也。热病在内者，取其会之气穴也⑧。

注释

①会，指经气会聚之处。府，指六府。太仓，本指胃府，此指中脘穴。

徐灵胎：会，聚也。气之所聚，共八穴也。太仓，属任脉，即中脘穴，在脐上四寸。六府取禀于胃，故曰府会。

丁德用：府会太仓者，胃也。其穴者，中脘是也。

虞庶：太仓在心前鸠尾下四寸是也。足阳明胃脉、手太阳小肠脉、手少阳三焦脉、任脉之会。本名小脘，此云太仓也，即胃之募也。胃化气养大府，故云会。

叶霖：人身脏腑筋骨髓血脉气，此八者，皆有会合之穴，若热病在于内，则于外取其所会之穴，以去疾也。太仓属任脉，即中脘穴也，在脐上，同身寸之四寸，六府取禀于胃，故为府会。

②脏，指五脏。季胁，指章门穴。

徐灵胎：季胁，属足厥阴，即章门穴，在大横外直脐季胁端，脾募也。五脏皆禀于脾，故为脏会。

丁德用：脏会季胁，软筋之名，其端有穴直脐，章门穴，是脾之募，足厥阴少阳所会，故曰脏会季胁也。

虞庶：是章门穴，乃脾之募也。直脐季胁端，侧卧，屈上足，伸下足，齐臂取之，乃足厥阴少阳之会也。

叶霖：季胁属足厥阴，即章门穴也，在大横外直脐季胁端，为脾之募，五脏取禀于脾，故脏会。

③筋，全身筋脉。阳陵泉，胆经穴。

徐灵胎：阳陵泉，属足少阳，足少阳之筋结膝外廉，即此穴。肝主筋而胆其合也，故为筋会。

丁德用：阳陵泉，穴名也，在膝下椀纡饬且病。

虞庶：阳陵泉穴，在膝下宛宛中，足少阳胆脉气所发也。

叶霖：阳陵泉属足少阳，足少阳之筋，结于膝外廉，即此穴也，在膝下同身寸之一寸外廉陷中；又胆与肝表里，肝者筋之合，故为筋会。

④髓，骨髓、脑髓等。绝骨，肌经穴，又称悬种。

徐灵胎：绝骨，属足少阳，即悬钟穴，在外踝上四寸。《灵·经脉篇》论足少阳之脉云：是主骨，盖诸髓皆属于骨，故为髓会。

丁德用：髓会绝骨，是骨名也，其穴在外踝上四寸，阳辅穴是也。

虞庶：绝骨，乃阳辅穴也，亦足少阳之脉气所出也。

叶霖：绝骨即枕骨，名玉枕穴，在络却后，同身寸之一寸五分，挟脑户旁一寸三分，属足太阳膀胱，与肾合，肾主骨，脑为髓海，乃肾精所生，故为髓会，"绝"字疑是简误。或云绝骨属足少阳，一名阳辅，在外踝上，同身寸之四寸，辅骨前，绝骨端如前三分。诸髓皆属于骨，少阳主骨，凡物极则反，骨绝于此，而少阳生之，故髓会于绝骨也，于义亦通。

⑤血，指营血。鬲，通膈。鬲俞，膀胱经穴。

徐灵胎：鬲俞，属足太阳，在项后第七椎下，去脊傍一寸半，在中焦之分，化精微而为血之地也，故为血会。

丁德用：血会鬲前，穴名也。在第七椎下两傍，同身寸各一寸五分是也。

虞庶：鬲俞二穴，在脊骨第七椎一下，两傍各一寸五分，足太阳膀胱脉气所发也。

叶霖：鬲俞属足太阳，在项后第七椎去脊两旁，各同身寸之一寸五分，在中焦之分，心俞下，肝俞上，心统血，肝藏血，能化精微，而为血之地，故为血会。

⑥骨，全身骨骼。大杼，膀胱经穴。

徐灵胎：大杼，属足太阳，在项后第一椎下，去脊旁一寸半。《灵·海论》云：冲脉为十二经之海，其输在于大杼；《动输篇》云，冲脉与肾之大络起于肾下，盖肾主骨，膀胱与肾合，故为骨会。

丁德用：骨会大杼，穴名也。在项后第一椎两傍，相去同身寸一寸五分。

虞庶：大杼亦足太阳脉气所发，在脊第一椎两傍各一寸五分。

叶霖：大杼属足太阳，在项后第一椎下，去脊两旁，各同身寸之一寸五分，为冲脉之俞。《灵枢·动输篇》曰：冲脉与肾之大络，起于肾下，盖肾主骨，膀胱与肾合，故为骨会。

⑦脉,全身经脉。太渊,肺经穴,正当寸口处。

徐灵胎:太渊,属于太阴,在掌后陷中,即寸口也。肺朝百脉,故为脉会。义洋第一难中。

丁德用:脉会太渊穴,在右寸内鱼际下。

虞庶:太渊在手鱼际间,应手动脉,则于太阴之脉气所发也。

叶霖:太渊属手太阴,在掌后陷中,即寸口也,肺朝百脉,故为脉会。

⑧三焦外一筋,其义不详。直,正当。两乳内,即两乳之中的膻中穴。

徐灵胎:三焦外,谓在焦膜之外。两乳内,谓两乳之中,任脉之所过,即膻中穴也。《灵枢·经脉篇》手少阳之脉是主气;又《海论篇》云:膻中者,为气之海,故为气会。热病在内,则邪气已深,不可浅治,故必从其气所会聚之处攻取其邪,乃能已疾也。其会,谓各视其病之所在,审取其所当治之会也。

丁德用:气会三焦,外一筋直两乳内者,膻中穴是也。此者是成会之穴所在也。

杨曰:人脏、腑、筋、骨、髓、血、脉、气,此八者,皆有会合之穴。若热病在于内,则于外取其所会之穴,以去其疾也。季胁,章门穴也。三焦,外一筋直两乳内者,膻中穴也。余皆可知也。

叶霖:三焦外,谓在焦膜之外,两乳内,谓两乳之中,任脉之所过,即膻中穴也,在玉堂下同身寸之一寸六分。《灵枢·海论篇》曰:膻中为气之海,故为气会。此八会,《内经》无考,然其义甚精,必古医经之语也。

📖 **语 译**

四十五难问:医经上说,人体有八会,各指的是什么?

答:六腑之气于中脘穴会聚,五脏之气于章门穴会聚,筋于阳陵泉会聚,髓于绝骨穴会聚,血于膈俞穴会聚,骨于大杼穴会聚,脉于太渊穴会聚,气于两乳中间的膻中穴会聚。凡因内蓄热邪引起病变,治疗时,都可以取它们会聚精气的穴位,故亦称为八会穴。

第四十六难

四十六难曰：老人卧而不寐，少壮寐而不寤者，何也？

然：经言少壮者，血气盛，肌肉滑，气道通，营卫之行不失于常，故昼日精，夜不寤也。老人血气衰，肌肉不滑，营卫之道涩，故昼不能精，夜不寐也。故知老人不得寐也①。

注释

①此段文字取于《灵枢·营卫生会篇》，主要论述营卫的运行情况与睡眠的关系。寐，指睡眠状态。寤，指清醒状态。

徐灵胎：寐，目暝而神藏也。寤，《说文》云：觉而有信也，盖寝而心有所忆，不能成寐也。滑，泽也。《灵枢·营卫生会篇》：营卫行阳二十五度，行阴亦二十五度，平旦而阳受气，日入而阴受气，如是无已。此之谓也。精，精敏不倦也。涩，谓不利顺也。

丁德用：天地交泰，日月晓昏，人之寤寐，皆相合也。少壮未损其荣卫，故寤寐与天地阴阳同度。是以昼日精强，夜得其寐也。老者损瘁，故昼日不能精强，荣卫滞涩，所以夜不得寐也，是以昼日不精而夜不得寐也。

杨曰：卫气者，昼日行于阳，阳者，身体也；夜行于阴，阴者，腹内也。人目开，卫气出则寤，入则寐。少壮者，卫气行不失于常，故昼得安静而夜得稳眠也。老者卫气出入不得应时，故昼不得安静，夜不得寐也。精者，静。静，安也。

叶霖：卫外之血气，日行于阳络二十五度，夜行于阴络二十五度，分为昼夜。故气至阳则卧起而目张，气至阴则休止而目暝。夫血气者，充肤热肉，淡渗皮毛之血气。肌肉者，在外皮肤之肌肉，在内募原之肌肉。气道者，肌肉之纹理，三焦通会元真之处，血气之所游行出入者也。老人血气衰，肌肉干枯，血气之道涩滞，故昼不精明，夜多不寐也。少壮者，血气盛，肌肉滑利，血气之道流通，而不失其出入之常度，故昼精明，夜多寐也。是老人之寤而不寐，少壮之寐而不寤，系乎荣卫血气之有余不足也。

语 译

四十六难问：老年人晚间卧床而无法安睡，少年、壮年入睡而不易醒，是什么道理呢？

答：医经上说，少年和壮年人，血气充盛，肌肉润泽，气道通利，营气、卫气的运行皆有规律而不失常度，所以白天精神饱满，夜间入睡而不易醒。老年人的血气衰少，肌肉不润泽，营气和卫气运行的道路并不是十分通畅，所以白天精神不够饱满，夜里也就无法入睡。这就是老年人在夜间不容易睡眠的原因。

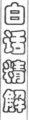

难经白话精解

第四十七难

四十七难曰：人面独能耐寒者，何也?

然：人头者，诸阳之会也①。诸阴脉皆至颈、胸中而还，独诸阳脉皆上至头耳，故令面耐寒也②。

📖 **注释**

①即手三阳经与足三阳经在头面会合。

徐灵胎：诸阳，谓六阳经之脉也。

②所有阴经在颈胸部会合故不耐其寒。而诸阳脉皆上会于头面而耐寒。

徐灵胎：《灵枢·逆顺肥瘦论》云：手之三阴，从脏走手；手之三阳，从手走头：足之三阳，从头走足；足之三阴，从足走腹。此之谓也。

丁德用：天地阴阳升降，各有始终。阳气始于立春，终于立冬。阴气始于立秋，终于立夏。其小满、芒种、夏至、小暑、大暑，此五节故以法象于头。故面独能耐寒。其小雪、大雪、冬至、小寒、大寒，此五节法象人之足，亦不耐其寒，此之谓也。

杨曰：按诸阴脉皆至颈、胸中而还，盖取诸阳尽会于头面，诸阴至头面者少，故以言之耳。经云：三百六十五脉，悉会于目。如此则阴阳之脉皆至于面，不独言阳脉自至于头面也。

叶霖：人面独能耐寒者，以六阳经之脉，皆上至头，六阴经之脉，皆不上头故也。《灵枢·邪气脏腑病形篇》曰：首面与身形也，属骨连筋，同血合于气耳。天寒则裂地凌冰，其卒寒或手足懈惰，而其面不衣，何也?岐伯曰：十二经脉，三百六十五络，其血气皆上于面而走空窍，其精阳气上走于目而为睛，其别气走于耳而为听，其宗气上出于鼻而为臭，其浊气出于胃、走唇舌而为味，其气之津液，皆上熏于面，其皮厚，其肉坚，故天热甚寒，不能胜之也，此即其义。而又引《逆顺肥瘦篇》，手三阴从脏走手，手三阳从手走头，足三阳从头走足，足三阴从足走胸之义以证之。言头面为诸阳之会，是以三阳之脉，上循于头。然厥阴之脉，上额会巅，下循颊里，而经不云者，乃略言之耳。盖阴阳寒热之气，皆从下而上升，故岐伯谓十二经脉三百六十五络，其血气皆上于面，而走空窍也。

语 译

四十七难问：人的面部，常年显露在外，独能耐受寒冷，是什么原因呢？

答：人的头部，为手足三阳经脉聚会之所。手足三阴经脉都是循行到颈部或胸部就开始回返了，只有手足三阳经脉都上行至头面部，这就是面部能够耐受寒冷的缘故。

难经白话精解

第四十八难

四十八难曰：人有三虚三实，何谓也？

然：有脉之虚实，有病之虚实，有诊之虚实也。脉之虚实者，濡者为虚，紧牢者为实①。病之虚实者，出者为虚，入者为实②；言者为虚，不言者为实③；缓者为虚，急者为实④。诊之虚实者，濡者为虚，牢者为实⑤。痒者为虚⑥，痛者为实⑦；外痛内快，为外实内虚，内痛外快，为内实外虚⑧。故曰虚实也⑨。

📖 **注 释**

①脉之虚实是以脉象分虚实；病之虚实是以病理反应分虚实；诊之虚实是以病人口述医者之判断分虚实，然分类总不严谨。濡，濡软脉。紧牢，弦紧而坚硬之脉。

徐灵胎：诊，候也，证也。濡，柔弱软滞也。《伤寒论》云：诸濡亡血；又云：滞则卫气微，可见濡为气血两虚之候。弦劲曰紧，坚实曰牢。《素问·平人气象论》：脉盛而紧曰胀；《伤寒论》云：趺阳脉……紧者，脾气强；又云：寒则坚牢，可见紧牢为邪气实之候。脉不止此二种，举此以类推也。

丁德用：脉缓软者濡。按之而有力者牢实也。

杨曰：按之如切绳之状，谓之紧也。

叶霖：虚者，空虚，正气不足也。实者，强实，邪气有余也。以脉言之，濡者软细，故为虚也。紧牢者，紧弦劲，牢沉劲，故为实也。然脉之虚实，不仅乎此，举此可类推也。

②出，指汗出、出血、泄泻、呕吐、滑遗等。入，指外邪内侵。

徐灵胎：出，谓精气外耗，如汗、吐、泻之类，凡从内出者皆是。入，谓邪气内结，如能食便闭、感受风寒之类，凡从外入者皆是。

丁德用：阴阳者，主其内外也。今阳不足，阴出乘之，在内俱阴，故知出者为虚也。阴不足，阳入乘之，在外俱阳，故知入者为实也。

杨曰：呼多吸少，吸多呼少。

叶霖：以病言之，出者为虚，是五脏自病，由内而之外，所谓内伤是也。入者为实,是五邪所中,由外而之内,所谓外感是也。然出者间亦有实,入者间亦有虚,此言其大概耳。

③言,絮絮多言。不言,气闭邪实而不言。

徐灵胎:言,多言也。病气内乏,神气自清,故惺惺能言也。不言,不能言也。邪气外攻,昏乱神智也。言、不言,亦即上出入之义。

杨曰:肺主声,入心为言,故知言者为虚。肝主谋虑,故入心即不言。剧为实邪,故知不言者为实也。

杨曰:脏气虚,精气脱,故多言语也。脏气实,邪气盛,故不欲言语也。

叶霖:言者为虚,以病气内乏,神气自清,故惺惺而不妨于言也。不言者为实,以邪气外攻,入郁于内,故神志昏乱而不言也。

④缓,病情缓慢,迁延不愈,精气内伤,故为虚。急,发病急骤,邪气猝中,故为实。

徐灵胎:缓,病来迟也。正气夺而邪气微,则病渐深。急,病来骤也。正气未漓而邪气盛,则病疾速也。

丁德用:阳主躁,阴主静,阴即缓阳即急,故知缓者虚,急者为实也。

杨曰:皮肉宽缓,皮肤满急也。

叶霖:缓者为虚,以缓病来迟,正气夺而邪气微,则病渐深也。急者为实,以急病来骤,正气漓而邪气盛,则病疾速也。

⑤濡,此似指皮肤濡润淖泽。牢,皮肤坚紧枯滞。而徐灵胎认为是濡脉牢脉,与上文重。

徐灵胎:《脉经》引此条无此二句,疑因上文而重出也。

杨曰:濡,皮肤濡缓也。牢,皮内牢强也。

叶霖:诊者,按也,候也。按其外而知之,非诊脉之诊也。"濡者为虚,牢者为实",《脉经》引用此条,无此二句,或因上文而重出也。杨氏谓按之皮肉柔濡者为虚,牢强者为实,似亦可解,姑存备参。

⑥痒为虚风所致。

徐灵胎:血气少而肌肉不能充,则痒。

杨曰:身体虚痒也。

叶霖:以诊候言之,痒者为虚,血气少而肌肉不充则痒。

⑦痛为气血淤滞。

徐灵胎:邪气聚而营卫不得和,则痛。

杨曰:身形有痛处皆为实

叶霖:痛者为实,邪气聚而营卫不和则痛。

⑧痛为实,快为虚。快,快然无苦处。或指按之快然而痛减。

徐灵胎:此则须按而候之也。凡虚者喜按,实者不可著手,故按之而痛处为实,快处为虚也。

杨曰:轻于按之则痛,为外实,病浅故也。重下按之则快。为内虚,病深故也。重手按之则痛,为内实,病深故也。轻手按之则快,为外虚,病浅故也。凡人病,按之则痛者,皆为实。按之则快者,皆为虚也。

叶霖:又凡虚者喜按,实者拒按,故按之而痛者为实,按之而快者为虚也。

⑨总结上文三实三虚。

杨曰:是三虚三实之证也。

丁德用:诊按之心腹、皮肤内外,其痛按之而止者虚,按之而其痛甚者实。内外同法也。

语译

四十八难问:人病有三虚三实,是什么意思呢?

答:虚实,有脉象方面的虚实,有病证方面的虚实,有诊候方面的虚实,故称三虚三实。所谓脉象的虚实,通常情况下,濡弱无力的属虚,坚牢有力的属实。所谓病证的虚实,通常是从内出外的属虚,从外入内的属实;能言语的属虚,无法言语的属实;疾病进程缓慢的属虚,疾病发作急骤的属实。所谓诊候的虚实,通常有痒感的属虚,有痛感的属实;用手按之,外部疼痛而内部不疼痛的,属于外实内虚,内部疼痛而外部无痛感的,属于内实外虚。所以说疾病是有三虚三实的说法的。

第四十九难

四十九难曰：有正经自病，有五邪所伤，何以别之？

然：忧愁思虑则伤心①；形寒饮冷则伤肺②；恚怒气逆，上而不下则伤肝③；饮食劳倦则伤脾④；久坐湿地，强力入水则伤肾⑤。是正经自病也⑥。

何谓五邪？

然：有中风⑦，有伤暑⑧，有饮食劳倦⑨，有伤寒⑩，有中湿⑪。此之谓五邪⑫。

假令心病，何以知中风得之？

然：其色当赤。何以言之？肝主色⑬，自入为青⑭，入心为赤⑮，入脾为黄⑯，入肺为白⑰，入肾为黑⑱。肝为心邪，故知当赤色也⑲。其病身热，胁下满痛⑳，其脉浮大而弦㉑。

何以知伤暑得之？

然：当恶臭。何以言之？心主臭㉒，自入为焦臭㉓，入脾为香臭㉔，入肝为臊臭㉕，入肾为腐臭㉖，入肺为腥臭㉗。故知心病伤暑得之，当恶臭。其病身热而烦，心痛，其脉浮大而散㉘。

何以知饮食劳倦得之？

然：当喜味苦也。虚为不欲食，实为欲食。何以言之？脾主味㉙，入肝为酸㉚，入心为苦㉛，入肺为辛㉜，入肾为咸㉝，自入为甘㉞。故知脾邪入心，为喜味苦也㉟。其病身热而体重，嗜卧，四肢不收㊱，其脉浮大而缓㊲。

何以知伤寒得之？

然：当谵言妄语。何以言之？肺主声㊳，入肝为呼㊴，入心为言㊵，入脾为歌㊶，入肾为呻㊷，自入为哭㊸。故知肺邪入心，为谵言妄语也㊹。其病身热，洒洒恶寒，甚则喘咳㊺，其脉浮大而涩㊻。

何以知中湿得之？

然：当喜汗出不可止。何以言之？肾主湿㊼，入肝为泣㊽，入心为汗㊾，入脾为涎㊿，入肺为涕○，自入为唾○。故知肾邪入心，为汗出不可止也○。其病身热，小腹痛○，足胫寒而逆，其脉沉濡而大○。此五邪之法也○。

注 释

①正经,本经。五邪,指外感和饮食劳倦等。

徐灵胎:正经,本经也。五邪,谓五脏之邪互相贼也。详下文。思虑出于心,故过用则受伤。

丁德用:心主脉,忧愁思虑,即心脉不得宣行,故伤心也。

吕广:心为神,五脏之君,聪明才智,皆由心出。忧劳之甚,则伤其心,心伤神弱也。

虞庶:任治于物,清净栖灵曰心。今忧愁思虑不息,故伤心也。

叶霖:正经,本经也。五邪,五脏之邪也。心主思虑,若忧劳过用,则伤其心。

②《素问·咳论》:"其寒饮食入胃,从肺脉上至于肺则肺寒。"

徐灵胎:肺脏本寒,故外受风寒,内饮冷水,则受伤也。

丁德用:肺左皮毛,恶其寒,所以形寒饮寒则令伤其肺也。

吕广:肺主皮毛,形寒者,皮毛寒也,饮冷者,伤肺也。肺主受水浆,水浆不可冷饮,肺又恶寒,故曰伤也。

叶霖:肺主皮毛,形寒者,皮毛外受风寒也;饮冷者,内饮冷水也;其脏本寒,过则伤肺也。

③《素问·阴阳应象大论》:"怒伤肝"。

徐灵胎:恚,恨,怒。肝在志为怒,恚怒则木气郁而上冲,故受伤也。

丁德用:肝主谋虑,胆主勇断,故怒极即伤其肝也。

吕广:肝与胆为脏腑,其气勇,故主怒,怒则伤也。

虞庶:《素问》云:怒则血菀积于上焦,名曰逆厥。又曰:怒甚呕血,气逆使然,故伤也。

叶霖:肝主怒恚,怒则木气郁而伤肝也。

④饮食,指饮食不节。劳倦,过劳而致困惫。

徐灵胎:脾为仓廪之官,主纳饮食,四肢皆属于脾,劳倦必由四肢,故过用则脾受伤也。

丁德用:脾主味,饮食味美,而过食之无度;劳动其力,倦局其足,故伤脾也。

吕广:饮食饱,胃气满脾络恒急;或走马跳跃,或以房劳脉络裂,故伤脾也。

虞庶:脾为仓廪之官,五味出焉,谓纳其五味,化生五气。以养人身。今饮食劳倦而致自伤,是故圣人谨和五味,骨正筋柔,谨道如法,长有天命。安致自伤?养生之道,可不戒哉。

叶霖:脾主四肢,劳倦太过则伤脾;脾运五谷,饮食不洁,则亦伤也。

⑤强力,此指性生活不节制。

徐灵胎:湿伤于下,故湿先归肾。又肾为作强之官,水又肾之类,故强力入水则肾受伤。

丁德用:肾主腰。腰者,肾之腑,久坐则肾气不得宣行,故损也。肾穴在足心底,名曰涌泉。居处湿地,复入水。故有损也。强力者,务快其心,强合阴阳,故伤其肾也。

吕广:久坐湿地,谓遭忧丧。强力者,谓举重引弩。入水者,谓复溺于水,或妇人经水未过,强合阴阳也。

虞庶:土主湿,自然之理也。今久坐湿地,则外湿内感于肾,合之风寒,发为痹病。强力过用,必致自饮也。《经脉别论》曰:持重远行,必伤于肾。《生气通天论》曰:因而强力。肾气乃伤,高骨乃坏。《经脉别论》曰:度水跌仆,喘出于肾与胃也。

叶霖:肾主骨,用力作强,坐湿入水则伤肾,盖肾属水,同气相感也。

⑥此指本脏本经自身为病。

丁德用:此五者,皆正经自病,非谓他邪也。

吕广:此皆从其脏内自发病,不从外来也。

虞庶:吕氏言其脏内自发其病,不从外来,其义非也。只如形寒饮冷伤肺者,谓外寒感于皮毛,内合于肺,此从外来也。又饮冷入口,内伤于肺,亦从外来也。余悉如此。圣人大意,言正经虚则腠理开,腠理开则外感于内。故曰正经自病也。

叶霖:然忧思恚怒,饮食动作,人之不能无者,惟不可太过,过则伤人必矣。

⑦中风,指中外风。

徐灵胎:肝为风木,故风先入肝。

丁德用:中者,伤也。言中风者,谓肝应风,主色邪,散于五脏,为之五色也。

吕广:肝主风也。

虞庶:东方生风,风生木。恶风,又巽木为风。

叶霖:肝为风木,故风先入肝。

⑧指夏月伤于暑邪。

徐灵胎:心为君火,暑,火之气也,故心受之。

丁德用:伤暑者。谓心应暑,主臭邪,放于五脏,为之五臭也。

吕广:心主暑也。

虞庶:心火主暑,旺于夏。暑,热也。《素问》曰:夏伤于暑,秋必阂疟。

叶霖:心为君火,暑火之邪,故心受之。

⑨饮食不节,劳倦疲惫。

徐灵胎:此言脾之受邪也。义见上。

丁德用:脾应湿,主味邪,散入五脏为五味。

吕广:脾主劳倦也。

虞庶:正经自病,亦言饮食劳倦伤脾,今五邪亦言饮食劳倦,正经病谓正经虚,又伤饮食五邪病,谓食饮伤于脾而致病也。

叶霖:饮食劳倦一味太过,则脾伤致病矣。

⑩此指伤于外寒,即狭义伤寒。

徐灵胎:此言肺之受邪也。义见上。

丁德用:肺主燥,而其令清切恶寒。主其声邪散入五脏,为之五声也。

吕广:肺主寒也。

虞庶:谓寒感皮毛,故曰伤寒也。

叶霖:寒侵皮毛则伤肺。

⑪指中于外湿。

徐灵胎:此言肾之受邪也。义见上。

丁德用:肾应寒,主水邪,散入五脏,为之五液也。

吕广:肾主湿也。

虞庶:水流湿之义也。

叶霖:雨雾蒸湿之气则伤肾。

⑫以上是为五邪,除饮食劳倦外,均为六淫之邪。

吕广:此五病从外来也。

虞庶:此五行相胜也,作邪如下说也。

叶霖:此五者邪由外至,所谓外伤者也。《素问·本病论》《灵枢·邪气脏腑病形篇》,与此大同小异。若《素问·阴阳应象大论》曰:怒伤肝,喜伤心,思伤脾,忧伤肺,恐伤肾。乃内伤七情,本脏自病之证也。《宣明五气篇》曰:肝恶风,心恶热,肺恶寒,肾恶燥,脾恶湿。此六淫之邪,外感之证也。皆似同而异。或谓越人既言本经自病,是从内而生,如形寒饮冷则伤肺,形寒,是寒感于皮毛,此从外来也。饮冷,是冷入胸腹,亦从外来也。饮食等亦然。况五邪亦有饮食劳倦,岂非自相矛盾乎?然其意谓正经虚,则不任寒冷之侵伐,侵伐则每易致病。正经虚,又伤于饮食者,为内伤;若伤饮食而致病者,则外感也。《素问》言肾恶燥者,言其水脏而恶燥气之耗竭也;此云水湿伤肾者,湿伤于下,故湿先归肾,肾属水脏,同气相求也。是古圣先贤之义,虽有异同,而辨内伤外感之理则一,读书贵乎融贯,不可执泥,先儒所谓以意逆志,是谓得之,信夫?

⑬心中风而病,应表现赤色。

徐灵胎:言心得中风之病也。下仿此。见四十难。下同。

虞庶:巽为风,属木,故主中风。木之华萼,敷布五色,作五邪,乃如下说也。

叶霖:假令心病者,举心脏为例也。此言心病,肝邪入而得中风之病,盖风气通于肝。肝开窍于目,故主色。

⑭肝经本身之病应表现为青色。

徐灵胎:自入,肝中风也。《素·阴阳应象大论》:肝在色为苍。

虞庶:木经自病也。

叶霖:风邪自入朋:经,则色青,肝在色为苍也。

⑮传入心则为赤色。

徐灵胎:心中风也。《素》:心在色为赤。

虞庶:肝邪入心,其色乃赤。

叶霖:入心则色赤,心在色为赤也。

⑯传入脾则为黄色。

徐灵胎:脾中风也。《素》:脾在色为黄。

虞庶:肝邪入脾,其色黄也。

叶霖:入脾则色黄,脾在色为黄也。

⑰传入肺则为白色。

徐灵胎:肺中风也。《素》:肺在色为白。

虞庶:肝邪入肺,故其色白。

叶霖:入肺则色白,肺在色为白也。

⑱传入肾则为黑色。

徐灵胎:肾中风也。《素》:肾在色为黑。

虞庶:肝邪在肾,其色黑。

叶霖:入肾则色黑,肾在色为黑也。

⑲肝如受其心之邪,则为赤色。

徐灵胎:风入于心而为邪也。

吕广:肝主中风,心主伤暑,今心病中风,故知肝邪往伤心也。

叶霖：故肝之风邪入心，其色当赤也。

⑳色赤的同时，并有身热及胁下满痛症状。

徐灵胎：凡外感之邪，先伤营卫，故身皆热。又心属火，热为火邪之象也。下同。胁下，肝所居之位。

吕广：身热者，心；满痛者，肝。二脏之病证也。

虞庶：心主伤暑，病则身热。肝布两胁。

叶霖：其病身热者，外感之邪，先伤营卫，故身热；而又心属火，热为火邪之象也。

㉑脉浮大为心脉，弦为肝脉。浮大而弦，是肝乘心。

徐灵胎：浮大，心脉本象。弦则肝脉之象也。按：自此以下五段，乃举心之受五邪为言，余四脏可类推也。

吕广：浮大者，心；弦者，肝。二脏脉见应也。

叶霖：胁下满痛者，胁下，肝之位也。其脉浮大而弦者，浮大，心脉本象，肝邪犯之，故现弦脉也。

㉒臭，通嗅，指气味。恶臭，指厌恶气味。

徐灵胎：臭字上以下文推之，当有焦字。

虞庶：心，火也。火之化物，五臭出焉。

叶霖：假令心病而伤暑，暑之伤人，心先得之，盖心主暑也。此正经自病，不涉他经，然心属火，暑热之邪伤之，火邪化物，五臭出焉。

㉓心经本身之病则恶其焦味。焦，焦烤之味。

徐灵胎：自入，心伤暑也。焦，火之气，心属火也。《素问·金匮真言论》：心其臭焦。

虞庶：火性炎上，则生焦臭。此曰正经自病也。

叶霖：暑邪自入本经，其臭焦，火之气也。

㉔传入脾则厌恶香味。

徐灵胎：脾伤暑也。香，土之气。《素》：脾其臭香。

虞庶：火之化土，其臭乃香。

叶霖：入脾其臭香，土之气也。

㉕传入肝则厌恶臊味。

徐灵胎：肝伤暑也。臊，木之气。《素》：肝其臭臊。

虞庶：火之化木，其臭乃臊。

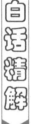

叶霖：入肝其臭臊，木之气也。

㉖传入肾则厌恶腐味。

徐灵胎：肾伤暑也。腐，水之气。《素问》：肾其臭腐。

虞庶：火之化水，其臭乃腐。

叶霖：入肾其臭腐，水之气也。

㉗传入肺帅则厌恶腥味。

徐灵胎：肺伤暑也。腥，金之气。《素问》：肺其臭腥。

虞庶：火之化金，其臭乃腥。

叶霖：入肺其臭腥，金之气也。

㉘烦，烦躁。心痛，前心痛。脉浮大而散，心之脉。

徐灵胎：烦，烦躁也，火郁而瞀乱也。邪在心则痛。浮大，心之本脉。散则浮大而空虚无神，心之病脉也。

吕广：心主暑，今伤暑，此正经自病，不中他邪。

叶霖：放心受暑邪，发恶臭也。其病身热而烦者，火郁则瞀乱也。心痛者，邪在心则痛也。其脉浮大而散者，浮大心之本脉，散则浮大而空虚无神，心之病脉也。本脏自病，心主臭，故专以臭推也。

㉙味，味道。

徐灵胎：虚则脾气不能化谷，实则尚能化谷，故有能食、不能食之分。盖风、寒、暑、湿，其气不殊，故无虚实之辨，若饮食劳倦，病因各殊，故越人著此二语，义最精细。

虞庶：稼穑作甘。《礼》云：甘受和，故主味也。

叶霖："虚为不欲食，实为欲食"，《难经本义》上下文无所发，疑错简衍文也。假令心病而伤饮食劳倦者，心主热，脾主劳倦，今心病以饮食劳倦得之，故知脾邪入心也。喜苦味者，脾主味，心属火，火味苦，从其性也。虚则脾气不能化谷，实则能化谷，故有能食不能食之分也。

㉚传入肝则喜酸味。

徐灵胎：肝受饮食劳倦之病也。《素问·阴阳应象大论》：肝在味为酸。

虞庶：脾主味，为邪乘肝病者，乃喜酸味也。

叶霖：若肝受饮食劳倦之病，其味酸。

㉛传入心则喜苦味。

徐灵胎：心受饮食劳倦之病也。《素问》：心在味为苦。

虞庶:脾主味,为邪干心病者,乃喜苦味也。

叶霖;心受病,其味苦。

㉜传入肺则喜辛味。

徐灵胎:肺受饮食劳倦之病也。《素问》:肺在味为辛。

虞庶:脾主味,为邪干肺病者,乃喜辛味也。

叶霖:肺受病,其味辛。

㉝传入肾则喜咸味。

徐灵胎:肾受饮食劳倦之病也。《素问》:肾在味为咸。

虞庶:脾主味,为邪干肾病者,乃喜咸味也。

叶霖:肾受病,其味咸。

㉞脾经自病则喜甘味。

徐灵胎:脾受饮食劳倦之病也。《素问》:脾在味为甘。

虞庶:土为稼穑,本经自病,乃喜甘味也。

叶霖:脾自受病,其味甘。

㉟传入心则喜苦味。

吕广:心主伤热。脾主劳倦,今心病以饮食劳倦得之,故知脾邪入心也。

㊱体重嗜卧,身体沉重嗜睡。四肢不收,四肢疲乏无力。

徐灵胎:嗜卧,倦卧也。脾主肌肉及四肢故也。

吕广:身热者,心也。体重者,脾也。此二脏病证也。

叶霖:其病身热者,心也;体重,脾也。

㊲浮大,心脉。缓,脾脉。

徐灵胎:浮大,心之本脉。缓,脾之脉象也。

吕广:浮大者,心脉。缓者,脾脉也。

叶霖:其脉浮大者,心之本脉也;缓,脾之脉象也。此节饮食劳倦,独有虚实之分者,盖即明正经虚,又伤于饮食而为病,较伤饮食而致病者有间也。

㊳寒邪伤肺,表现谵言妄语,并有声音改变。

徐灵胎:谵,狂悖多言也。

虞庶:五金击之有声,故五音出于肺也。

叶霖:假令心病而伤寒者,乃肺邪入心也。肺主声,故谵言妄语也。

㊴传入肝则好呼喊。

徐灵胎:肝伤寒也。《素问·阴阳应象大论》:肝在声为呼。

虞庶:木之畏金,故呼。启玄子云:呼亦当啸。

叶霖:若寒邪入肝则呼,肝在声为呼也。

㊵传入心则言语不断。

徐灵胎:心伤寒也。按:《素问》心在声为笑,《灵枢·九针篇》则云:肝主语,与此俱别。

虞庶:此云言。《素问》云笑,谓金火相当,夫妇相见,故言笑。

叶霖:入心则多言,言为心声;又在声为笑也。

㊶传入脾则好歌唱。

徐灵胎:脾伤寒也。《素问》:脾在声为歌。

虞庶:土母金子,母子相见,故有歌义。

叶霖:入脾则歌,脾在声为歌也。

㊷传入肾则好呻吟。

徐灵胎:肾伤寒也。《素问》:肾在声为呻。

虞庶:金母水子,子之见母,发娇呻声也。

叶霖:入肾则呻,在声为呻也。

㊸肺经自伤则好悲哭。

徐灵胎:肺伤寒也。《素问》:肺在声为哭。

虞庶:肺主于秋。秋者,愁也。其音商,商,伤也。故自入为哭也。

叶霖:自入肺之本脏则哭,肺在声为哭也。

㊹肺邪传入心,表现谵言妄语。

吕广:心主暑,肺主寒,得之,故知肺邪入心以为病也。

㊺身热,心病。恶寒喘咳为肺之病。

徐灵胎:肺本寒脏,又伤寒则恶寒也。肺气上逆,则喘而咳。又《灵枢·九针篇》云:肺主咳。

吕广:身热者心,恶寒者肺,此二脏病证也。

叶霖:其病身热恶寒者,心火脏,故身热,肺本寒脏,故恶寒也。甚则喘咳者,肺主咳,肺气上逆,则喘咳也。

㊻浮大,心脉。涩,肺脉。

徐灵胎:浮大,心之本脉。涩,肺脉之象也。

吕广:浮大者,心脉。涩者,肺脉也。

叶霖:其脉浮大,心脉也。涩,肺之脉象也。

㊼肾中湿而发病,好汗出不止。

徐灵胎:四十难云:肾主液,液亦湿类也。《素问·逆调论》:肾者,水脏,主津液。

丁德用:肾主水,水化五液也。

虞庶:肾主水,水流湿,故五湿皆出于肾。

叶霖:假令心病而中湿者,心主暑,肾主湿,今心病以伤湿得之,故知肾入心也。

㊽传入肝则泣多。

徐灵胎:肝中湿也。《灵枢·九针论》云:肝主泣。

虞庶:悲哀动中则伤魂,魂伤则感而泪下,谓肺主悲,悲则金有余,木乃畏之,水者木之母,母忧子,故肝为泣也。

叶霖:湿邪入肝为泣,肝主泣也。

㊾传入心则汗多。

徐灵胎:心中湿也。《灵枢》:心主汗。

虞庶:水火交泰,蒸之为汗。

㊿传入脾则涎多。

徐灵胎:脾中湿也。《灵枢》:脾主涎。

虞庶:土夫水妻,妻从夫则生涎也。

51传入肺则涕多。

徐灵胎:肺中湿也。《灵枢》:肺主涕。

虞庶:北方生寒,寒生肾。令寒感皮毛,内合于肺,肺寒则涕,是知入肺为涕。

叶霖:入肺为涕,肺主涕也。

52肾自经为病则唾多。

徐灵胎:肾中湿也。《灵枢》:肾主唾。

虞庶:肾之脉上络于舌,故生唾也,离中六二爻是也,此则正经自病。

叶霖:自入肾之本脏,则为唾,肾主唾也。

53传入心则汗不可止。

徐灵胎:汗者,人所常有,惟不可止,乃为肾邪入心也。

吕广:心主暑,肾主湿。今心病以伤湿得之,故知肾邪入心也。

叶霖:肾化五液,肾为心邪,故汗出不可止也。

54入心并有身热,小腹痛,下肢逆冷。

徐灵胎:小腹,肾之位。足胫,肾经所过之地,故畏寒而逆冷,湿性亦近寒也。

吕广:身热者心,小腹痛者肾,肾邪干心,此二脏病证也。

叶霖：其病身热者，心也。小腹痛者，肾之位也。足胫寒而逆者，足胫肾经所过之病，故畏寒而逆冷，湿性亦近寒也。

(55)沉脉为肾脉。濡而大为心脉。

徐灵胎：沉，肾脉之象。濡，湿气之候。大则心脉本象也。独不言浮者，盖沉则不浮也。

吕广：大者，心脉。沉濡者，肾脉也。

叶霖：其脉沉濡而大者，沉，肾脉之象。濡，湿气之候。大则心脉之象也。心脉浮大，独不言浮者，沉则不能浮也。

(56)以上为五邪所伤的一般规律。法，法则、规律。

徐灵胎：大指谓：肝病见于色，心病见于臭，脾病见于味，肺病见于声，肾病见于液。其脉以本脏之脉为主，而兼受邪之脉，以此类推可也。

叶霖：夫法者，举一为例之法也。五邪者，五脏得五行之邪也。欲知五邪之证，必审肝病见于色，心病见于臭，脾病见于味，肺病见于声，肾病见于液。其脉以本脏之脉为主，而兼受邪之脉也。此以心一经为主病，而以各证验其所从来，其义与十难诊脉法同。明乎此，不特五脏互受五邪，凿然可晓，即百病见证，莫不皆可类测，而为诊脉辨证之法程也。

语译

四十九难问：疾病有自身脏器出现病变而发病的，有由于五邪所伤而发病的，如何进行区别呢？

答：医经上说，忧愁思虑会使心脏受损，形体受寒和饮食寒冷会使肺脏受伤害，怨恨愤怒过甚会使气机上逆，气上逆而不得下降会使肝脏受损，饮食不节和劳倦过度会伤害脾脏，久坐潮湿的地方，强行用力及房室不节或常受水湿会使肾脏受到损伤。这些就是正经自病。

问：什么又是五邪所伤呢？

答：五邪，即风、暑、食、寒、湿，也就是说有伤于风的，有伤于暑的，有伤于饮食劳倦的，有伤于寒的，有伤于湿的。这些就叫做五邪所伤。

问：假如心脏发生疾病，根据什么知道是因感受风邪而得病的呢？

答：病人的面部当见赤色。根据什么这样说呢？因为肝是主五色的，病邪自入于肝，面部呈现青色，入心呈现赤色，入脾呈现黄色，入肺呈现白色，入肾呈现黑色。肝邪传入于心，故面部应当呈现赤色。同时还兼有

难经白话精解

身体发热,胁下胀满疼痛,其脉象浮大而弦。

问:根据什么知道是伤于暑而得病的呢?

答:伤于暑而得病的病人应当厌恶焦臭气。根据什么这样说呢?因为心是主五臭的,病邪自入于心则厌恶焦臭,入牌则厌恶香臭,入肝则厌恶臊臭,入肾则厌恶腐臭,入肺则厌恶腥臭。故心病由于伤暑而得,应当厌恶焦臭气。同时兼见身体发热而烦躁,心痛,它的脉象浮大而散。

问:根据什么知道是由于饮食不节和劳倦过度而得病的呢?

答:病人应当喜食苦味。根据什么这样说呢?因为脾是主五味的,病邪入肝则病人喜食酸味,入心喜食苦味,入肺喜食辛味,入肾喜食咸味,自入于脾喜食甘味。故脾邪传入于心,有喜食苦味的表现。同时兼有身体发热而且躯体困重,喜欢睡卧,四肢难以伸屈,其脉象浮大而缓。

问:根据什么知道是伤于寒而得病的呢?

答:感受伤寒得病的病人应当胡言乱语。根据什么这样说呢?因为肺是主五声的,病邪入于肝病人就会呼叫,入心会胡言乱语,入于脾会歌唱,入于肾会呻吟,自入于肺则会哭泣。故肺邪传入于心,病人表现为胡言乱语。同时兼有身体发热,恶寒,甚至于气喘咳嗽,其脉象浮大而涩。

问:根据什么知道是伤于湿而得病呢?

答:感受湿邪的病人应当经常出汗无法自止。根据什么这样说呢?因为肾是主五液的,病邪入于肝病人会流泪,入于心会出汗,入于脾会流涎,入于肺会流涕,自入于肾会流唾液。故肾邪传入于心,病人经常有出汗不能自止的表现,同时兼有身体发热而小腹部疼痛,足胫寒而逆冷,其脉象沉濡而大。上述论述的就是诊察五邪所伤的方法。

第五十难

五十难曰:病有虚邪,有实邪,有贼邪,有微邪,有正邪,何以别之?

然:从后来者为虚邪[①],从前来者为实邪[②],从所不胜来者为贼邪[③],从所胜来者为微邪[④],自病为正邪[⑤]。何以言之?假令心病,中风得之为虚邪,伤暑得之为正邪[⑥],饮食劳倦得之为实邪[⑦],伤寒得之为微邪[⑧],中湿得之为贼邪[⑨]。

注释

①从后来者,从母脏传来。虚邪,此指母病及子之邪。

徐灵胎:此亦以五行之义推之也。后,谓生我者也。邪挟生气而来,则虽进而易退,故为虚邪。

丁德用:假令心病得肝脉来乘,是为虚邪。肝是母,心是子,子能令母虚,故云从后来者为虚邪。

吕广:心旺之时,脉当洪大而长,反得弦小而急,是肝旺毕,木传于心,夺心之旺,是肝往乘心,故言从后来也。肝为心之母,母之乘子,是为虚邪也。

叶霖:此承上文五脏五邪之病,而辨其生克之义也。病有虚邪者,如心脏属火,其病邪从肝木传来,木生火,则木位居火之后,是生我者,邪挟生气而来,虽进而易退,故曰从后来者虚邪也。

②从前来者,从子脏传来。实邪,子病累母之邪。

徐灵胎:前,我生者也。受我之气者,其力方旺,还而相克,其势必甚,故为实邪。

丁德用:脾脉来乘,是为实邪。心是母,脾是子,而母能令子实,故云从前来者为实邪也。

吕广:谓心旺得脾脉,心旺毕,当传脾,今心旺未毕,是脾来逆夺其旺,故言从前来也。脾者心之子,子之乘母,是为实邪。

叶霖:病有实邪者,如心属火,其病邪从脾土传来,火生土,则土位居火之前,是受我之气者,其力方旺,还而相克,其势必盛,故从前来者实邪也。

③从所不胜来者,克我之脏传来。贼邪,即相克而传之邪。

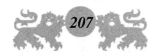

207

徐灵胎：所不胜，克我者也。脏气本已相制，而邪气挟其力而来，残削必甚，故为贼邪。

丁德用：火所不胜于水，心病，肾脉来乘。故为贼邪。

吕广：心旺得肾脉，水胜火，故是为贼邪也。

叶霖：病有贼邪者，如心属火，其病邪从肾水传来，水克火，心受克而不能胜，脏气本已相制，而邪气挟其力而来，残削必甚，故曰从所不胜来者，贼邪也。

④从所胜来者，从我克之脏传来。微邪，指反克之邪。

徐灵胎：所胜，我所克也。脏气既受制于我，则邪气亦不能深入，故为微邪。

丁德用：火所胜于金，心病，肺脉来乘，故云微邪。

吕广：火旺反得肺脉，火胜金，故为微邪也。

叶霖：病有微邪者，如心属火，其邪从肺金传来，火克金，金受克而火能胜，脏气既受制于我，则邪气亦不能深入，故曰从所胜来者，微邪也。

⑤自病者，自得之病。正邪，本脏之邪。

徐灵胎：自病，本脏自感之邪也。

丁德用：无他邪相乘，则为正邪。

吕广：心旺之时，脉实强太过，反得虚微，为正邪也。

叶霖：正邪者，如心脏止有自感之邪，而无他脏干克之邪者是也。

⑥风伤肝，肝传心，母病及子，故为虚邪。暑邪伤心，为自得之病，故为正邪。

徐灵胎：中风，肝邪也。得之，谓因中风而心得病也。肝生心，所谓从后来者是也。下仿此。伤暑，自病也。

吕广：心主暑，今心自病伤暑，故为正邪也。

叶霖：举心为例，以发明上文之义也。中风，肝木之邪也。得之，言因中风而心得病也。肝邪乘心，是从后来者，故曰虚邪。伤暑得之，为心脏自病，故曰正邪。

⑦饮食劳倦伤脾，脾病传心，为子病累母，故为实邪。

徐灵胎：心生脾也。

吕广：从前来者，脾乘心也。脾主劳倦，故为实邪。

叶霖：饮食劳倦得之，脾邪乘心，是前来者，故曰实邪。

⑧寒伤肺，肺邪传心为金反克火，故为微邪。

徐灵胎：心克肺也。

吕广：从所胜来者，肺乘心也，肺主寒，又畏心。故为微邪。

叶霖：伤寒得之，肺乘心，从所胜来者，故曰微邪。

⑨湿伤肾,肾邪传心为水克火,故为贼邪。

徐灵胎:肾克心也。

吕广:从所不胜来者,肾乘心也。肾主湿,水克火,故为贼邪也。

丁德用:大在天之寒,在地为水,在人为肾,肾主水与寒。在天之风,在地为木,在人为肝,肝主风。在天之暗暑,在地为火,在人为心,心主暑。在天之燥,在地为金,在人为肺,肺主燥。在天之湿,在地为土,在人为脾,脾主湿,此是天地人三才相通也。今经以寒合肺,以湿合肾,以饮食劳倦合脾,此三者,义理稍差,未详其旨。

叶霖:中湿得之,肾邪乘心,从所不胜来者,故曰贼邪。余脏可类推,此病传五脏之生克也。

语译

五十难问:病邪有虚邪、实邪、贼邪、微邪、正邪之分,根据什么进行区别呢?

答:由生我之脏传来的称为虚邪;由我生之脏传来的称为实邪;由克我之脏传来的称为贼邪;由我克之脏传来的称为微邪;由本脏之邪发病的称为正邪。为什么这样说呢?假如心脏引发疾病,由于感受属肝的风邪而得的叫虚邪;由于感受属心本身之暑邪而得的叫正邪;由于感受属脾的饮食劳倦之邪而得的叫实邪;由于感受属肺的寒邪而叫微邪;由于感受属肾的湿邪而得的叫贼邪。

第五十一难

五十一难曰：病有欲得温者，有欲得寒者，有欲得见人者，有不欲得见人者，而各不同，病在何藏府也？

然：病欲得寒，而欲见人者，病在府也；病欲得温，而不欲见人者，病在藏也。何以言之？府者阳也①，阳病欲得寒，又欲见人②；藏者阴也③，阴病欲得温，又欲闭户独处，恶闻人声④。故以别知藏府之病也。

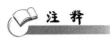

注释

①六腑属于阳。

徐灵胎：《素问·金匮真言论》云：腑者为阳。

②阳病喜寒，又有见人的欲望。

徐灵胎：阳病热胜，故喜寒而恶热。阳主动而散，故欲见人。

③五脏属于阴。

徐灵胎：《素问》：脏者为阴。

④阴病喜温，又愿意闭门独处，厌恶与人说话。

徐灵胎：阴病寒胜，故喜温而恶寒。阴主静而藏，故欲闭户恶人也。

丁德用：手三阴三阳应天，主暄暑燥，病即欲得寒也。然阳者，明也，是以欲得见人。阳为腑、故言病在腑也。足三阴三阳应地，主风寒湿，故病即欲得温。阴主藏，故不欲见人也。诸浮躁者，病在手。诸静不躁者，病在足。

叶霖：《素问·金匮真言论》曰：腑者阳也，脏者阴也。腑为阳，阳病则热胜，故饮食衣服居处，皆欲就寒而远热也。阳主动而散，以应乎外，故欲得见人也。脏为阴，阴病则寒胜，故饮食衣服居处，皆欲就温而远寒也。阴主静而藏以应乎内，故闭户独处，恶闻人声也。此统论脏腑阴阳大义，故与《阳明脉解篇》阳明病恶人与火，指一经热甚而烦惋者，有间也。

语 译

五十一难问:病人有喜欢温暖的,有喜欢寒凉的,有想要见人的,有厌恶见人的,而这些各不相同的情况,分别是哪个脏腑发生了病变呢?

答:病人喜欢寒凉,而又想要见人的,是腑出现了病变;病人喜欢温暖,而又厌恶见人的,是脏出现了病变。为什么这样说呢?因为腑是属阳的,阳热的病喜欢寒凉,又想要见人;脏是属阴的,阴寒的病喜欢温暖,又想要关闭门户而独处,厌恶听到别人的声音。所以根据这些可以诊断是脏还是腑引发了疾病,即知道病藏何腑。

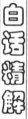

难经 白话精解

第五十二难

五十二难曰：府藏发病，根本等否?然：不等也。其不等奈何?

然：藏病者，止而不移，其病不离其处①；府病者，仿佛贲响，上下流行，居处无常②。故以此知藏府根本不同也。

注释

①五脏发病的特点是其发病部位固定不移。不离其处，病位没有游离性。

徐灵胎：此指有形质之病，如症瘕之类，故曰根本。脏病，脏体受伤，或脏气受病也。五脏本无出纳，故病亦常居其所不移动也。

丁德用：脏病为阴，阴主静，故止而不移。

吕广：脏者，阴，决于地。故不移动也。

②腑病的特点是隐约有声响，并上下移动。没有固定部位。仿佛，隐约之义。贲响，此指肠鸣声。

徐灵胎：腑病，六腑受病也。仿佛，无形质也。贲响，贲动有声也。忽上忽下，而无定位，盖六腑泻而不藏，气无常定，故其病体亦如此。

丁德用：腑病为阳，主动，故上下行流，居处无常。

吕广：腑，阳也。阳者法天，天有迥旋不休，故病流转，居无常处也。

叶霖：脏为阴，阴主静，故止而不移也。腑为阳，阳主动，故上下流行也。仿佛，无形质也。贲向，动而有声也。居无常处者，忽上忽下。脏病腑病，其根本不同者如此。

语译

五十二难问：腑和脏发生疾病，它们的发病症候表现相同吗?

答：它们的发病症候是不相同的。

问：它们不相同的情况怎样呢?

答：脏引发疾病，停留在某处而不移动，其病位固定而不离开它原来的处所。腑引发疾病，其特征是似乎有气在奔走隐约作响，上下流动，部位不固定。根据这些情况得知脏和腑发病的症候表现是不相同的。

第五十三难

五十三难曰:经言七传者死,间传者生。何谓也?

然:七传者,传其所胜也。间藏者,传其子也①。何以言之?假令心病传肺,肺传肝,肝传脾,脾传肾,肾传心②,一藏不再伤,故言七传者死也③。间传者,传其所生也④。假令心病传脾,脾传肺,肺传肾,肾传肝,肝传心,是子母相传,周而复始,如环无端,故曰生也⑤。

注释

①七传,以五行相克顺序相传遍而又及本脏,一脏受克而病至死涉及七次传变。间脏是母病传子,然而相生之传并不间脏。

徐灵胎:七传,依相克之序历过七脏也。间传,依相克之序中间间一他脏也。所胜,所克之脏也。子,所生也。

丁德用:经云前七传者死,后言间脏者生。其言七传者,是五脏为阴,传其所胜。间脏者,是六腑为阳,故传其所生。亦五脏六腑并应五行,传其所生者生,传其所胜者死。其言传肺,肺死而不传。故一脏不再伤也。

吕广:"七"当为"次"字之误也。此下有间字,即知上当为次。又有五脏,心独再伤,为有六传耳。此盖次传其所胜脏,故其病死也。

虞庶:七传者死,七字明也。吕氏以七为次,深为误矣。又,声音不相近也。今明之以示后学。谓五行相生而数之,数终于五,又却再数至二成七,向上之五,来传于七,七之被克,故云死也。今举一例以发明之:假令相生之数,数木、火、土、金、水、木、火,第五水字,隔第六木字,来克第七火字,火被水克,故曰七传。下文云间脏者,是第五水字,下传与第六木字。见相生,故曰间脏者也,吕氏言次者,次正成间脏也。

叶霖:七传者,依序传其所胜所克之脏也。

②以相克之序而传。

徐灵胎:以上皆传所胜之赃。

叶霖:如心病传肺,是火克金也。肺又传肝,是金克木也。肝又传脾,是木克土也。脾又传肾,是土克水也。肾复传心,是水克火也。心又欲传肺,是七传矣。

③一脏不能两次受损伤,第七次传变,是一脏两次受伤,故云七传死。再,两次。

徐灵胎:再伤,谓肺复受心病之传也。七传,谓心病复传至心,已历六脏,至肺共七脏也。

吕广:又,有旺脏,心独再伤,为有六传耳。此盖次传其所胜脏,故其病死也。

丁德用:其言传肺,肺死而不传,故一脏不再伤也。

叶霖:一脏不能再受邪伤,则死矣。吕广以七当作次字之误,与下间字方相合,其说亦通。盖心病六传,由肾至心,心脏不能复传至肺也。其一脏不再伤者,是指心之不任再伤于第七传而死也。此即《素问·标本病传论》诸病以次相传者,皆有死期,不可刺之义。

④间传,是母病及子。

徐灵胎:一本无此二句。

叶霖:间传者,间一脏传其所生也。

⑤此言母子相传,预后较佳。

徐灵胎:心欲传肺,而脾者肺之母、心之子,中间间此一脏,则不传所克也。谓母病传其子也。心又传脾,仍为相生之脏也。

丁德用:其言心传脾,脾得生气,再传于肺。是母子相传,故言生也。

吕广:间脏者,间其所胜脏而相传也。心胜脾,脾间之。肝胜脾,心间之。脾胜肾,肺间之。肺胜肝,肾间之。肾胜心,肝间之。此谓传其所生也。

叶霖:如心欲传肺,而脾者肺之母,心之子,中间间此一脏,不传所克也。假令心病传脾,是间肺所胜之脏,为火生土也。脾病传肺,是间肾所胜之脏,为土生金也。肺病传肾,是间肝所胜之脏,为金生水也。肾病传肝,是间心所胜之脏,为水生木也。肝病传心,是间脾所胜之脏,为木生火也。心病又复传脾,则病自己,此子母相传而生也。

📖 **语译**

五十三难问:医经上说,五脏疾病属于七传的死,属于间脏的生。怎么解释这种情况呢?

答:所谓七传,是传其所胜之脏。间脏,是传其所生的子脏。为什么这样说呢?若心脏疾病传给肺,肺传给肝,肝传给脾,脾传给肾,肾传给心,每一个脏都不可再次受病,所以说七传的预后多不良。间脏,是传其所生

214

的子脏,若心脏疾病传给脾,脾传给肺,肺传给肾,肾传给肝,肝传给心,这种情况属于母脏与子脏之间的相传,因为母子相生之气终而复始,好象圆环一样无止无终,所以说预后较良好。

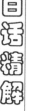

第五十四难

五十四难曰：藏病难治，府病易治，何谓也?然：藏病所以难治者，传其所胜也;府病易治者，传其子也。与七传、间藏同法也[①]。

注释

①以上难七传与间传之理阐释脏病难治，腑病易治，恐非。

丁德用：脏者，阴也。病难治者，谓言传其胜也。胜者，谓肝胜脾，脾胜肾，肾胜心，心胜肺，肺胜肝，故难治也。腑者，阳也。言阳病传其子者。即是木病传火，火病传土，土病传金，金病传水，水木递相生，即腑病易治也。是故与七传间脏法同也。

杨曰：与前章略同也。

叶霖：脏病所以难治者，传其所胜也。若传其所生，亦易治也。府病所以易治者，传其所生也。若传其所胜，亦难治也。盖其义以脏病深，腑病浅，分其难易耳。然亦不可拘，故曰与七传间脏同法也。

语译

五十四难问：五脏的病难治，六腑的病易治，原因是什么呢?

答：五脏病所以难治，是因为其病变传给了它所克之脏;六腑病易治，是因为其病变传给了它所生之脏。这和前难所说七传、间脏以辨别预后良恶是同一个道理。

第五十五难

五十五难曰:病有积、有聚,何以别之?

然:积者,阴气也;聚者,阳气也①。故阴沉而伏,阳浮而动②。气之所积名曰积,气之所聚名曰聚③。故积者,五藏所生;聚者,六府所成也④。积者,阴气也,其始发有常处⑤,其痛不离其部⑥,上下有所终始,左右有所穷处⑦;聚者,阳气也,其始发无根本⑧,上下无所留止⑨,其痛无常处⑩,谓之聚。故以是别知积聚也⑪。

注释

①积,积结之义,一般病有形有质,部位固定。聚,聚集之义,一般可聚可散,部位不固定。

徐灵胎:阴邪积而成积,阳邪聚而成聚也。

②属于阴证的积,脉是沉而伏;属于阳证的聚,脉是浮而动。另,沉而伏又似指证候表现沉静深伏居止。浮而动似指证候表现浮游躁动。

徐灵胎:此言积聚之象也。沉伏,阴之体。浮动,阳之体。

③积是病气结积,聚是气机聚集。

徐灵胎:此明积聚之所由名也。积者,积渐而成;聚者,凝滞未散。积则有物,聚则无形也。

④积生于五脏,聚生于六腑。

徐灵胎:此又明积聚之所由生也。脏属阴,故阴气积于内而成积;腑属阳,故阳气聚于外而成聚,各从其类也。

⑤积为阴气积结。指积病在初发阶段就有固定的部位。

徐灵胎:一本无始字。有常处,有定位也。

⑥此指积病所出现的疼痛局限在发病之处。

徐灵胎:其部,积所起之地也。

⑦指发病部位上下左右有明显的界限。

徐灵胎:言其形之长短大小可循按也。

⑧聚是阳气聚积,在初发阶段即没有固定部位。

徐灵胎:无定位也。

⑨指病气变动不居,游走不定。

徐灵胎:无定形也。

⑩聚病所出现的疼痛也没有恒定之处。

徐灵胎:其病亦无定在也。

⑪所以以此鉴别积和聚的特征。

滑寿:积者,五脏所生。五脏属阴,阴主静,故其病沉伏而不离其处。聚者,六腑所成。六腑属阳,阳主动,故其病浮动而无所留止也。杨氏曰:积,蓄也。言血脉不行,蓄积而成病也。周仲立曰:阴沉而伏,初亦未觉,渐以滋长,日积月累是也。聚者,病之所在,与血气偶然邂逅,故无常处也。与五十二难意同。

丁德用:积者,阴气所积,是五脏传其所胜,当旺时不受邪,故留结为积,所以止而不移也。聚者,六腑之为病,阳也。所传其子,以回转不定。又,阳主动,故无常处。

吕广:诸阴证病常在一处牢强,有头足,止不移者,脏气所作,死不治。故言脏病难治,所以证病上下左右无常处者,此所谓阳证,虽困可治,本不死也,故当经岁月,故经言腑病易治。

叶霖:积者,五脏所生,脏属阴,阴邪渐积而成,故曰积。阴主静,故沉伏不离其处,乃脏阴气结为病,而或兼乎血,故其部上下左右,其形大小长短,皆可循而按之也。聚者,六腑所生,腑属阳,阳邪渐聚而成,故曰聚。阳主动,故浮动而无定处,乃纯乎气凝滞而不散,故其部无定位,其体无定形,而上下左右,流行无常也。此阴阳积聚之所由分,与五十二难当是一章,或前后错简耳。

📖 语 译

五十五难问:疾病有称为积、有称为聚的,如何进行辨别呢?

答:积,是阴气之病;聚,是阳气之病。因为阴性是主沉而潜伏的,阳性是主浮而游动的。由有形之阴气所积蓄而生的为积,由无形之阳气所聚合而成的为聚。所以积病为属阴的五脏所生,聚病为属阳的六腑所成。由于积是阴气所积蓄,它开始发生便有固定的部位,它的疼痛也在其固定的发病部位,上下有起止点,左右也有边缘。聚是阳气所聚合,它开始发生时就没有一定形质,其停留部位或上或下并不固定,其疼痛处所也同样不固定,这就叫做聚。所以根据这些症状就可诊得是积病还是聚病。

第五十六难

五十六难曰：五藏之积，各有名乎？以何月何日得之？

然：肝之积名曰肥气，在左胁下，如覆杯，有头足。久不愈，令人发咳逆，㿂疟①，连岁不已②。以季夏戊己日得之③。何以言之？肺病传肝④，肝当传脾，脾季夏适王⑤，王者不受邪⑥，肝复欲还肺，肺不肯受⑦，故留结为积⑧。故知肥气以季夏戊己日得之⑨。

心之积名曰伏梁⑩，起脐上，大如臂，上至心下⑪。久不愈，令人烦心⑫。以秋庚辛日得之。何以言之？肾病传心，心当传肺，肺以秋适王⑬，王者不受邪，心复欲还肾，肾不肯受，故留结为积。故知伏梁以秋庚辛日得之⑭。

脾之积名曰痞气⑮，在胃脘，覆大如盘⑯。久不愈，令人四肢不收⑰，发黄疸⑱，饮食不为肌肤⑲。以冬壬癸日得之。何以言之？肝病传脾，脾当传肾，肾以冬适王，王者不受邪，脾复欲还肝，肝不肯受，故留结为积。故知痞气以冬壬癸日得之⑳。

肺之积名曰息贲㉑，在右胁下㉒，覆大如杯。久不已，令人洒淅寒热㉓，喘咳，发肺壅㉔。以春甲乙日得之。何以言之？心病传肺，肺当传肝，肝以春适王，王者不受邪，肺复欲还心，心不肯受，故留结为积。故知息贲以春甲乙日得之㉕。肾之积名曰贲豚㉖，发于少腹，上至心下㉗，若豚状，或上或下无时。久不已，令人喘逆㉘，骨痿少气㉙。以夏丙丁日得之。何以言之？脾病传肾，肾当传心，心以夏适王，王者不受邪，肾复欲还脾，脾不肯受，故留结为积。故知贲豚以夏丙丁日得之㉚。此五积之要法也。

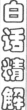

注释

①肥气，肝积之病。如覆杯，病形如倒置的杯盘。有头足，病形有歧出如有头足状。㿂，通阂。阂疟，疟疾的一种。另外，依据"肥气，在左胁下，如覆杯"，似是现代医学的脾肿大。"有头足"，似是脾切迹显现的歧出现象。"令人发咳逆，㿂疟"又似是由疟疾而发的脾肿大。

徐灵胎：肥气，其气肥盛也。左胁，肝之位。覆杯，本大末小，肝木之象也。头足，

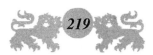

一本二末,木形歧出也。颇,与阁同疟,咳逆,肝气上冲于肺,乘所胜也。阁疟,间日而发为阁,连日发为疟,肝之病状也。

滑寿:肥之言盛也。有头足者,有大小本末也。咳逆者,足厥阴之别,贯膈上注肺,肝病故胸中咳而逆也。二日一发为颇疟,《内经》五脏皆有疟,此在肝为风疟也。抑以疟为寒热病,多属少阳,肝与之为表里,故云。左胁肝之部也。

②连年而病不愈。

徐灵胎:言病入深而无已时也。

③此病常得于季夏。季夏,长夏之月。戊己日,由脾所主。"以季夏戊己日得之",疟疾发生在季夏蚊虫繁盛之时。

徐灵胎:季夏时令属土,戊己日干属土也。下仿此。

④以相胜之序传变。

徐灵胎:所谓脏病传其所胜也。下仿此。

⑤王,通旺。脾在长夏正当旺时。适,正值之义。

徐灵胎:脾当时之旺令也。

⑥五脏在当旺之时不易受邪。

徐灵胎:言邪不能伤。

⑦肝拒邪与肺,复还于肺,肺又不肯接受。

徐灵胎:肝木又不能胜肺金也。下仿此。

⑧邪气不能传变,而形成积。

徐灵胎:邪气结聚于肝也。

⑨肥气形成于长夏戊己日。

杨曰:积,蓄也,言血脉不行,积蓄成病也。凡积者,五脏所生也。荣气常行,不失节度,谓之平人。平人者,不病也。一脏受病,则荣气壅塞,故病焉。然旺脏受病者,则传其所胜,所胜适旺,则不肯受传,既不肯受,则反传所胜,所胜复不为纳,于是则留结成积,所以长大,病因成矣。肥气者,肥盛也。言肥气聚于左胁之下,如覆杯突出,如肉肥盛之状也。小儿多有此病。按前章有积有聚,此章唯出五积之名状,不言诸聚,聚者,六腑之病,亦相传行,还如五脏,以胜相加,故不重言,从省约也。

叶霖:积,畜也,言血气不行,积畜为病,亦由五邪相传而成也。肥气者,言其气之肥盛也。左胁为肝木左升之部,如覆杯者,本大末小,肝木之象也。头足者,一本二末,木形歧出之义,亦甚言其有形也。咳逆者,足厥阴之别脉,贯膈上注于肺,肝气上冲于肺,反乘所胜也。颇疟即阁疟,间二日发者是也。五脏皆有疟,在肝则为风疟,又疟多发于少阳,而厥阴于少阳为表里也。病邪入深,连年不已。然何以得之?乃肺病传肝,传其所胜也。肝当传脾,脾土适旺于季夏,土旺力能拒而不受邪,当复反于肺,而肝木又不能胜肺金,故曰不肯受也。邪因无道可行,故留结于肝而成积矣。季夏戊己日得之者,季夏,土月也,戊己,土日也,月日皆脾土极旺之时,肝木不能克制,即于是月是日,而得是积。可见虚则受邪,旺则邪不得入,今人徒事攻积,大失经旨,非其治矣。此章唯出五积之名状,而不言诸聚者,盖聚无常处,故无名状可定也。

⑩伏梁,心之积病,深伏于里,如梗状。

徐灵胎:横亘如屋梁而伏处也。

滑寿:伏梁,伏而不动,如梁木然。

杨曰:伏梁者,言积自脐上至心下,其大如臂,状似屋舍栋梁也。

⑪下界起于脐上部,粗细如臂,上延至心下。

徐灵胎:脐上至心下,皆心之分也。

⑫迁延不愈,使人内心烦躁。

徐灵胎:烦心,火郁之状也。

⑬秋为肺当旺之季。

徐灵胎:一本无以字。

⑭伏梁病以秋季庚辛日得之。

叶霖:伏梁者,伏而不动,横亘如梁木然,起脐上至心下者,脐上至心下,皆心之分部也。烦心者,火郁则心烦也。然何以得之?乃肾病传心,传其所胜也。心当传肺,肺金当秋适旺,金旺力能拒而不受邪,应复反于肾,而心火又不能胜肾水,故曰不肯受也。邪留结于心而成积,以秋庚辛日得之者,秋当申酉金月,而庚辛金日也。金旺之月日,心火不能克制,即于是月是日而得是积也。按:《灵枢·邪气脏腑病形篇》曰:心脉微缓为伏梁,在心下,上下行,时唾血。《经筋篇》曰:手少阴之筋,其病内急,心承伏梁,下为肘纲,其成伏梁,吐血脓者,死不治。是《灵枢》两章,皆心病有余之积,虽未明言病状,其义则同。若《素问·腹中论》曰:病有少腹上下左右皆有根,病名伏梁,裹大脓血,居肠胃之外,不可治,治之每切按之致死。此下则因阴,必下脓血,上则迫胃脘,生膈挟胃脘内痛,此久病也,难治。居脐上为逆,居脐下为从,此病阳邪聚于血分,致气失输转之机,非脏阴气结之积也。以其在少腹四旁太冲部分,阳毒之邪,聚而为脓为血,下行必薄阴中,便下脓血,上行迫胃脘膈膜间而生内痛,此论阳毒之伏梁也。又曰:人有身体髀股胻皆肿,环脐而痛,病名伏梁,此风根也,其气溢于大肠,而著于肓,肓之原在脐下,故环脐而痛也,不可动,动之为水溺涩之病。此病风邪根聚于中,故环脐而痛,脐为人身之枢,枢病则不能旋斡阴阳之气,故周身皆肿,设妄攻风气,鼓动其水,水溢于上,则小便为之不利,此论风毒之伏梁也。是其名虽同,其证其治则异,若伏梁不辨乎风根,其不见诮于鸡峰难矣。

⑮痞气为脾之积。

徐灵胎:痞,否塞不通也。

滑寿:痞气,痞塞而不通也。疸病发黄也,湿热为疸。

杨曰:痞,否也,言否结成积也。脾气虚,则胃中热而引食焉。脾病不能通气行津液,故虽食多而赢瘦也。

叶霖:痞者,否也,天地不交而为否,言痞结而成积也。

⑯如覆置于胃脘的盘状物。

徐灵胎:胃脘,中焦之地,脾之分也。

叶霖:脾位中央,土之象也,故积在胃脘,覆大如盘。

⑰久而不愈,使人四肢懈惰无力。

徐灵胎:脾主四肢,不收,邪气聚而正气不远也。

叶霖:脾主四肢,邪气壅聚,正气不运,故四肢不收。

⑱有黄疸的症状。

徐灵胎:黄疸,皮肤、爪、目皆黄色,湿热病也。脾有积滞,则色征于外也。《素·平人气象论》:溺黄赤、安卧者曰黄疸。又曰:目黄者曰黄疸。

叶霖:脾有湿滞,则色徵于外,故皮肤爪目皆黄而成瘅,但黄瘅之因甚繁,然皆不离乎脾与湿也。

⑲肌肤不为饮食所滋养。

徐灵胎:脾主肌肉,不能布其津液,则不为肌肤也。

叶霖:脾主肌肉,今脾有积,不能布津液,则所入饮食,而不为肌肤也。

⑳痞气由冬之壬癸日得之。

叶霖:然何以得之?乃肝病传脾,传其所胜也。脾当传肾,肾水当冬适旺,水旺力能拒不受邪,欲复反于肝,而脾土又不能胜肝木,故曰不肯受也。邪留结于脾而成积,以冬壬癸日得之者,冬当亥子水月,而壬癸水日也,水旺之月日,脾土不能克制,即于是月是日,而得是积也。

㉑息贲,肺积之病。

徐灵胎:息贲,气息奔迫也。

滑寿:息贲,或息或贲也。右胁肺之部,肺主皮毛,故洒淅寒热。或谓脏病,止而不移,今肺积,或息或贲,何也然。或息或贲,非居处无常,如腑病也。特以肺主气,故其病有时而动息尔。肾亦主气,故奔豚亦然。

杨曰:息,长也。贲,鬲也。言肺在膈上,其气不行,渐长而逼于膈,故曰息贲,一曰:贲,聚也,言其渐长而聚蓄。

叶霖:贲,古通"奔"。息贲者,言气息贲迫也。

㉒病位在右胁下。

徐灵胎:肺之位也。

叶霖:右胁下为肺金右降之分部。

㉓洒淅,寒冷貌。

徐灵胎:肺主皮毛,故皮肤洒淅寒热也。

叶霖:洒淅寒热者,肺主皮毛也。

㉔肺壅,似当作肺痈,《甲乙经》《脉经》可证。

徐灵胎:肺之病。壅,臃肿胀闷,肺主气故也。

杨曰:肺为上盖,脏中阳也。阳气盛,故令人发肺壅也。

叶霖:壅、痈,古通。肺病则喘咳,甚则发为肺痈。《素问·大奇论》曰:肺之壅,喘而两胠满者是也。

㉕息贲,得于春季甲乙日。

叶霖:然何以得之?乃心病传肺,传其所胜也。肺当传肝,肝木当春适旺,木旺力能拒而不受邪,欲复反于心,肺金又不能胜心火,故曰不肯受也。邪留结于肺而成积,以春甲乙日得之者,春当寅卯木月,而甲乙木日也,木旺之月日,肺金不能克制,即于是月是日而得是积也。按:《灵枢·经筋篇》曰:手心主之筋,其病当所过者肢转筋,前及胸痛息贲。此言手心主之筋,循胁腹,散胸中,下结于胃脘之贲门间,其病当筋之所过结处,为转筋,而前及胸痛,散于胸中,结于贲门,故曰息贲。又曰:太阴之筋,其病当所过者肢转筋,痛甚则成息贲,胁急吐血。此言手太阴之筋,散贯于贲门间,其病当筋之所过者为肢度转筋,而痛甚则成息贲,胁急吐血。盖十二经筋合阴阳六气,气逆则为喘急息奔,血随气奔,则为吐血也。《素问·阴阳别论》曰:二阳之病发心脾,有不得隐曲,女子不月,其传为风消,其传为息贲者,死不治。此二阳者,足阳明胃,手阳明大肠也。病发于心脾者,其始必有得于隐曲之事,于是思则气结,郁而为火,致损心营,心营既损,脾少生扶,则健运失职,饮食渐减,胃阴益亏;夫人身之精血,全赖后天谷气荣养,今谷津日竭,郁火内焚,是以男子少精,女子不月,血液日见干枯,而大肠之传道亦病;胃燥生火,火盛风生,则消烁肌肉,水精耗尽,金失其源,肾气不纳,逆传于肺,致有喘息奔迫不治之证。此三名似是而实非,不容不辨。《奇病论》帝曰:病胁满气逆,二三岁不已,是为何病?岐伯曰:病名息积,此不妨于食,不可灸刺,积为导引服药,药不能独治也。此与本篇差同。药难独治,必兼导引之功,又不可不知也。

㉖奔豚,肾积之病。豚,幼猪。奔豚,病气如奔豚窜动。

徐灵胎:其状如豚之奔突也。

滑寿:奔豚,言若豚之贲突,不常定也。豚性躁,故以名之。令人喘逆者,足少阴之支,从肺出络心注胸中故也。

杨曰:此病状似豚而上冲心。又有奔豚之气,非此积病也,名同而疾异焉。

叶霖:贲豚者,其状如豚之奔突,以豚性躁动故也。

㉗发于少腹,时有窜至心下,如奔豚之状。

徐灵胎:少腹,肾之分。至心下,言上则至心而止,非谓其大至心也。下文自明。言其躁动如豚也。

叶霖:少腹,肾之分部,由少腹上冲至心下而止。

㉘病位上下窜动不时,伴有咳喘。

徐灵胎:肾气上冲也。《素问·逆调论》:肾主卧与喘。

叶霖:上下无定时也。喘逆者,足少阴之支脉,从肺出络心,注胸中,肾气上冲故也。

㉙骨骼废痿而少气。

徐灵胎:肾主骨,故骨痿。下焦不能纳气,故少气。

叶霖:肾主骨,故骨痿。肾不能纳气,故少气也。

㉚奔豚得于夏季丙丁日。

丁德用:人之五脏本和,谓恣欲五情,所以有增损,故蓄积生其病也。故有积有聚,积病为阴,聚病为阳,旺时即安,失时即病也。旧经文注皆明矣。

叶霖:然何以得之?乃脾病传肾,传其所胜也,肾当传心,心火当夏适旺,火旺力能拒而不受邪,当复反于脾,而肾水又不能胜脾土,故曰不肯受。邪留结于肾而成积,以夏丙丁日得之者,夏当巳午火月,而丙丁火日也,火旺之月日,肾水不能克制,即于是月是日而得是积。按:《伤寒论·太阳篇》曰:发汗后,脐下悸者,欲作奔豚。此因发汗虚其心液,脐下悸者,欲动而上奔也,故用茯苓桂枝甘草大枣汤,以保心而制水也。又曰:发汗后,烧针令其汗,针处被寒,核起而赤者,必发奔豚,气从少腹上至心。此言发汗既伤其血液,复用烧针令其汗,是又伤其血脉矣。血脉受伤,则心气虚,加以寒凌心火,故核起而赤,心虚气浮,则肾气乘而上奔,故灸核上各一壮,以通泄其经气,更与桂枝加桂汤,散寒邪以补心气也。此两节论外感误治之证,与积久而成者有间。《金匮要略》师曰:病有奔豚,有吐脓,有惊怖,有火邪,此四部病,皆从惊发得之。此言肝胆因惊骇为病,木者,水之母也,子病发惊,母亦随而上奔也。余三病亦因惊发而得,非奔豚,不为详解。又师曰:奔豚病从少腹上冲咽喉,发作欲死,复还止,皆从惊恐得之。此因惊则伤心,恐则伤肾,心肾水火之气虚,而不能互相交感,则肾之虚邪,反乘心之虚而上奔矣。故总其治曰:奔豚气上冲胸腹痛,往来寒热,奔豚汤主之。观《金匮》两条,与本经之义相近,然同因惊得,而有肝胆心肾之异。况外感积聚之不同,是受病之因,传变之理,不可不察,岂独奔豚一证为然。

📖 语译

五十六难问:五脏的积病,各有它的名称吗?分别是在哪月哪日得病的呢?

答:肝脏的积病称为肥气,在左侧胁下发病,如同覆着的杯子,上下有头和足的明显界限。久延不愈,会引发咳嗽气逆和疟疾的症状,病程连绵,经年不易休止。会在季夏戊己日得病。为什么这样说呢?因为肺金的病邪会传到肝木,肝木会传给脾土,脾上在季夏适为当旺的时候是不会受邪的,肝邪便复返还于肺,肺又拒绝接受,因此滞留郁结在肝而成为积病。所以知道肥气是在季夏属土的戊己日得病。心脏的积病称为伏梁,自脐部之上而起,形状大小如手臂,上端达到心部之下。久延不愈,会导致病人心中烦躁。是在秋天庚辛日得病。为什么这样说呢?因为肾水的病邪会传到心火,心火应当传给肺金,肺金在秋天适为当旺的时候是不会受邪的,心邪便复返还于肾,肾又拒绝接受,因此滞留郁结在心而成为积病。所以知道伏梁是在秋天属金的庚辛日得病。脾脏的积病称为痞气,在胃脘部位发病,形状大小如覆着的盘子。久延不愈,会导致病人四肢不易屈伸,发生黄疸,饮食物不能消化吸收以营养肌肤。是在冬天壬癸日得病。为什么这样说呢?因为肝木的病邪会传到脾上,脾土应当传给肾水,肾水在冬天适为当旺的时候是不会受邪的,脾邪便复返还于肝,肝又拒绝接受,因此滞留郁结在脾而成为积病。所以知道痞气是在冬天属水的壬癸日得病。肺脏的积病称为息贲,在右侧胁下发病,形状大小如覆着的

杯子。久延不愈,会使人洒淅怕冷和发热,气喘咳嗽,发生肺痈。是在春天甲乙日得病。为什么这样说呢?因为心火的病邪会传到肺金,肺金应当传给肝木,肝木在春天适为当旺的时候是不会受邪的,肺邪便复返还于心,心又拒绝接受,因此滞留郁结在肺而成为积病。所以知道息贲是在春天属木的甲乙日得病。肾脏的积病称为贲豚,于少腹部发病,上端达到心部之下,好象豚的奔突状态或上或下,时间不固定。久延不愈,会使病人气上逆而喘,骨骼痿弱,倦怠无力。是在夏天丙丁日得病的。为什么这样说呢?因为脾土的病邪会传到肾水,肾水应当传给心火,心火在夏天适为当旺的时候是不会受邪的,肾邪便复返还于脾,脾又拒绝接受,因此滞留郁结在肾而成为积病。所以知道贲豚是在夏天属火的丙丁日得病的。上述论述的这些就是诊断五脏积病的主要方法。

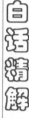

难经 白话精解

第五十七难

五十七难曰:泄凡有几?皆有名不?

然:泄凡有五,其名不同。有胃泄,有脾泄,有大肠泄,有小肠泄,有大瘕泄,名曰后重。胃泄者,饮食不化,色黄①。脾泄者,腹胀满,泄注,食即呕吐逆②。大肠泄者,食已窘迫,大便色白,肠鸣切痛③。小肠泄者,溲而便脓血,少腹痛④。大瘕泄者,里急后重,数至圊而不能便,茎中痛。此五泄之要法也⑤。

📖 **注释**

①后重,即下腹下坠感,又称里急后重。

徐灵胎:此五者之名也。后重,此专指大瘕泄而言,盖肾邪下结,气坠不升故也。胃主纳饮食,气虚不能运则泄。黄,胃土之正色也。

滑寿:胃受病,故食不化。胃属土,故色黄。

杨曰:泄,利也。胃属土,故其利色黄,而饮食不化焉。化,变也,消也,言所食之物,皆完出不消变也。

虞庶:此乃风入于肠,上重于胃,故使食不消化。《风论》曰:久风入中,则为肠风飧泄。飧泄,为食不消化也。

叶霖:泄,利也。其证有五,故有五泄之名。后重者,专指大瘕泄而言,盖肾邪下结,气坠不升故也。此五泄之目,下文详之。胃泄者,甲木之克戊土也,胃主纳谷,风木之邪乘之,胃腑郁迫,水谷不化,必脉弦肠鸣。黄者,胃土之色。经曰"春伤于风,夏生飧泄"者是也。

②泄注,指泻下急骤,势如水注。

徐灵胎:脾主磨化饮食,不能化,则胀满泄注也。脾弱不能消谷,则反出也。

滑寿:有声无物为呕,有声有物为吐。脾受病,故腹胀泄注,食即呕吐而上逆也。

杨曰:注者,无节度也,言利下犹如注水,不可禁止焉。脾病不能化谷,故食即吐逆。

虞庶:中央生湿,湿生土,土生脾,脾恶湿,湿气之胜,故腹胀而泄注。土性主信,又主味,今土病于味无信,故食则吐逆。《阴阳应象论》曰:湿胜则濡泻。谓湿气内攻脾胃,则水谷不分,故泄注。

叶霖:脾泄者,脾土湿寒,不能蒸水化气,故水谷并下,胀满泄注也。食即呕吐者,脾弱下陷,则胃逆也,必所下多水,脉缓,腹不痛。经曰"湿甚则濡泄"者是也。

③窘迫,指便欲窘急感。切痛,绞痛。

徐灵胎:肠虚气不能摄,故胃气方实,即迫注于下,窘迫不及少待也。大肠属金,故色白。气不和顺,故鸣而痛。

滑寿:食方已,即窘迫欲利也。白者,金之色。谢氏曰:此肠寒之证也。

杨曰:窘迫,急也。食讫即欲利,迫急不可止也。白者,从肺色焉。肠鸣切痛者,冷也。切者,言痛如刀切其肠之状也。

虞庶:大肠气虚,所以食毕而急思厕,虚则邪传于内,真邪相击,故切痛也。

叶霖:大肠泄者,肠虚气不能摄,故胃方实,即迫注于下,窘迫不及少待也。色白者,大肠属庚金,白,金之色也。肠鸣切痛者,气不和则攻冲,故鸣而痛也。经曰"清气在下,则生飧泄者"是也。

④溲而便脓血,随小便之际而大便欲下,并大便见脓血。

徐灵胎:每遇小便,则大便脓血亦随而下,盖其气不相摄而直达于下,故前后相连属,小便甚利而大便亦不禁也。又小肠属火,与心为表里,心主血,故血亦受病而为脓血。小肠之气下达膀胱,膀胱近少腹,故少腹痛也。

滑寿:溲,小便也。便指大便。而言溲而便脓血,谓小便不闭,大便里急后重也。

杨曰:小肠属心,心主血脉,故便脓血;小肠处在少腹,故小腹痛也。

叶霖:小肠泄者,小肠属丙火,不化寒水,郁于湿土之中,内热淫蒸,脓血腐化。又小肠与心为表里,心主血,盖气不相摄,而便脓血,小便亦不禁也。小肠之气郁冲,下达膀胱,膀胱近少腹,故少腹痛也。此即血痢之类耳。

⑤里急后重,小腹重坠窘迫,欲便不能。圊,厕也。茎中痛,尿路痛。

徐灵胎:大瘕,邪气结于下,成症瘕而不散也。肠气急迫,肛门重坠。惟里急,故数至厕;惟后重,故不能便,皆瘕结不散之故也。大便气不能达,则邪气移于小便,故茎中痛。

滑寿:瘕,结也。谓因有凝结而成者。里急,谓腹内急迫。后重,谓肛门下坠。惟其里急后重,故数至圊而不能便。茎中痛者,小便亦不利也。

杨曰:瘕,结也。少腹有结而又下利者是也。一名利。后重,言大便处疼重也。数欲利,至所即不利。又,痛引阴茎中,此是肾泄也。按诸方家,利有二十余种,而此惟见五种者,盖举其宗维耳。

虞庶:肾开放于二阴,气虚故数思圊,后重而不能便,茎中痛,肾气不足,伤于冲脉,故里急也。《灵枢》病总曰:凡五泄者,春伤于风,寒邪留连,乃为洞泄。此之谓也。

丁德用:里急者,肠中痛;后重者,腰以下沉重也。余皆旧经有注。

叶霖:大瘕泄者,邪气结于下,成癥瘕而不散也。里急后重者,肠气急迫,肛门重坠也。数至圊而不能便者,皆癥结不散,故欲便而不爽也。茎中痛者,乃湿郁为热,大便气不能达,则移于小便也。此即古之滞下,今名痢疾者也。

语 译

五十七难问,泄泻病一般分为几种?都有各自的名称吗?

答:泄泻病一般分为五种,它的名称各不相同。分别称为胃泄、脾泄、大肠泄、小肠泄、大瘕泄,其中,大瘕泄又叫做后重。

胃泄,表现为饮食不消化的症状,大便呈黄色。脾泄,表现为腹部胀满的症状,泄泻时如同水注,进食后就要呕吐上逆。大肠泄,表现为进食后就感到腹中急迫的症状,大便呈白色,肠中鸣响又象刀切样疼痛。小肠泄,表现为便时会排出脓血,少腹部疼痛的症状。大瘕泄,表现为腹中急迫肛门重坠的症状,频繁上厕所而无法通畅地排便,尿道中疼痛。以上就是辨别五泄的主要方法。

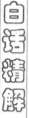

第五十八难

五十八难曰:伤寒有几?其脉有变不?

然:伤寒有五,有中风,有伤寒,有湿温,有热病,有温病,其所苦各不同。中风之脉,阳浮而滑,阴濡而弱[1];湿温之脉,阳濡而弱,阴小而急[2];伤寒之脉,阴阳俱盛而紧涩[3];热病之脉,阴阳俱浮,浮之而滑,沉之散涩[4];温病之脉,行在诸经,不知何经之动也,各随其经所在而取之[5]。

伤寒有汗出而愈,下之而死者;有汗出而死,下之而愈者,何也?

然:阳虚阴盛,汗出而愈,下之即死;阳盛阴虚,汗出而死,下之而愈[6]。

寒热之病,候之如何也?

然:皮寒热者,皮不可近席,毛发焦,鼻藁,不得汗[7];肌寒热者,皮肤痛,唇舌藁,无汗[8];骨寒热者,病无所安,汗注不休,齿本藁痛[9]。

注释

①伤寒有五,即后世所谓广义伤寒,均属外感病。所苦,此指症状表现。中风之脉,阳证浮而滑,阴证濡而弱。

徐灵胎:伤寒,统名也。下五者,伤寒之分证也。阳,阳经之脉。阴,阴经之脉。浮滑,阳脉之象,风为阳邪,故浮滑在阳经也。《伤寒论》云:太阳之为病脉浮。又云:浮则为风。《灵枢·邪气脏腑病形篇》云:滑者阳气盛,微有热。又《素问·平人气象论》云:脉滑曰病风。阳盛则阴虚,故阴脉濡而弱也。

滑寿:变,当做辨,谓分别其脉也。纪氏曰:汗出恶风者,谓之伤风;无汗恶寒者,谓之伤寒;一身尽疼,不可转侧者谓之湿温;冬伤于寒,至夏而发者,谓之热病;非其时而有其气,一岁之中,病多相似者,谓之温病。

丁德用:肌肉之上,阳脉所行,轻手按之,状若太过,谓之滑。肌肉之下,阴脉所行,重手按之不足,谓之弱。此者是按之不足,举之有余,故知中风也。

杨曰:自霜降至春分,伤于风冷即病者,谓之伤寒。其冬时受得寒气,至春又中春风而病者,谓之温病。其至夏发者,多热病。病而多汗者,谓之湿温。其伤于八节之虚邪者,谓之中风。据此经言,温病则是疫疠之病,非为春病也。疫疠者,谓一年之中,或一州一县,若大若小俱病者是也。按之乃觉往来如有,举之如无者,谓之弱也。关以前浮滑,尺中濡弱者也。

叶霖:《素问》于《风论》《热论》言之甚详,岂得独遗"寒论"一门。而《热论》首言今夫热病者,皆伤寒之类也。既云类伤寒,则有伤寒专论可知,惜乎第七一卷亡于兵火,亦以见古医经以伤寒为外感之统名,越人恐后世寒温莫辨,故作"伤寒有五"之论,以分别其脉证,滑氏以变当作辨是矣。中风者,风寒直伤肌腠也。风无定体,偏寒即从寒化,风寒之邪,直入肌肉而伤其营,营血伤则血脉弱,而其脉动必缓,阳寸浮者,乃卫阳外越也,阴尺弱者,乃营血受伤也。然必见热自发,汗自出,恶寒恶风,鼻鸣干呕等证,方是风寒中肌腠之的证的脉也,谓风伤卫,寒伤营者非也,其实寒伤卫,风伤营耳。或问许学士《发微论》言风伤卫,寒伤营。成无己以降俱宗之,而子独谓寒伤卫,风伤营者何耶?曰:寒者,太阳之本气也。太阳之阳,发于至阴,而充于皮毛,是皮毛一层,卫所居也。卫阳虚,招外寒,致皮毛闭塞而无汗,故曰寒伤卫也。风在六腑,属厥阴肝木,厥阴主营血,血虚则招外风。夫营血虽与卫气偕行,而究之皮毛一层,为卫所司,肌肉一层,为营所宅,风入肌肉中,而营不守卫,是以卫气泄而自汗出,故曰风伤营也。况仲景无汗用麻黄,明是治卫气之药,有汗用桂枝,明是和营血之药,安得淆混哉?或问麻黄治寒伤卫,桂枝治风伤营,已明其义,何以仲景《辨脉篇》曰:寸口脉浮而紧,浮则为风,紧则为寒,风则伤卫,寒则伤营,营卫俱病,骨节烦疼,当发其汗也。此非风伤卫,寒伤营之明证耶?曰:此章本《内经》寒伤形,热伤气,阳邪伤阳,阴邪伤阴,统该阴阳二气而言,非谓桂枝主风伤卫,麻黄主寒伤营也。读书贵乎融贯,不可执泥。此所谓风伤营者,言风寒之邪,直中营中,逼其卫气外泄,风寒则伤营也。若风温之邪,首先犯卫,卫主气,盖热则伤气矣。所谓寒伤卫者,非不伤营,盖寒闭卫外之气则无汗,然亦由敛其营血而然,此《内经》热伤气,寒伤形之旨也。设寒热莫辨,执风为阳邪而伤卫一语,以温里和营之桂枝汤治风温,则谬之甚矣,可不慎哉!按:此论中风为风寒入肌腠,外感也。若《金匮》所论中风,有中腑中脏中血脉之分,与此不同,不可误也。中腑之脉多浮,五色必显于面,恶风恶寒,拘急不仁,或中身之前,或中身之后,或中身之侧,其病在表,多着四肢,虽见半身不遂,手足不随,痰涎壅盛,气喘如雷,然目犹能视,口犹能言,且外有六经形证也。中脏其病在里,多滞九窍。故唇缓,二便闭者,脾中也,不能言者,心中也。耳聋者,肾中也。鼻塞者,肺中也。目瞀者,肝中也。中血脉者,病在半表半里,外无六经之证,内无二便之闭,但见口眼歪斜,半身作痛而已。至若体纵不收,耳聋无闻,目瞀不见,口开眼合,撒手遗尿,失音鼾睡,乃本实先拨,阴阳枢纽不交,为难治之脱证矣。此名同而证异者,不可不辨也。

②湿温之脉,阳部濡而弱,阴部小而急。

徐灵胎:湿热伤阴,故阳脉则无气而濡弱,阴脉则邪盛而小急也。按:此三句疑在伤寒之脉二句下。

丁德用:阴濡而弱者,肌肉之上,阳脉所行,濡弱者,是湿气所胜火也。肌肉之下,阴脉所行,小急者,是土湿之不胜木,故见小急。所以言阳濡而弱,阴小而急也。

杨曰:小,细也。急,疾也。

虞庶:湿温之病,谓病人头多汗出。何以言之?寸口谓阳脉见濡弱,此水之乘火也。本经曰:肾主液,入心成汗,此之谓也。

叶霖:湿温者,暑与湿交合之温病也,其因有三。先受暑,后受湿,热为湿遏者,则其脉阳濡而弱,阴小而急,濡弱见于阳部,湿气搏暑也,小急见于阴部,暑气蒸湿也,此本经所谓之湿温也。若其人常伤于湿,因而中暑,湿热相搏,则发为湿温,证见两胫冷,腹满又胸,头目痛苦妄言,治在足太阴,不可发汗,此叔和《脉经》所谓之湿温也。有触时令郁蒸之气者,春分后,秋分前,少阴君火,少阳相火,太阴湿土,三气合行其事,是天本热也,而益以日之暑,日本烈也,而载以地之湿,三气交动,时分时合。其分也,风动于中,胜湿解蒸,不觉其苦。其合也,天之热气下降,地之湿气上腾,人在气交中,受其炎蒸,无隙可避,口鼻受邪,着于脾胃,脉濡弱,舌苔白,或绛底,呕逆口干,而不能汤饮,胸次软而满闷,身潮热,汗出稍凉,少顷又热,此喻昌所谓三气合而为病之湿温也。然其因虽有不同,而其病多属足阳明足太阳,盖湿土之邪,同气相感也。病在二经之表,多兼手少阳三焦,病在二经之里,多兼手厥阴包络,以少阳厥阴,同司相火故也。识此,庶几知所从治矣。

③紧涩,诸家各有所解,似为紧浮。

徐灵胎:寒邪中人,营卫皆伤,故阴阳俱盛紧者,阴脉之象。《伤寒论》云:脉阴阳俱紧者,名曰伤寒。又云:诸紧为寒。涩者,血气为寒所凝,不和利也。《灵·邪气脏腑病形篇》:涩者多血少气,微有寒。

丁德用:阴阳俱盛者,极也。谓寸尺脉俱盛极而紧涩。此者中雾露之寒也。水得风寒而凝结,故知肾得寒而有此脉见也。

虞庶:如切绳状曰紧,如刀剖竹曰涩。

叶霖:伤寒者,寒伤太阳之肤表也。华元化曰:伤寒一日在皮,二日在肤,三日在肌,四日在胸,五日在腹,六日入胃。是风寒初感之邪,由皮肤毛窍而入,抑遏营气,束于经脉,故脉阴阳俱浮盛紧涩而无汗也。然必见头项强痛,发热身疼,腰痛骨节疼痛,恶风恶寒而喘诸形证,方是寒伤肤表之的证的脉也。夫太阳膀胱中所化之气,由气海循冲任,过膈入肺,出之于鼻,为呼出气。膀胱所化之气,又有内从三焦脂膜,出诸气街,循肌肉,达于皮毛,为卫外之气。人知口鼻出气,而不知周身毛窍,亦无不出气,鼻气一出,则周身毛窍之气皆张,鼻气一入,则周身毛窍皆敛。若毛窍之气不得外出,则反入于内,壅塞于肺,上出口鼻而为喘,故寒伤肤表,皮毛之卫气不得外出,则返于内而上壅为喘。皮毛之内是肌肉,寒邪内犯肌肉,故周身疼痛。邪犯太阳之经脉,故头项腰痛。人身皮内之肌,俗名肥肉。肥肉内夹缝中有纹理,名曰腠理,又内为瘦肉,瘦肉两头即生筋,筋与瘦肉为一体,皆附骨之物也。故邪犯瘦肉,则入筋而骨节疼痛。《内经》曰"诸筋皆属于节"者是也。但发其表,则寒邪由内及外,从毛窍而汗解矣,故仲景以麻黄汤治之。

④浮之,浮取之。沉之,沉取之。

徐灵胎:阳气盛,故脉俱浮。《金匮要略》云:浮脉则热。浮之,谓浮取之;沉之,谓沉取之也。滑则阳盛于外,散涩则阴衰于内也。

丁德用:阴阳俱浮者,谓尺寸俱浮也,浮之而濡者,轻手按之而滑,是心伤热脉也。沉之而散涩者,沉手而按之散涩,是津液虚少也。

杨曰:轻手按者名浮,重手按者名沉也。

叶霖:热病者,温热病概伏气外感而言也。脉阴阳俱浮者,《金匮要略》云:浮脉则热,阳气盛故也。浮之而滑,沉之散涩者,滑则阳盛于外,涩则阴衰于内也。夫温者热之渐,热者温之甚,其实一而已矣,然内外微甚间,不可不辨也。伏气温病者,乃冬日之阳热,被严寒杀厉之气所折伏,藏于肌骨之间,至春感春阳之气而触发,热邪内发,阴液已伤,即仲景《伤寒论》所谓发热而渴,不恶寒之温病是也。外感风温者,或冬暖不藏,或春日气温,其风偏热,即从热化,其证脉浮恶风,发热咳嗽者是也。若内有伏气,外为风热逗引,两阳相合,卫气先伤,误以辛温表散,致成灼热,身重多眠,息鼾自汗,直视失溲瘛疭诸逆证者,即《伤寒论》所谓误汗被下被火,一逆尚引日,再逆促命期之风温,是外感而兼伏气者也。王安道曰:温热病之脉,多在肌肉之分,而不甚浮,且右手反盛于左手者,良由怫热在内也。或左手盛或浮者,必有重感之风寒,否则非温病热病,是暴感风寒之病耳。此温病热脉,一定不移之论也。何以言之?《素问·阴阳应象大论》曰:左右者,阴阳之道路也。水火者,阴阳之征兆也。血,阴也,水亦阴也。气,阳也,火亦阳也。以脉体言,左属血,阴也,右属气,阳也。此即血气之左右,水火之征兆也。风热属阳邪,先伤无形之气,风寒乃阴邪,首犯有形之血。亦即

《内经》寒伤形,热伤气之旨也。识此,当知风热伤卫,风寒伤营,可不致执许学士风伤卫一语,而以桂枝治温热,遗人夭札矣。按:伏气之理,未有阐发其义者,请试明之。《素问·阴阳应象大论》曰:重阴必阳,重阳必阴。故曰:冬伤于寒,春必病温。春伤于风,夏生飧泄。夏伤于暑,秋必阂疟。秋伤于湿,冬生咳嗽。此章经文,尤重在重阴必阳,重阳必阴两句。亦以见天地阴阳之邪,随人身之气化感召,而非寒能变热,热可变寒也。其冬伤于寒,春必病温者,冬至一阳渐生,人身之阳气内盛,冬日严寒,杀厉之气时中于人,入于肤腠,其内伏之阳热,被寒毒所折,深浃于骨髓之间,至春阳气盛长,伏邪浅者,亦可随春阳之气渐散,伏邪深者,或遇风寒所遏,或因嗜欲所伤,内伏郁结之阳气,为外邪触发,伏气既得发泄,遇天气之阳热,两热相干,发为温病,温之甚者,即为热病,此重阴必阳也。夏伤于暑,秋必阂疟者,夏至一阴渐生,人身之阴气内盛,暑乃阳邪,阳气外炽,则里气虚寒,加以贪凉饮冷,损其真阳,至秋阴气盛长之时,内伏阴邪欲出,外袭阳暑欲入,阴阳相持,故发为往来寒热之阂疟,此重阳必阴也。春伤于风,夏生飧泄;秋伤于湿,冬生咳嗽者,乃阴阳上下之相乘也。夫喉主天气,咽主地气。阳受风气,阴受湿气。伤于风者,上先受之,伤于湿者,下先受之。阳病者,上行极而下,是以春伤于风者,夏生飧泄,风为阳邪,泄乃阴病,此重阳必阴也。阴病者,下行极而上,是以秋伤于湿,上逆而咳,湿乃阴邪,咳为阳病,此重阴必阳也。然邪之所凑,其气必虚,人身之神气血脉,皆生于精,能藏其精,则血气内固,外邪何由内侵。《金匮真言论》曰:精者,身之本也,故藏于精者,春不病温。摄生者可不慎诸!

⑤温病随经传变,所以说不知何经之动。取脉应依其温邪所在之经而取之。

徐灵胎:言温病所中之经不一,病在何经,则脉亦见于所中之经也。按:温病所现何脉,越人无明文,当以《伤寒论》补之。论云,风温为病,脉阴阳俱浮是也。至于温病之变,据叔和《伤寒例》有变为温疟、风温、风毒、温疫等,各详脉证,亦可参考。

滑寿:上文言伤寒之目,此言其脉之辨也。阴阳字皆指尺寸而言。杨氏曰:温病乃是疫疠之气,非冬感于寒,至春变为温病者。散行诸经,故不可预知。临病人而诊之,知在何经之动,乃随而治之。

丁德用:肺者,金,主气,散行诸经。不知何经虚而传受此邪,故随其所在取其病邪也。

杨曰:兼鬼疠之气,散行诸经,故不可预知。临病人面诊之,知其何经之动,即为治也。

叶霖:温病者,瘟,疫病也,古无"瘟"字,"温"与"瘟"通故也。疫者,役也,犹徭役之谓。多见于兵燹之余,或水旱偏灾之后,大则一城,小则一镇一村,遍相传染者是也。乃天地渗厉之气,不可以常理测,不可以常法治也。故《素问·遗篇》有五疫之刺;庞安常有青筋索、赤脉蒌、黄肉随、白气狸、黑骨温五色之治。疫之为病,偏温偏热者多,偏寒者少,然间亦有之。如《病源》所载,从春分以后,秋分节前,天有暴寒,皆为时行寒疫也。寒疫初病,寒热无汗,面赤头痛项强,盖得之毛窍开,而寒气闭之也,与伤寒异处,惟传染耳。其证多见于金水之年,是金水不能敛藏,人物应之而为寒疫也。若东坡治疫之圣散子,又寒而兼乎湿者也。近世吴又可之论疫,乃温热夹湿者,故其气臭如尸,色蒸晦垢,舌本深绛,苔如积粉,神情昏扰而惊悸,脉右盛而至数模糊,皆湿热相搏之征,故宜达原饮以达募原之伏邪也。至余师愚之清瘟败毒散,重用石膏,又专治暑热之成疫者也。越人早鉴于此,故曰"温病之脉,行在诸经,不知何经之动也,各随其经之所在而取之",其旨深矣。若黄坤载以《素问·热病论》之一日太阳,二日阳明,三日少阳,四日太阴,五日少阴,六日厥阴,经随日传,六日而尽,须逐日诊之,难以预定为解。不知传经者,乃正气以次相传,七日来复,周而复始,一定不移,非病气之传也。病气之传,本太阳病不解,或入于阳,或入于阴,不拘时日,无分次第。如传于阳明,则见阳明证;传于少阳,则见少阳证;传三阴,则见三阴证。故《伤寒论》曰:伤寒二三日,阳明少阳证不见者,为不传也。况病邪随经气之虚而传陷,中风伤寒热病皆然。何以越人于各证之下,皆有专脉,独于温病,而云不知何经之动,各随所在而取之,分明指天地渗厉之气,不可以常理测治而言,何黄氏之不察妄议,谬之甚矣。

⑥下之,攻下诸法。汗,发汗诸法。

徐灵胎:汗出,谓发其汗也。滑氏《本义》引《外台》语谓表病里和为阳虚阴盛,邪在表宜发汗,若反下之,引邪入里,诛伐无过,故死。滑氏谓里病表和为阳盛阴虚,邪入里宜急下,若反汗之,兼虚其表,故死。

滑寿:受病为虚,不受病者为盛。唯其虚也,是以邪凑之;唯其盛也,是以邪不入。即《外台》所谓表病里和,里病表和之谓,指伤寒传变者而言之也。表病里和,汗之可也,而反下之,表邪不除里气复夺矣。里病表和,下之可也,而反汗之,里邪不退,表气复夺矣,故云死。所以然者,汗能亡阳,下能损阴也。此阴阳字,指表里言之。经曰:诛伐无过,命曰大惑,此之谓欤!

丁德用:其阴阳盛虚者,谓非言脉之浮沉也,谓寒暑病异,燥湿不同。人之五脏六腑,有十二经,皆受于病。其手太阴、少阴属火,主暄;手阳明、太阳属金,主燥;手少阳、厥阴属相火,主暑。此是燥、暑、暄六经,以通天气,病即不体重恶风而有躁。

《素问》曰：诸浮躁者，病在手是也。若以承气下之即愈，服桂枝取汗，汗出即死。其足太阳、少阴属水，主寒；足阳明、太阴属土，主湿；足厥阴、少阳属木，主风。此是风、寒、湿六经，以通地气，病即体重恶寒。故《素问》曰：诸浮不躁者，病在足是也。若以桂枝取汗，汗出即愈，服承气下之即死，此是五脏六腑配合阴阳大法也。所以经云：阳虚阴盛，汗出而愈，下之而死；其阳盛阴虚，汗出而死，下之而愈。此义非反颠倒也。

杨曰：此说反倒，于义不通，不可依用也。若反此行之，乃为顺尔。

虞庶：诸经义皆不错，此经例义，必应传写误也。凡伤寒之病，脉浮大而数，可汗之则愈，病在表也；脉沉细而数，可下之则愈，病在里也。推此行之，万无一失。

叶霖：伤寒，为此五病之通称。但伤寒有汗出而愈，下之则死者；有下之而愈，汗出则死者；其故何欤？盖寒邪外袭为阴盛，可汗而不可下；热即内炽为阳盛，可下而不可汗。王叔和《伤寒序例》曰：桂枝下咽，阳盛则毙；承气入胃，阴盛以亡；即此义也。

⑦焦，干枯不荣。槁，枯槁没有生气。

徐灵胎：寒热，指忽寒忽热者言。候之，言候其病在何处也。寒热在皮，邪之中人最浅者也。邪气在皮，不能著物也。肺主皮毛，开窍于鼻，故皮有邪，则毛发焦干而鼻枯稿不泽也。不得汗，营卫不和也。

丁德用：肺候身之皮毛，大肠为表里。脏病即寒，腑病即热，故言皮寒热也。皮不可近席者，谓手三阴三阳法天，天动，故病即不欲卧近席也。毛发焦，鼻槁，不得汗者，谓下有心火，燥热之为病，不得汗之，汗之即死，下之即愈，谓肺主燥故也。

叶霖：寒热病候之如何者，言忽寒忽热之病，当候病之所在也。皮寒热者，言寒热在皮，邪之中人最浅者。肺主皮毛，开窍于鼻，故邪在皮毛，则皮不能着物，毛发焦干，而鼻枯藁不泽也。不得汗，营卫不和也。

⑧唇舌槁，唇萎肌缩，没有生气。

徐灵胎：皮之内则肌肉也。肌肉之邪由皮肤而入故痛。脾主肌肉，开窍于口，故肌有邪，则唇舌皆受病也。

丁德用：脾候身之肌肉，胃为表里，脏病即体寒，腑病即体热，故言肌寒热也。皮肤痛，唇舌槁，脾者应土，土主湿，故皮肤津液出，体重，其津液外泄，即唇舌槁，病名湿燥，无以汗之，汗之即肠胃泻不通，下之即泄注，此者是湿气之为病，当温中调气也。

叶霖：肌寒热者，皮内即肌肉，肌肉之邪，由皮肤而入，故皮肤痛也。脾主肌肉，开窍于口，故肌有邪，则唇舌皆受病也。

⑨汗注,汗出不止。齿本,牙根。

徐灵胎:骨受邪,则病最深,故一身之中,无所得安也。肾主骨,又主液,齿为骨之余,故骨病则肾液泄而为汗,齿枯槁而痛也。

滑寿:《灵枢》二十一篇曰:皮寒热者,不可附席,毛发焦,鼻槁腊,不得汗。取三阳之络,以补手太阴。肌寒热者,肌痛,毛发焦而唇槁腊,不得汗。取三阳于下,以去其血者,补足太阴以出其汗。骨寒热者,病无所安,汗注不休,齿未槁,取其少阴股之络。齿已槁,死不治。愚按此盖内伤之病,因以类附之。东垣《内外伤辨》,其兆于此乎。

丁德用:肾主骨,与膀胱为表里,病在阳,即身热,体重,恶寒;在阴即寒,病无所安。肾主水,汗注不休,齿本槁痛,汗即愈,下即死。阴盛阳虚,故死。

杨曰:五脏六腑,皆有寒热,此经惟出三状,余皆阙也。

叶霖:骨寒热者,肌肉之内骨也,骨受邪,其病最深,故一身之中,无所得安也。肾主骨,又主液,齿为骨之余,故骨病则肾液泄而为汗,齿枯藁而痛也。按:此节乃《灵枢·寒热病篇》文,而与以上五种伤寒有间,然皆经气之为病,宜取三阳少阴之络以去邪,虽与伤寒各异,而皮肤肌肉骨髓之层次经气则一是。越人列此一节于五种伤寒之后者,正示人以内伤杂病,与外感之形证不同,不可误治耳。

语译

五十八难问:伤寒病分为几种?它们的脉象各有什么不同的变化吗?

答:伤寒病有五种,有中风,有伤寒,有湿温,有热病,有温病,它们所表现的症状也各不相同。中风的脉象,呈现出寸部浮而滑,尺部濡而弱的征象。湿温的脉象,呈现出寸部濡而弱,尺部小而急的征象。伤寒的脉象,呈现出尺部寸部都有力而紧涩的征象。热病的脉象,呈现出尺部寸部都浮,浮取兼见滑象,沉取表现散涩的征象。温病的脉象,可以移动表现在任何一经。不知道究竟会何经出现变动,应该根据其病在何经,就在该经所属部位按取脉象。

问:治疗伤寒病,有用发汗法使汗出而疾病痊愈,如用泻下法却会造成病人死亡的恶果;也有用发汗法使汗出而致使病人死亡,如用泻下法却可使疾病痊愈的,这是什么道理呢?

答:阳虚阴盛的,用发汗法使汗出可以治愈,如用泻下法就会造成病人死亡。阳盛阴虚的,用发汗法使汗出会造成病人死亡,如用泻下法就可以治愈。

问：恶寒发热的病症，诊察到的症状有哪些呢？

答：寒热病，若病在皮毛，则皮肤灼热不能贴近席面，毫毛头发憔悴，鼻中干燥，无汗。寒热病，若病在肌肉，则肌肉疼痛，口干舌燥，无汗。寒热病，若病在骨，则全身都感到痛苦不安，汗出如水注一样无法停止，牙根干枯疼痛。

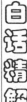

难经白话精解

第五十九难

五十九难曰:狂癫之病,何以别之?

然:狂疾之始发①,少卧而不饥②,自高贤也,自辨智也,自倨贵也③,妄笑好歌乐,妄行不休是也④。癫疾始发,意不乐⑤,僵仆直视⑥,其脉三部阴阳俱盛是也⑦。

📖 **注释**

①指狂证发作的先兆阶段。

徐灵胎:始发,未成之时也。

②昼夜狂躁不眠,不知饥饿。

徐灵胎:狂属阳,阳气盛,不入于阴,故少卧。阳气并于上,故不饥。

叶霖:狂病属阳,始发之时,阳气盛不入于阴,故少卧。阳气并于上,故不饥。

③患者以高贤、辩智、尊贵自居。辨,通辩。倨,傲也。

徐灵胎:辨,通辩。贵一本作贵倨,三者皆狂之意也。

叶霖:其自高贤、自辩智、自贵倨,皆狂之意也。

④喜笑不休,歌乐妄行。

徐灵胎:三者狂之态也。狂属阳,阳性动散而常有余,故其状如此。

叶霖:妄笑、好歌、妄行,皆狂之态也。病发于阳,阳性动,故其状皆有余,即前二十难所谓"重阳者狂"是也。

丁德用:狂病者,病在于三阳,而反汗,故阳盛即发狂也。病在足三阴,而反下,故阴盛即发癫也。

杨曰:狂病之候,观其人初发之时,不欲眠卧,又不肯饮食,自言贤智尊贵,歌笑行走不休,皆阳气盛所为,故经言重阳者狂,此之谓也。今人以为癫疾,谬矣。

⑤癫,此指癫痫。此句意为癫痫的发作先兆期病人常表现为苦闷、情绪低落。

徐灵胎:癫之意也。

叶霖:癫病属阴,始发之时,意不乐,癫之意也。

⑥身体强直,目直视。一般有四肢抽搐。

徐灵胎：一本作直视僵仆。癫之态也。癫属阴，阴性静结而常不足，故其状如此。

叶霖：直视僵仆，癫之态也。病发于阴，阴性静，故其状皆不足，即二上难所谓"重阴者癫"是也。

⑦三部，似指寸关尺三部。

徐灵胎：此总上二者而言，狂则三部阳脉皆盛，癫则三部阴脉皆盛也。

丁德用：经言重阳者狂，重阴者癫。今三部阴阳俱盛者，寸为阳，尺为阴，寸尺俱盛极而沉也。

杨曰：癫，颠也。发则僵仆焉，故有颠蹶之言也。阴气太盛，故不得行立而侧仆也。今人以为痫病，误矣。

叶霖：脉三部阴阳俱盛者，是总上二者而言。谓发于阳为狂，则三部阳脉俱盛；发于阴为癫，则三部阴脉俱盛也。按：《素问·病能论》帝曰：有病怒狂者，此病安生？岐伯曰：生于阳也。帝曰：阳何以使人狂？岐伯曰：阳气者，凶暴折而难决，故善怒也，病名曰阳厥。帝曰：何以知之？岐伯曰：阳明者常动，巨阳少阳不动，不动而动大疾，此其候也。帝曰：治之奈何？岐伯曰：夺其食即已，使之服以生铁洛为饮，夫生铁洛者，下气疾也。此总论狂病属于阳气盛，阳气宜于升达，若折抑之则病，其来太阳少阳之脉，动之不甚者而动且大疾，则阳明之脉常动者，其动盛，可知为狂病将发之候。先当夺其食，使胃火弱而气衰，庶几阳动息而病可愈，甚则服以铁洛饮，下气开结，而平木火之邪也。《灵枢·癫狂篇》曰：狂始生，先自悲也，喜忘苦怒善恐者，得之忧饥。此言阴虚则阳盛，以致病狂也。又狂始发，少卧不饥，自高贤也，自辩智也，自尊贵也，善骂詈，日夜不休者，此心气之实狂也。又狂言，惊善笑，好歌乐，妄行不休者，得之大恐，此言肾病上传于心，而为心气之实狂，以大恐则伤肾也。又狂，目妄见，耳妄闻，善呼者，少气之所生也。此因肾气少，而致心气虚狂也。又狂者，多食善见鬼神，善笑而不发于外者，得之有所大喜。此言喜伤心志而为虚狂也。又狂而新发，未应如此者，先取肝经之曲泉左右动脉，及甚者见血，有顷己，不已，灸骶骨二十壮。此分论狂病虚实，治未发先清泄木气，而不令及于心神也。《素问·通评虚实论》帝曰：癫疾何如？岐伯曰：脉搏大滑，久自己。脉小坚急，死不治。曰：癫疾之脉，虚实何如？曰：虚则可治，实则死。此总论癫疾属于阴气盛，阴盛则阳虚，故其脉搏指而大滑，心肝之阳未衰，有来复之象，故久而自己。若小坚急，纯阴无阳，则死不治。脉虚者，邪亦虚，脉实者，邪亦实，实即坚急之意，故亦主死也。《灵枢·癫狂篇》曰：癫疾始生，先不乐，头重痛，视举目，赤甚作极，已而烦心，候之于颜。此言厥气上乘于天气，及太阳君火也。夫癫乃阴阳之气，先厥于下，后上逆于巅而为病，当候之于颜面气色也。又癫疾始作,引口啼呼喘悸者,此言太阳主开,阳明主阖,乃厥气上乘,致开阖不清而为病也。又癫疾始作,先反僵,因而脊痛者,此厥气逆于寒水之太阳,及寒气乘于地中也。又治癫疾者,常与之居,察其所当取之处,病至视其有过者写之,置其血于瓠壶之中,至其发时,血独动矣。不动,灸骶骨二十壮。此言治癫疾,当分天地水火之气而治之。太阳之火,日也。随天气而日绕地一周,动而不息者也。地水者,静而不动者也。常与病居,察其病在手足何经,其法致其血于瓠壶中,发时气相感则血动,是感天气太阳之运动也。当候之手太阳阳明太阴者是也。不动者,病陷于地水之中,当候之足太阳阳明太阴者也。更宜灸骶骨二十壮,若不图之于早,病成则难治。故《下经》之骨癫疾、筋癫疾、脉癫疾,多云不治也。若夫痫证,《素问·奇病论》帝曰:人生而有病癫疾者,病名曰何,安所得之?岐伯曰:病名为胎病,此得之在母腹中时,其母有所大惊,气上而不下,精气并居,故令子发为癫疾也。此论生而病癫痫,为先天所受之病,孕妇受惊,精气上而不下,精与惊气并居而为病,故曰胎病也。然亦有不从母腹中得之,若卒然闻惊而得者,盖惊则神出舍空,痰涎乘间而归之也。但痫证与癫厥异者,仆时口作六畜声,将醒时吐涎沫耳。更有血迷似癫者,妇人月水崩漏过多,血气迷心,或产后恶露上冲,而语言错乱,神志不宁者,血虚神耗也。又有心风似癫者,精神恍惚,喜怒,言语或时错乱,有癫之意,不如癫者之甚,皆痰气为病,不可不辨也。

 语 译

五十九难问:狂和癫这两种疾病,如何鉴别呢?

答:狂病开始发作时,睡眠很少而且不懂得饥饿,自以为高尚而贤能且善辩而聪明,还自认为尊贵而傲慢。常表现出傻笑,喜欢歌唱和表演娱乐,到处乱跑而无休止。癫病开始发生时,情志苦闷抑郁,突然跌倒,活动无法自如,两目直视。患者脉象左右三部中的尺部或寸部搏动有力,就是癫或狂的征象。

第六十难

六十难曰：头心之病，有厥痛，有真痛①，何谓也？

然：手三阳之脉，受风寒，伏留而不去者，则名厥头痛②；入连在脑者，名真头痛③。其五藏气相干，名厥心痛④；其痛甚，但在心，手足青者，即名真心痛(滑氏《本义》谓真字下当欠一"头"字)。其真心痛者，旦发夕死，夕发旦死⑤。

注 释

①指头和心的痛证，各有厥痛、真痛之分。

徐灵胎：厥，逆也，气逆而痛也。厥痛，厥头痛、厥心痛也。真痛，真头痛、真心痛也。

叶霖：厥、逆也，言气逆而痛也。厥痛，厥头痛、厥心痛也。真痛，真头痛、真心痛也。

②指手三阳之脉感受风寒而伏匿，久而随经上逆，形成厥头痛。

徐灵胎：手三阳，小肠、大肠、三焦也。《素问》：手之三阳，从手走头，故风寒留滞，则头痛也。

叶霖：手三阳之脉，为风寒留滞而不行则壅逆而冲于头，故名厥头痛也。足三阳之脉，风寒留滞，亦作头痛，今不言行，省文也。

③如侵入脑髓，则发生真头痛。

徐灵胎：入连在脑，邪进入于脑也。不在经而在脑，故曰真。

叶霖：真头痛不在经，而入连于脑，故痛甚，脑尽痛，手足寒至节，死不治。盖脑为髓海，其气之所聚，卒不受邪，受邪则死矣。按：《素问·奇病论》帝曰：人有病头痛，以数岁不已，此安得之，名为何病?岐伯曰：当有所犯大寒，内至骨髓，髓者，以脑为主，脑逆，故令头痛，齿亦痛，病名曰厥逆。此因寒邪入髓，则上入头脑而为痛，其邪入深，故数岁不已也。若《灵枢·厥病篇》所载厥头痛，面若肿起而烦心者，阳明之气上逆而为痛也。又头脉痛，心悲善泣者，厥阴之气，上逆而为痛也。又贞贞头重而痛者，少阴之气，上逆而为痛也。又项先痛，腰脊为应者，太阳之气，上逆而为痛也。又头痛甚,耳前后脉涌有热者,少阳之气,上逆而为痛也。又真头痛,头痛甚,脑尽痛,手足寒至节,死不治。此非六气之厥,乃客邪犯脑,故头痛甚,脑尽痛。盖头为诸阳之首,脑为精水之海,手足寒至节,此真气为邪所伤,故死不治也。更有击堕而为痛者,大痹而为痛者,寒气伤营而为偏痛者,是经论头痛者如此,不独手三阳为病也。

丁德用:手三阳者,阳中之阳。今受风寒,伏留不去,即是三阳逆于上,故名曰厥头痛;入连在脑者,名曰真头痛。脑者,髓海,风寒入即死矣。

杨曰:去者,行也。厌者,逆也。言手三阳之脉,伏留而不行,则壅逆而冲于头,故名厥头痛也。足三阳留壅,亦作头痛,今经不言之,从省文。故也。

虞庶:风冷之气,入于三阳之经,故头厥痛也,其痛立已。真头痛者,谓风冷之气,入于泥丸宫,则为髓海,邪入则曰真头痛也。头脑中痛甚,而手足冷至肘膝者,名真头痛。其寒气入深故也。风寒之气,循风府入于脑,故云入连脑也。

④指五脏相干犯,逆于心而为厥心痛。

徐灵胎:相干,谓脏有偏胜,邪乘于心也。

杨曰:诸经络皆属于心。若一经有病,其脉逆行,逆则乘心,乘心则心痛,故曰厥心痛,是五脏气冲逆致病,非心家自痛也。

叶霖:诸经络皆属于心,盖心主百脉,其营血由心而通于十二经络也,若一经有病,其脉逆行,逆则乘心,乘心则心痛,故曰厥心痛。是五脏气冲逆致痛,非心家自病也。

⑤疼痛剧烈,仅仅局限在心,并有手足末端青紫而逆冷,是真心痛,常导致猝死。手足青者,预后不良。

徐灵胎:但在心,言无别脏相干也。手足青,寒邪犯君火之位,血色变也。心为君主之官,故邪犯之即不治也。《灵枢·邪客篇》:心者,五脏六腑之大主也,精神之所舍也,其脏坚固,邪弗能容,容之则心伤,心伤则神去,神去则死矣。即此义也。

丁德用:真心不病,外经受五邪相干,名曰厥心痛。其痛甚则手足青而冷,神门穴绝者死,病名真心痛也。

杨曰:心者,五脏六腑之主,法不受病,病即神去气竭,故手足为之青冷也。心痛,手足冷者,为真心痛;手足温者,为厥心痛也。头痛亦然。从今日平旦至明日平旦为一日,今云旦发夕死,夕发旦死,是正得半日而死也。

叶霖:心为脏腑之大主,精神之所舍,其脏坚固,邪不能客,客之则伤心,心伤则神去,神去则死矣。真心痛其痛甚,但在心而无别脏相干也。手足青者,寒邪犯君火之位,血色变也。旦发夕死,夕发旦死者,心不受邪也。真头痛亦然。盖脑为人身之主宰,亦不受邪,故滑氏言其真心痛者,"真"字下欠一"头"字是矣。按:《灵枢·厥病篇》曰:厥心痛与背相控,善瘛。如从后触其心伛偻者,肾心痛也。又腹胀胸满,心尤痛甚者,胃心痛也。又痛如以锥针刺其心,心痛甚者,脾心痛也。又色苍苍如死状,终日不得太息者,肝心痛也。又卧若徒居,心痛间,动作痛益甚,色不变者,肺心痛也。此别脏腑相干之痛也。又真心痛,手足青至节,心痛甚,旦发夕死,夕发旦死,此伤其脏真,而为真心痛也。

语 译

六十难问:引发头部和心脏疼痛的疾病,有的叫厥痛,有的叫真痛,如何加以区别呢?

答:手少阳、阳明、太阳的经脉,感受了风寒,邪气潜伏滞留在经脉而没有除去以致头痛的,称为厥头痛;如属邪气深入留连在脑髓中以致头痛的,称为真头痛。由于五脏之气逆乱而互相侵犯以致心痛的,称为厥心痛;那种疼痛很厉害,但局限在心脏部位,手足末端发青紫和发冷的,称为真心痛。这种真头痛和真心痛的疾病,是非常危险的,通常早晨发病到晚上就会死亡,晚上发病到次晨就死亡了。

第六十一难

六十一难曰：经言望而知之谓之神，闻而知之谓之圣，问而知之谓之工，切脉而知之谓之巧。何谓也？

然：望而知之者，望见其五色，以知其病①。闻而知之者，闻其五音，以别其病②。问而知之者，问其所欲五味，以知其病所起所在也③。切脉而知之者，诊其寸口，视其虚实，以知其病在何藏府也④。经言以外知之曰圣，以内知之曰神，此之谓也⑤。

注 释

①神圣工巧是指技艺所达到的程度和境界，此为诊断技艺高超。

徐灵胎：望，谓望病人之五色而知其病之所在，如《素问·五脏生成篇》《灵枢·五色篇》所云是也。神，圣而不可知之谓。闻，谓闻病人之声也。如《灵枢·九针篇》"心主噫，肺土咳"；《素问·阴阳应象大论》肝"在声为呼"，心"在声为笑"，及下文五音之类是也。圣，谓艺之至于至极者也。问，谓问病人之所患及其爱憎喜怒也。如《灵枢·九针篇》："肝恶风，心恶热"，"气并肝则忧，开心则喜"之类是也。工，专精之谓。切脉之法，详《灵枢》《素问》及前诸难中。巧，心智灵变也。五色，五脏所现之色。

杨曰：望色者，假令肝部见青色者，肝自病；见赤色者，心乘肝，肝亦病。故见五色，知五病也。

叶霖：望，谓望病人五脏之色见于面者，各有分部，以应相生相克之候山。闻，谓闻病人之声音，以察病之所在也。问，谓问病人之所患，及其爱憎喜怒，以求病之原也。切，谓切病人之脉，而得病出何脏何腑也。神，神化不测之谓。圣，至于至极之谓。工，专精之谓。巧，心智灵变之谓。此与《灵枢·邪气脏腑病形篇》微有不同，经言或别有所本也。望而知之者，望其资禀色泽间之神气。《灵枢》所谓粗守形，上守神者是也。然人之神气，在有意无意之间，流露最真。医者清心凝神，一会即觉，不宜过泥，泥则私意一起，医者与病者神气相混，反觉疑似，难于捉摸，此又以神会神之妙理也。神气云何？有光有体是也。光者、外面明朗，体者、里面润泽，光无形，主阳主气，体有象，主阴主血，气血无乖，阴阳不争，自然光体俱备矣。《素问·五脏生成篇》问：

五脏之气,故色见青如草兹者死,黄如枳实者死,黑如炲者死,赤如□血者死,白如枯骨者死,此五色之见死也。夫五色干枯,以气血俱亡,无光无体,神气已去者也,故主死。又青如翠羽者生,赤如鸡冠者生,黄如蟹腹者生,白如豕膏者生,黑如乌羽者生,此五色之见生也。是以气血未伤,有光有体,不能内含,而亦不外露者也,故虽病而主生。又,生于心,如以缟裹朱。生于肺,如以缟裹红。生于肝,如以缟裹绀。生于脾,如以缟裹栝蒌实。生于肾,如以缟裹紫。此五脏所生之外荣也。夫平人五脏既和,其色禀胃气而出于皮毛之间,胃气色黄,皮毛色白,精气内含,宝光外发,既不浮露,又不混蒙,故曰如缟裹也。观《内经》论色,分死、病、平三等,虽未明言神气,而神气即寓其中。然五色内应五脏,此道其常,而病则有变,甚有五色不应五脏者,此又变中之变也。若能察神气,因其常而识其变,则于望色之道,得其要领矣。

②此指闻诊的内容,但不限于闻五音。

徐灵胎:五音,五脏所发之音也。又五脏之音属宫、商、角、征、羽,详《灵枢·五音五味篇》。

杨曰:五音者,谓宫、商、角、徵、羽也,以配五脏。假令病人好哭者,肺病也;好歌者,脾病也。故云闻其音,知其病也。

叶霖:闻而知之者,闻其音声,分别清浊,以察其病也。土者其数五,五者,音也,故音声发于脾土,而响于肺金也。在心主言,心开窍于舌,舌者,音声之机也。肝主语,肝循喉咙,入颃颡。喉咙者,气之所以上下者也。颃颡者,分气之所泄也。肝心气和,而后言语清亮也。然又从肾间动气之所发,故肾气短促,上气不能接下气矣。是以发言歌咏,出于五脏神之五志,故有音声,语言不清者,当责之心肝,能语言,而无音声者,当责之脾肺,能言语有音声,而气不接续者,当责之两肾,此音声之原委也。若经以五音配五脏,肝音角,其声呼。心音徵,其声笑。脾音宫,其声歌。肺音商,其声哭。肾音羽,其声呻。若明其原委,辨其清浊,分其阴阳,审其虚实,以察病情,于闻声一法,庶乎近矣。

③此指问诊的内容,但不限于五味。徐灵胎:一本无也宇。五味,五脏所喜之味。《灵枢·师传篇》:临病人问所便。所起,病之所由生;所在,病之所留处也。

杨曰:问病人云好辛味者,则知肺病也;好食冷者,则知内热。故云知所起所在。

叶霖:问而知之者,问察其原委也。夫工于问者,非徒问其证,殆欲即其证以求其病因耳。脱营失精,可于贵贱贫富间问之,更当次第问其人。平昔有无宿疾,有无恚怒忧思、食喜淡喜浓喜燥喜润、嗜茶嗜酒。再问其病初起何因,前见何证,后变何证。恶寒恶热,孰重孰轻。有汗无汗,汗多汗少,汗起何处,汗止何处。头痛身痛,痛在何时,痛在何处。口淡口苦,渴与不渴,思饮不思饮,饮多饮少,喜热喜凉,思食不思食,能食不能食,食多食少,化速化迟。胸心胁腹,有无胀痛。二便通涩,大便为燥为溏,小便为清为浊,色黄色淡。妇人则问其有无胎产,月事先期后期,有无胀痛,可行带下,是赤是白,或多或少。种种详诘,就其见证,审其病因,方得治病求本之旨也。

④此指切诊内容,亦不限于切按寸口。

徐灵胎:别其何脏腑之脉象,则知其病在何脏腑也。

丁德用:视当作持字,为以手循持其寸口也。

杨曰:切,按也。谓按寸口之脉,若弦多者,肝病也;洪多者,心病也。浮数则病在腑,沉细则病在脏,故云在何脏也。

叶霖:切而知之者,诊其寸口,以知其病也,非《内经》遍诊动脉之法也。或问《内经》遍诊动脉,只设浮沉缓急大小滑涩之八脉,特于对待微甚悬绝,著其相去三等,而脉之情变已精。后世繁为二十九脉,愈求精而脉愈晦者,因独取寸口之误耶?曰:非也。张氏云,后世知识脉难,而不知古人审脉之更难也。所谓识脉者,浮,不沉也。沉,不浮也。迟,不及也。数,太过也。虚,不实也。实,不虚也。滑,不涩也。涩,不滑也。长,不短也。短,不长也。大,不小也。小,不大也。缓,不速也。弱,不盛也。伏,不见也。软,无力也。微,不显也。散,不聚也。洪,洪大也。细,微细也。代,更代也。牢,坚牢也。动者,滑大于关上也。弦者,状如弓弦,按之不移也。紧者,如转索无常也。芤者,浮大而按之中空也。革者,中空而外坚也。结者,缓而有止也。促者,数而有止。以对待之法识之,犹易分别于指下。所谓审脉者,体认所见之脉何因,所主之病何证,以心印之而后得也。仲景《平脉篇》曰:浮为在表,沉为在里,数为在腑,迟为在脏。又曰:浮则为风,浮则为热,浮为气实,浮为气虚,浮则无血,浮为虚。是将为外感乎,为内伤乎,为气乎,为血乎,为实乎,为虚乎,是必审其证之表里阴阳,寒热虚实,病之久病新病,脉之有力无力,而断之以意,然后参之以望闻问,必四诊咸备,庶几可保万全。故曰审脉之更难也,可不慎欤?

⑤以外知之,指以望、闻所诊之内容;以内知之,指以问、切所诊之内容。

徐灵胎:外,视色、闻声也。内,问欲、切脉也。

滑寿:以外知之望闻,以内知之问切也。神微妙,圣通明也。又总结之,言圣神则工巧在矣。

丁德用:夫脉合五色,色合五味,味合五音,故有此望闻问切之法。经内前篇具说,习之考能知此,乃是神圣工巧之良医也。

杨曰：视色、听声、切脉，皆在外而知内之病也。

叶霖：视色闻声者，以外知之也，故曰圣。问因切脉者，以内知之也，故曰神。此总结上文四诊之意也。四十八难至六十一难，论病。

语 译

六十一难问：医经上说，通过望诊就可得知其病情的称为神，通过闻诊就可得知其病情的称为圣，通过问诊就可得知其病情的称为工，通过切脉就可得知其病情的称为巧。这是什么意思呢？

答：所谓的望而知之者，就是观察病人所表现的青、赤、黄、白、黑五种颜色变化，就能了解病人发病的情况。所谓的闻而知之者，就是听病人所发出的呼、言、歌、哭、呻五种声音变化，就可辨别疾病的状况。所谓的问而知之者，就是通过询问病人对酸、苦、甘、辛、咸五种滋味的不同嗜好，从而了解病人的发病原因和病变所在部位。所谓的切脉而知之者，就是通过切按病人寸、关、尺三部的脉象，审察它的虚实，从而了解疾病的邪正盛衰状况和判断出何脏何腑发生病变。医经上说，能根据外部症状了解病情的叫做圣，通过内在病机而推断病变的叫做神。其意义是相同的。

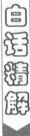

第六十二难

六十二难曰：藏井荥有五，府独有六者①，何谓也？

然：府者，阳也。三焦行于诸阳，故置一俞，名曰原②。所以府有六者，亦与三焦共一气也③。

📖 注 释

①指五脏各有井荥输经合五输穴。而六腑在五输穴之外，另置一原穴，故云腑独有六者。

徐灵胎：五，谓井、荥、输、经、合也。六，谓井、荥、输、原、经、合也。其穴详《灵枢·本输篇》。

杨曰：五脏之脉皆以所出为井，所流为荥，所注为输，所行为经，所入为合，是谓五输，以应金木水火土也。六腑亦并以所出为井，所流为荥，所注为输，所过为原，所行为经，所入为合，其输亦应五行。惟原独不应五行，原者元也。元气者，三焦之气也。其气尊大，故不应五行。所以六腑有六输，亦以应六合于乾道也。

②六腑属阳，三焦为之行其元气，六腑在五输穴之外，另置一原穴。

徐灵胎：诸阳，诸阳经也。腧，穴也。《灵枢·本输篇》以所过之穴为原，盖三焦所行者远，其气所流聚之处，五穴不足以尽之，故别置一穴，名曰原也。

丁德用：三焦者，臣使之官，位应相火，宜行君火命令，使行于诸阳经中。见置一输名曰原，所以腑有六，亦是三焦之一气，故三焦共一气也。

杨曰：然五脏亦有原，则以第三穴为原，所以不别立穴者，五脏法地，地卑，故三焦之气经过而已，所以无别穴。

③腑共有六者，与三焦统属于一气。一气，似指三焦机能。

徐灵胎：共一气，谓亦行于诸阳，非谓其气皆出于三焦也。其详备见六十六难中。

杨曰：六腑既是阳，三焦亦是阳，故云共一气也。

虞庶：天以六气司下，地以五行奉上。六气者，风、寒、暑、燥、湿、火也。五行者，金、木、水、火、土也。十一之气相因而成，人应之，乃六腑法六气，五脏法五行，亦十一之气相因而成也。天得六,谓天属阳,以阴数配之;地得五,谓地属阴,以阳数配之,而成阴阳也。人腑脏亦然。六腑配六气者,谓胆木配风,膀胱水配寒,小肠火配暑,大肠金配燥,胃土配湿,三焦少阳配火,三焦为原气,在六腑阳脉中,自立一为原也。五脏配五行者,肝木,心火,脾土,肺金,肾水,五脏法阴,无原一穴者,谓五行阴脉穴中,原气暗主之,故原井输同一穴也。故曰:三焦共一气。其理明矣。洋此经义前后问答,文理有阙。

叶霖:脏有五者,谓井、荥、输、经、合也。腑有六者,谓井、荥、输、原、经、合也。夫五脏之脉,皆以所出为井,所流为荥,所注为输,所行为经,所入为合,是谓五输,以应五行木、火、土、金、水也。六腑亦有输,以应五行金、水、木、火、土也,惟过之穴为原,故有六也。原者,元也。元气者,三焦之气也。盖三焦包络主相火,故列五行之外,而三焦所行者远,其气所流聚之处,五穴不足以尽之,故别置一穴,名曰原也。三焦为阳气之根,六腑属阳,其气皆三焦所出,故曰共一气也。

📖 **语 译**

六十二难问:五脏经脉各有井、荥、输、经、合五输穴,而六腑经脉各有六穴,道理何在呢?

答:六腑的经脉,皆属阳。三焦之气于各阳经之间运行,因此在五输穴的基础上增加了一个穴位,即原穴。六腑的阳经各有六穴,也就和三焦贯通成一气了。

第六十三难

六十三难曰：《十变》言，五藏六府荥合，皆以井为始者，何也？

然：井者，东方春也①，万物之始生。诸蚑行喘息，蜎②飞蠕动，当生之物，莫不以春生②。故岁数始于春③，日数始于甲，故以井为始也④。

注释

①荥合，此指代五输穴。井，五输穴之一，在四肢末端，井穴如泉水之流，其气未盛。

徐灵胎：凡经穴起止，其次第先井、次荥、次输、次经、次合，故云以井为始。《灵枢·本输篇》以井属木，故于时配春也。

虞庶：经言井者，东方春也。春者，施化育无求其报。春者，仁也。在五常，仁乃法水，水之有仁者，井水也。井水济人亦无求报，故经云：井者，东方春也。易曰：井养而不穷，可象春仁也。

叶霖：人身脏腑经穴起止，其次第：先井，次荥，次输，次经，次合，故云以井为始也。井、谷井，非掘成之井也。山谷之中，泉水初出之处，名曰井。井者，主出之义也，溪谷出水，从上注下，水常射焉，井之为道，以下给上者也。是则井者，经脉之所出也。其既出潒潒，流利未畅，故谓之荥。《说文》曰：荥，绝小水也。水虽绝小，停留则深，便有挹注之处，潴则外泻，故谓之输。俞与输通，《说文》曰：输，委输也，即输泻之谓。其既输泻，则纡徐逐流，历成渠径，径与经通，径者，经也。经行既达，而会合于海，故谓之合。合者，会也。此是水之流行也，人之经脉，亦取法于此，故取以名穴也，以井为始。春者，以其发源所生之义也，岁数始于春者，正月为岁首故也。

②蚑行喘息，蜎飞蠕动，指初春阳生，蛰虫复苏，开始地面活动。另，蚑行喘息句，又见于西汉·王褒《洞箫赋》。

徐灵胎：蚑、蜎、蠕，皆虫行之状；喘息，言有气以息，俱虫豸之属，一岁一生之物也。此以生物之理，喻人之血气亦然也。

滑寿：十二经所出之穴，皆谓之井，而以为荥输之始者，以井主东方木。木者，春也，万物发生之始。诸蚑者行，喘者息，息谓嘘吸气也。《公孙洪传》作蚑行喙息，义犹明白。蜎者飞，蠕者动，皆虫豸之属。凡当生之物，皆以春而生，使以岁之数则始于春,日之数则始于甲,人之荣合则始于井也。冯氏曰:井,谷井之井,泉源之所出也。四明陈氏曰:经穴之气所生,则自井始,而溜荣注输,过经入合,故以万物及岁数日数之始为譬也。

虞庶:万物始生,由春气之化育也。诸蚑行喘息,蜎飞蠕动,当生之物,莫不以春而生。

虞庶:井有仁焉。故圣人涉春育物以象于井也。夫葭灰方飞,蛰虫始振,所以蚑虫行,喘虫息,蜎虫飞,蠖虫动,皆因春气而生故也,蜎乃井中虫。

叶霖:日数始于甲者,谓东方属甲乙,为干之首也。蚑虫行喘息,蜎虫飞蠕动,皆春气发生之义耳。

③岁,年岁。数,历数、时序。

虞庶:春,木也。下文甲亦木,井有仁,仁亦木也。今以井为始者,谓仁道至大,在岁春为首,在日,甲为首,在经脉,井为首故也。

④十干纪日始于甲,井为经气之始。

徐灵胎:甲亦属木,言岁与日皆始于木,故凡物尽然。

杨曰:凡脏腑皆以井为始,井者,谓谷井尔,非谓掘作之井。山谷之中,泉水初出之处,名之曰井。井者,主出之义。泉水既生,留停于近,荣迁未成大流,故名之曰荣。荣者,小水之状也。留停既深,便有注射轮文之处,故名之曰输。输者,委积逐流行经,历而成渠径。经者,径也,亦经营之义也。经行既达,合会于海,故名之曰合。合者,会也,此是水行流转之义,人之经脉亦法于此,故取名焉。所以井为始春者,以其所生之义也。岁数始于春者,正月为岁首故也。日数始于甲者,谓东方甲乙也。正月与甲乙,皆属于春也。

丁德用:十二经气穴,三百六十五穴,皆以井为始,各有其终矣。

📖 **语 译**

六十三难问:《十变》说,五脏六腑各经脉的荣、合等五输穴,皆以井穴作为起始的穴位,这是什么原因呢?

答:井穴,好像日出的东方和生机盎然的春天一样,象征着万物复苏开始发萌。各种虫类开始呼吸行动,生息飞翔,凡是有生命的物种,都是到春天重新恢复生机的。所以一年的时序开始于春季,计日的次序开始于甲干,因此,五脏六腑各经脉的五输穴,也以井穴作为经气起始的穴位。

第六十四难

六十四难曰：《十变》又言，阴井木，阳井金；阴荥火，阳荥水；阴俞土，阳俞木；阴经金，阳经火；阴合水，阳合土。阴阳皆不同，其意何也[1]？

然：是刚柔之事也[2]。阴井乙木[3]，阳井庚金[4]。阳井庚，庚者，乙之刚也；阴井乙，乙者，庚之柔也[5]。乙为木，故言阴井木也；庚为金，故言阳井金也。余皆仿止[6]。

注 释

①阴井木，阳井金，指阴经的井穴属木，阳经井穴属金，以下类推。

徐灵胎：脏属阴，故曰阴。腑属阳，故曰阳。阴井属木，次火、次土、次金、次水；阳井属金，次水、次木、次火、次土，皆循五行相生之序也。

滑寿：十二经起于井穴，阴井为木，故阴井木生阴荥火，阴荥火生阴输土，阴输土生阴经金，阴经金生阴合水。阳井为金，故阳井金生阳荥水，阳荥水生阳输木，阳输木生阳经火，阳经火生阳合土。

叶霖：人身经脉，起于井穴。五脏属阴，从春夏而至秋冬，故阴井为木。阴井木生阴荥火，阴荥火生阴输土，阴输土生阴经金，阴经金生阴合水。六腑属阳，从秋冬而至春夏，故阳井为金。阳井金生阳荥水，阳荥水生阳输木，阳输木生阳经火，阳经火生阳合土。此阴阳逆顺之气，五行相生之序也。

②把阴阳不同经的五输穴次第五行属性，以表明刚柔性质。

徐灵胎：言此乃刚柔配合之道也。

叶霖：刚柔者，即乙庚之配合也。

③阴经井穴属乙木。

徐灵胎：乙为阴木。

叶霖：阴井为木，乙、阴木也。

④阳经井穴属庚金。

徐灵胎：庚为阳金。

叶霖：阳井为金，庚、阳金也。

⑤此以十干分刚柔。

徐灵胎：阳金与阴木刚柔相合，为夫妇也。

叶霖：乙与庚合，以阴木合阳金，故曰庚乃乙之刚，乙乃庚之柔也。

⑥仿此，以此类推。

徐灵胎：余，指荥、输、经、合也。仿此，谓阴荥丁火、阳荥壬水，皆以此推之也。

丁德用：经言刚柔者，谓阴井木，阳井金。庚金为刚，乙木为柔。阴荥火，阳荥水，壬水为刚，丁火为柔。阴输土，阳输木，甲木为刚，己土为柔。阴经金，阳经火，丙火为刚，辛金为柔。阴合水，阳合土，戊土为刚，癸水为柔。

杨曰：五脏皆为阴，阴井为木。荥为火，输为土，经为金。合为水。六腑为阳，阳井为金，荥为水，输为木，经为火，合为土。以阴井木配阳井金，是阴阳夫妇之义。故云乙为庚之柔，庚为乙之刚。余并如此也。

虞庶：所克者为妻，谓孤阳不生，孤阴不长。故井荥亦名夫妇，刚柔相因而成也。

叶霖：阴荥火，阳荥水，是丁与壬合也；阳输木，阴输土，是甲与己合也。阳经火，阴经金，是丙与辛合也。阳合土，阴合水，是戊与癸合也。此阴阳配合之道也。其十干化合之义，已详三十三难注中，当参互观之。按：《灵枢·本输篇》论井荥输经合甚详，欲求脏腑经脉之血气生死出入者，不可不知也。其义以营卫气血，皆生于胃腑水谷之精，营行脉中，卫行脉外，血行脉中，气行脉外。然血中有气，气中有血，阴阳互根，不可相离。是脉内之血气，从气卫而渗灌于脉外，脉外之气血，亦从孙络而溜注于络中，外内出入之相通也。五脏内合五行，故其输五。六腑外合六气，故其输六。盖六气生于五行，而有二火也。人身十二经脉，合六脏六腑之十二大络，及督脉之长强，任脉之尾翳，脾之大包，凡二十七脉之血气，出入于手足指之间，所出为井，所溜为荥，所注为输，所行为经，所入为合。此二十七脉之血气，从四肢通于脏腑，而脏腑中之血气，又从经脉缪处通于孙络，而溜于络脉，交相逆顺而行，外而皮肤，内而经脉者也。夫经脉有三百六十五穴会，络脉有三百六十五穴会，孙络亦有三百六十五穴会，经脉宽大，孙络窄小，经脉深而络脉浅，故黄帝有五脏之所溜处，阔散之度，浅深之状，高下所至之旧也。西医言过心化赤之血，由脉管行遍，散诸微丝管，由微丝管之尾，渐并渐粗，入回血管，血入回血管，其色变紫，与脉管交相逆顺而行，至总回管，过心入肺，呼出炭气，吸入养气，复化为赤血者，即此义也。西医知血之行诸脉络，而不知所以能行者，气为之也。其井、荥、输、经、合，五行出入之道，西医昧而不明，是知其所当然，而不知其所以然也。

语 译

六十四难问:《十变》又说,阴经的井穴属木,阳经的井穴属金;阴经的荥穴属火,阳经的荥穴属水;阴经的输穴属土,阳经的输穴属木;阴经的经穴属金,阳经的经穴属火;阴经的合穴属水,阳经的合穴属土。阴经阳经五输穴所主的五行属性皆不相同,这是什么意思呢?

答:这是因为阳刚阴柔相互配合的道理。如阴经的井穴与属阴的乙木相配,阳经的井穴与属阳的庚金相配。阳经井穴与庚金相配,因为庚金属阳,是阴乙木的刚,阴经井穴为乙木,因为乙木属阴,属阳庚金的柔。乙为阴木,故阴经的井穴属木;庚为阳金,故阳经的井穴属金。其余各穴的阴阳刚柔配合,皆可依此类推。

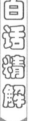

难经白话精解

第六十五难

六十五难曰：经言所出为井，所入为合。其法奈何？①

然：所出为井，井者，东方春也，万物之始生，故言所出为井也。所入为合，合者，北方冬也，阳气入藏，故言所入为合也②。

注释

①此言五输穴出入的规律是什么。

徐灵胎：详《灵枢·本输篇》，如肺出于少商为井，入于尺泽为合是也。

杨曰：奈何，犹如何也。

②出，指井穴经气始出，如东方春气始生。入，经气入合于里，如冬气闭藏。

徐灵胎：井属木，春为木令故也。合属水，冬为水令故也。此以时令之所属，配之经穴，以明出入二字之义，亦与前六十三难义同。

丁德用：人之阳气，随四时而出入。故春气在井，夏在荥，秋在经，冬在合，其所取气穴，皆随四时而刺之也。

杨曰：春夏主生养，故阳气在外，秋冬主收藏，故阳气在内。人办法之。

叶霖：经言，《灵枢·本输篇》也。井、荥、输、经、合，如春、夏、秋、冬之周而复始，东、南、西、北之循环无端也。春夏主生养，阳气在外，秋冬主收藏，阳气在内。井属春，散自井而生发。合属冬，散至合而入脏。如天地一岁而有四时，一日亦有四时，人身随其气而运行，所以一呼一吸，阴阳无不周遍也。按：《本输篇》言，肺之井木，出手大指内侧之少商穴，溜于鱼际为荥，注于太渊为输，行于经渠为经，入于尺泽为合。心井木，出手中指之端，心包络经中冲穴，溜于劳宫为荥，注于大陵为输，行于间使为经，入于曲泽为合。心之井、荥、输、经、合，而行包络之经者，何也？盖心主血，包络主脉，君相之相合也，心与包络血脉相通，心脏所出之血气，间行于手少阴之经、手厥阴之经也。肝之井木，出足大趾之端大敦穴，溜于行间为荥，注于太冲为输，行于中封为经，入于曲泉为合。脾之井木，出足大趾内侧隐白穴，溜于大都为荥，注于太白为输行于商丘为经，入于阴之陵泉为合。肾之井木，出足心之涌泉穴，溜于然谷为荥，注于太溪为输，行于复溜为经，入于阴谷为合。此五脏之井、荥、输、经、合也。膀胱之井金,出足小趾之端至阴穴,溜于通谷为荥,注于束骨为输,过于京骨为原,行于昆仑为经,入于委中为合。胆之井金,出于足小趾次趾之端窍阴穴,溜于侠溪为荥,注于临泣为输,过于丘墟为原,行于阳辅为经,入于阳之陵泉为合。胃之井金,出足大趾内次趾之端厉兑穴,溜于内庭为荥,注于陷谷为输,过于冲阳为原,行于解溪为经,入于下陵为合。三焦者,上合手少阳,其井金出手小指次指之端关冲穴,溜于液门为荥,注于中渚为输,过于阳池为原,行于支沟为经,入于天井为合。而三焦下输,出于足太阳之前委阳穴,是足太阳之络。盖三焦之气出于肾,游行于上中下,其斜者为络,入络膀胱,直者为经,即于少阳也,故三焦之输有二焉。小肠之井金,出手小指之端少泽穴,溜于前谷为荥,注于后溪为输,过于腕骨为原,行于阳谷为经,入于小海为合。大肠之井金,出于手大指次指之端商阳穴,溜于本节之前二间为荥,注于本节之后三间为输,过于合谷为原,行于阳溪为经,入曲池为合。此六腑之井荥输原经合也。夫脏腑之井,起于木金者,木金乃生成之始终也。五脏藏精,其气皆阴,然化气必生于阳,故五脏虽阴,而其起恒同起于少阳之生木。六腑致用,其气皆阳,然气盛必归于精,故六腑虽阳,而其气为成,皆起于西,成说物之兑金,是以脏井为木,腑井为金也。生气在脏,成气在腑,如四时之春秋,此阴阳之定理,针法所必究也。然只节经文之大略,其经穴部位分寸,须洋考铜人图像,庶不致误。

语译

六十五难问:医经上说,发出经气的地方称为井穴,而经气所深入的地方称为合穴。它遵循的规律是什么呢?

答:把经气所发出的地方称为井穴,因为井穴,好比春气始生的东方,万物开始萌发,故所出为井。经气所深入的地方称为合穴,因为合穴,好比冬藏之气的北方,阳气收敛内藏,故所入为合。

第六十六难

六十六难曰：经言肺之原，出于太渊①；心之原，出于大陵②；肝之原，出于太冲③；脾之原，出于太白④；肾之原，出于太溪⑤；少阴之原，出于兑骨⑥；胆之原，出于丘墟⑦；胃之原，出于冲阳⑧；三焦之原，出于阳池⑨；膀胱之原，出于京骨⑩；大肠之原，出于合谷⑪；小肠之原，出于腕骨⑫。十二经皆以俞为原者，何也？

然：五藏俞者，三焦之所行，气之所留止也⑬。

三焦所行之俞为原者，何也⑭？

然：脐下肾间动气者，人之生命也，十二经之根本也，故名曰原⑮。三焦者，原气之别使也⑯，主通行三气，经历于五藏六府⑰。原者，三焦之尊号也⑱，故所止辄为原。五藏六府之有病者，皆取其原也⑲。

📖 **注释**

①原，似与六阳经"原穴"有别。依据文意，有源于三焦之气之义。太渊，为肺经输穴。

徐灵胎：太渊，在手掌后陷中。

丁德用：在右手掌后鱼际下，是脉之大会。故云肺之原出于太渊。

杨曰：穴在掌后是也。

虞庶：《针经》言五脏，有输无原。原与输共一穴所出。《难经》又言，五脏有原所出，乃亦《针经》中输穴也，两义皆通也。

叶霖：考《甲乙经》，肺之原太渊，在于掌后陷者中央。

②大陵在腕横纹正中两筋间，为心包经穴。《灵枢·邪客篇》："少阴独无输"，心经的输穴在心包经的大陵。然下文又有少阴之原出于兑骨，恐《难经》文字有误。

徐灵胎：大陵，在掌后骨下横文中两筋间，此手厥阴之穴也。余皆本经穴。

丁德用：在掌后两筋间陷中。此是心包络之原也。

虞庶：在掌后两骨间。

叶霖：心之原大陵，在掌后骨下横纹中两筋间，此手厥阴心包络之穴也，心与包络相通,故取此穴,亦可谓之心也。肝之原太冲,在足大趾本节后二寸馅者中。脾之原太白,在足大趾后内侧白肉际陷者中。肾之原太溪,在足内踝后跟骨上动脉陷者中。手少阴之原兑骨,即神门穴,在手掌后锐骨端陷者中。胆之原丘墟,在足外踝如前陷者中。胃之原冲阳,在足跗上,去内庭五寸,高骨间动脉。三焦之原阳池,在手表腕上陷者中。膀胱之原京骨,在足小趾外侧,本节后大骨下白肉际陷者中。大肠之原合谷,在手大指次指歧骨间陷者中。小肠之原腕骨,在手外侧腕前起骨下陷者中。按:《灵枢·九针十二原篇》曰:阳中之少阴肺也,其原出于太渊,太渊二,阳中之太阳心也,其原出于大陵,大陵二。阴中之少阳肝也,其原出于太冲,太冲二。阴中之至阴脾也,其原出于太白,太白二。阴中之太阴肾也,其原出于太溪,太溪二。膏之原,出于鸠尾,鸠尾一。肓之原,出于脖胦,脖胦一。凡此十二原者,主治六腑五脏之有疾者也。胀取三阳,飧泄取三阴,是《灵枢》以五脏之十二穴为原,此则以六脏六腑十二经各有原。言心之原出大陵者,即候包络之病,盖君相之血脉通贯也。言少阴之原,出于兑骨者,少阴心也,兑骨即神门。《邪客篇》曰:少阴独无输者,不病乎?曰:其外经病而脏不病,故独取经于掌后锐骨之端,即此义也。越人之意,非谓心有两原,乃指君相气合厥阴少阴,可同治也。

③太冲为肝经输穴。

徐灵胎:太冲,在足大趾本节后二寸陷中。

虞庶:在足大趾本节后二寸是。又曰:足大趾本节后二寸或一寸半是也。

④太白为脾经输穴。

徐灵胎:太白,在足大趾后内侧白肉际陷中。

丁德用:在足内侧核骨下。

⑤太溪为肾经输穴。

徐灵胎:太溪,在足内踝后五分。

丁德用:在足内踝后跟骨间是也。

⑥兑骨,即神门穴。心经输穴,然与《灵枢·邪客篇》"少阴独无输"不合。

徐灵胎:少阴,手少阴也。兑骨,即神门穴,在掌后锐骨端陷中。

丁德用:神门穴是也。此是真心之脉也。

杨曰:此皆五脏输也,所以五脏皆以输为原。少阴,真心脉也。亦有原在掌后兑骨端陷者中,一名神门,一名中都。前云心之原出于大陵者,是心胞络脉也。凡云心病者,皆在心胞络脉矣。真心不病,故无输。今有原者,外经之病,不治内脏也。

⑦丘墟,胆经之输穴。

徐灵胎;丘墟,在足外踝下如前陷中。

丁德用:在足外踝微前是也。

杨曰:足内踝后微前也。

⑧冲阳,胃经之输穴。

徐灵胎:冲阳,在足跗上,去内庭五寸高骨间动脉。

丁德用:在足跗上五寸骨间动脉是也。

⑨阳池,三焦经之输穴。

徐灵胎:阳池,在手表腕上陷者中。

丁德用:在手小指次指本节后陷中是也。

杨曰:手表腕上也。

⑩京骨,膀胱经之输穴。

徐灵胎:京骨,在足小趾外侧、本节后大骨下白肉际陷中。

丁杨曰:在足外侧大骨下赤白肉际。

⑪合谷,大肠经之输穴。

徐灵胎:合谷,在于大指次指歧骨间陷中。

丁德用:在大指次指间虎口内。

杨曰:于大指歧骨间。

⑫腕骨,小肠经之输穴。

徐灵胎:腕骨,在手外侧、腕前起骨下陷中。

丁德用:在小指腕骨内。

杨曰:在手腕陷中指腕者,误也。

虞庶:以上十二经,皆配之五行。其五行行胜之年,于旺前先泻其原;不足之年,先补其原,即此原也。

⑬指明十二经均以输为原的道理。原,依文意有源出三焦所行之气之义。

徐灵胎:十二经皆营卫为之流行,三焦者营卫之所出,营卫所留止之处,即三焦所留止之处也。

⑭指明三焦所行之气是十二输穴之原。

徐灵胎:言何以三焦之所留即名为原也。

⑮指明脐下肾间动气又是三焦所行之气之源,是生命和十二经的根本。

徐灵胎:此即三十六难所云命门乃三焦之所本也。详三十六难中。

⑯三焦又是原气的别使,即三焦是通行原气的脏器。原气,后世又称元气。

徐灵胎：言根本原气分行诸经，故曰别使。

⑰三气，指上中下三焦所通行之气，即卫气、营气、津液。

徐灵胎：三气，三焦有上、中、下三者之气也。

⑱原是指代三焦的尊号。

徐灵胎：分言之则曰三焦，从其本而言之则曰原，故云尊号。

⑲所止，所在。指气之所在。五脏六腑之病皆可取原穴进行治疗。

徐灵胎：三焦为原气别使，则三焦气所在，即原气所在，故即以原名之，而病之深者，当取乎此也。《灵枢·九针十二原篇》云：五脏有疾，当取之十二原。十二原者，五脏之所以禀三百六十五节气味也。说最明晓。

滑寿：十二经皆以输为原者，以十二经之输，皆系三焦所行气所留止之处也。三焦所行之输为原者，以脐下肾间动气乃人之生命，十二经之根本。三焦则为原气之别使，主通行上中下之三气，经历于五脏六腑也。通行三气，即纪氏所谓下焦禀真元中气，即原气也。上达至于中焦，中焦受水谷精悍之气，化为荣卫。荣卫之气与真元之气通行，达于上焦也。所以原为三焦之尊号，而所止辄为原。犹警跸所至称行在所也。五脏六腑之有病者，皆于是而取之。宜哉。

杨曰：脐下肾间动气者，丹田也。丹田者，人之根本也，精神之所藏，五气之根元，太子之府也。男子以藏精，女子主月水，以生养子息，合和阴阳之门户也。在脐下三寸，方圆四寸，附著脊脉两肾之根。其中央黄，左青，右白，上赤，下黑。三寸法三才，四寸法四时，五色法五行。两肾之间名曰大海，一名溺水，中有神龟，呼吸元气，流行则为风雨，通气四肢，无所不至也。肾者，分为日月为精，虚无之气，人之根本也。脐者，人之命也。分为一名太中极，一名太渊，一名昆仑，一名持枢，一名五城。五城有真人，即五帝也。五城之外有八使者，即八封神也。八使者，并太一为九卿。八封之外，有十二楼，楼有十二子也，并三焦神为二十七大夫。又并四肢神为八十一元士。脐中央名太一君之侯王，王天大将军，特进侯，主人身中万二千神也。郊在头上脑户中，庙在项后顶上，社在脾左端，稷在大肠穷，风伯在八门，八门在脐傍，雨师在小肠穷，四渎云气在昆仑，溺水在胞中。所以备言此者，欲明肾为人生之本焉。故知丹田者，性命之本也。道士思神，比邱坐禅，皆行心气于脐下者，良为此也。故云：原者，三焦之尊号也。三焦合气于肾故也。

虞庶：在天则三元五运相因而成，在人则三焦五脏相因而成也。《素问》曰：其气三，其生五，此之谓也。启玄子曰：人之所存，秉五行之运用，微其本始，从三气以生成，此则天地之原气也。故五脏六腑有病皆取其原也。

丁德用：三焦者，是十二经根本，是生气之原也。为臣使之官，宣行荣卫，所以在阳经辄有其原也。

叶霖：十二经皆以输为原者，言《九针十二原》中，皆以五脏之输穴为原，非谓六腑也。然五脏六腑之输，皆系三焦之所行，其气所留止之处也，故称曰原。三焦之根，起于肾间命门，人之生命之原，十二经之根本，皆系乎此。由鼻吸入之天阳，过肺历心，引心火，循膂筋，入肾系，至命门，蒸膀胱之水，化气上腾。三焦主持相火，为肾中原气之别使，是十二经之营卫流行，皆三焦之所使也，通行生气于五脏六腑之输穴，其所留止，辄谓之原，以其原于命门动气间而得名，亦以见三焦乃腹包膜，其连网脂膜，皆三焦之物，为统摄脏腑之郛郭也。

语译

六十六难问：医经上说，太渊，手太阴肺经之原；大陵，心之原；太冲，足厥阴肝经之原；太折，足太阴脾经之原；太溪，足少阴肾经之原；掌后锐骨端的神门，手少阴心经之原；丘墟，足少阳胆经之原；冲阳，足阳明胃经之原；阳池，手少阳三焦经之原；京骨，足太阳膀胱经之原；合谷，手阳明大肠经之原；腕骨，手太阳小肠经之原；手足阴阳十二经都把输穴作为原穴，是什么道理呢？

答：因为五脏各经脉的原穴，是三焦之气所运行和停留的地方。

问：把三焦之气所运行和停留的地方称为原，是什么道理呢？

答：因为脐下的肾间动气，是人体生命的动力，也是十二经的根本，所以被称为原气。三焦，是将原气运送于人体全身的使者，能贯通运行上、中、下三焦之气，输布到五脏六腑。原，为三焦的尊号，所以把三焦之气运行停留的穴位称为原穴。当五脏六腑发生病变的时候，皆可取用各经的原进行治疗。

第六十七难

六十七难曰：五藏募皆在阴，而俞在阳者，何谓也①？

然：阴病行阳，阳病行阴。故令募在阴，俞在阳也②。

注　释

①募穴是脏腑经气会聚于胸腹的腧穴，故曰在阴。而输穴是指膀胱经的背输穴，故曰在阳。

徐灵胎：一作腧。腧下有一皆字。募，音暮。气所结聚处也。俞，《史记·扁鹊传》作输，犹委输之义也。阴，腹也。肺募中府属本经，心主募巨阙属任脉，脾募章门属肝经，肝募期门属本经，肾募京门属胆经，胃募国脘属任脉，大肠募天枢属胃经，小肠募关元属任脉，胆募日月属本经，膀胱募中极属任脉，三焦募石门属任脉，诸穴皆在腹也。阳，背也。《素问·气府论》：五脏之俞各五，六腑之俞各：《灵枢·背输篇》云：肺俞在三焦之间，心俞在五焦之间，膈俞在七焦之间，肝俞在九焦之间，脾俞在十一焦之间，肾俞在十四焦之间，皆挟脊相去三寸所，焦即椎也。其心包俞在四椎下，大肠俞在十六椎下，小肠俞在十八椎下，胆俞在十椎下，胃俞在十二椎下，三焦俞在十三椎下，膀胱俞在十九椎下，诸穴亦挟脊相去三寸，俱属足太阳脉，皆在背也。按：六腑募亦在阴，输亦在阳，不特五脏为然。又下节阴阳并举为言，疑五脏下当有六腑二字。

滑寿：募与输，五脏空穴之总名也。在腹为阴，则谓之募；在背为阳，则谓之俞。募犹募结之募，言经气之聚于此也。俞，《史记·扁鹊传》作输，犹委输之输，言经气由此而输于彼也。

②行阳、行阴，指疾病的阴阳传变。

徐灵胎：言阴经本皆在腹，而其俞则俱在背；阳经本皆在背，而其募则皆在腹，盖以病气互相流传，由经络本互相通贯，故其气之结聚输转之处交相会也。

丁德用：人背为阳，腹为阴，是言五脏俞皆在阳者，背俞也。故肺俞二穴，在第三椎下，两傍相去同身寸之一寸五分是也。心俞二穴，在第五椎下，两傍相去同身寸之一寸五分是也。肝俞二穴，在第九椎下，两傍相去同身寸之一寸五分是也。脾俞二穴,在第十一椎下,两傍相去同身寸之一寸五分是也。肾俞二穴,在第十四椎下,两傍相去同身寸之一寸五分是也。肺之募,中府二穴,在云门下一寸,乳上三肋间是也。心之募,巨阙一穴,在鸠尾下一寸是也。脾之募,章门二穴,在季胁下,直脐是也。肝之募,期门二穴,在不容两傍一寸五分是也。肾之募,京门二穴,在腰中,季胁本是也。

杨曰:腹为阴,五脏之募皆在腹,故云募皆在阴。背为阳,五脏之俞皆在背,故云俞皆在阳。内脏有病,则出行于阳,阳俞在背也。外体有病,则人行于阴,阴募在腹也。故针法云:从阳引阴,从阴引阳,此之谓也。

叶霖:募,音幕,经气结聚处也。俞,输转之义,经气由此而输于彼也。五脏之募皆在腹。肺之募,中府二穴,在胸部云门下,同身寸之一寸。乳上三肋间动脉陷中,属本经。心之募,巨阙一穴,在鸠尾下,同身寸之一寸,属任脉。脾之募,章门二穴,在大横外直端,属肝经。肝之募,期门二穴,在不容两旁,各同身寸之一寸五分,直乳第二肋端,属本经。肾之募,京门二穴,在监骨腰中,挟脊季肋下,属胆经。五脏之俞皆在背,肺俞在第三椎之下,心俞在五椎之下,肝俞在九椎之下,脾俞在十一椎之下,肾俞在十四椎之下,又有膈俞者,在七椎之下,皆挟脊两旁各同身寸之一寸五分,总属足太阳经也。阴病行阳,阳病行阴者,背为阳,腹为阴。俞在于背,俞者,脏中阴气之所输也,是以阴病行于阳也。募在于腹,募者,脏中阳气乏所结也,是以阳病行于阴也。以见阴15日经络,气相交贯,脏腑腹背,气相通应,故其病气之结聚输转之处,交相会也。经曰:从阳引阴,从阴引阳,即此义也。按《内经》六腑亦有募有俞,不独五脏为然也。此章明脏腑阴阳之气,交相通贯,言五脏而不及六腑者,省文也。胃之募,中脘一穴,在脐上,同身寸之四寸,属任脉。大肠募,天枢二穴,在肓俞旁,同身寸之一寸五分,挟脐二寸,属胃经。小肠募,关元一穴,在脐下,同身寸之三寸,属任脉。胆募,日月二穴,在期门下,同身寸之五分,直乳第二肋下,属本经。膀胱募,中极一穴,在脐下,同身寸之二寸三分,属任脉。此六腑之募,亦皆在腹。胃俞在十二椎之间,大肠俞在十六椎之间,小肠俞在十八椎之间,胆之俞在十椎之间,膀胱俞在十九椎之间,三焦俞在十三椎之间。又有心包俞在四椎之间,亦俱挟脊两旁,各同身寸之一寸五分,属足太阳经也。观阴阳募俞并举为言,则非独指五脏明矣,故补注之。

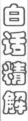

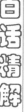

语译

六十七难问:五脏募穴皆在属阴的胸腹部,而五脏俞穴皆在属阳的腰背部,这是什么道理呢?

答:内脏或阴经的病气常于阳分的输穴流行,体表或阳经的病气常于阴分的募穴流行。所以募穴皆在属阴的胸腹部,输穴皆在属阳的腰背部。

第六十八难

六十八难曰:五藏六府,皆有井、荥、俞、经、合,皆何所主?

然:经言所出为井,所流为荥,所注为俞,所行为经,所入为合①。井主心下满②,荥主身热③,俞主体重节痛④,经主喘咳寒热⑤,合主逆气而泄⑥。此五藏六府井、荥、俞、经、合所主病也⑦。

注 释

①张介宾《类经》:"所出为井,脉气由此而出,如井泉之发,其气正深也。所溜为荥,急流为溜,小水为荥,脉出于井而溜于荥,其气尚微也。所注为输,注,灌注也。输,输运也。脉注于此而输于彼,其气渐盛也。所行为经,脉气大行,经营于此,其气正盛也。所入为合,脉气至此,渐为收藏,而入合于内也。"

徐灵胎:言此诸穴,刺之主治何病也。出,始发源也。流,渐盛能流动也。注,流所向注也。行,通达条贯也。入,藏纳归宿也。五句本《灵枢·九针十二原篇》。经文流作溜,义同。

滑寿:主,主治也。井,谷井之井,水源之所出也。荥,绝小水也,井之源本微,故所流尚小而为荥。俞,输也,注也,自荥而注,乃为输。由输而经过于此,乃谓之经。由经而入于所合,谓之合。合者,会也。

②井,指井穴。主,主治。井穴主治心下满胀。

徐灵胎:由六十四难五行所属推之,则心下满为肝木之病。

吕广:井者木,木者肝,肝主满也。

虞庶:井法木以应肝脾,位在心下。今邪在肝,肝乘脾,故心下满。今治之于井,不令木乘土也。

③荥穴主治身热证候。

徐灵胎:身热为心火之病。

吕广:荥者火,火者心,心主身热也。

虞庶:荥为火以法心,肺属金,外主皮毛。今心火灼于肺金,故身热,谓邪在心也。故治之于荥,不令火乘金,则身热必愈也。

④俞,后世用为输字,即五输穴之输,非背俞穴之俞。输穴主治身体沉重及关节疼痛。

徐灵胎:体重节痛为脾土之病。

吕广:输者上,土者脾,脾主体重也。

虞庶:输者,法土应脾。今邪在土,土必刑水,水者肾,肾主骨,故病则节痛。邪在土,土自病则体重,宜治于输穴。

⑤经穴主治喘咳病及寒热之病。

徐灵胎:喘咳寒热为肺金之病。

吕广:经者金,金主肺,肺主寒热也。

虞庶:经法金应肺。今邪在经,则肺为病,得寒则咳,得热则喘,今邪在金,金必刑木,本者肝,肝在志为怒,怒则气逆乘肺,故喘。何以然?谓肝之支别,从肝别贯膈,上注肺。《脉要精微论》曰:血在胁下,令人喘逆,此之谓也。治之于经,则金不刑于木矣。

⑥合穴主治气机上逆并治泄泻之病。

徐灵胎:逆气而泄为肾水之病,然此亦论其一端耳。两经辨病取穴之法,实不如此,不可执一说而不知变通也。

吕广:合者水,水主肾,肾主泄也。

虞庶:合法水应肾、肾气不足,伤于动脉,则气逆而里急。肾主开窍于二阴,肾气不禁,故泄注。邪在水,水必乘火。火者,心,法不受病。肝木为心火之母,为肾水之子,一忧母受邪,二忧子被刑。肝在志为怒,忧则怒,怒则气逆故也。此五行更相乘克,故病有异同。今治之于合,不令水乘火,则肝木不忧,故气逆止。邪不在肾,则无注泄。以上井、荥、输、经、合,法五行,应五脏,邪凑其中,故主病如是。善诊者,审而行之,则知自病,或相乘,虚则补之,实则泻之。

⑦以上是五输穴所主治的病证。

丁德用:此是五脏井、荥、输、经、合也。经言井主心下满者,为肝病,即逆满,当取其诸井,以主其心下满也。荥主身热者,荥者,火也,故身热,当取其诸荥,以主其热也。输主体重节痛,输者,土也,故令体重节痛,当取其诸输,以主其体重节痛也。经主喘咳寒热,经者,金也,故喘咳而发寒热,当取其诸经,以主其喘咳寒热也。合主逆气而泄,合为水,水主泄,当取其诸合,以主逆气而泄也。

虞庶:以上井、荥、输、经、合之生病,各依其时而调治之,谓四时之邪,各凑荥、输中留止也。

叶霖:主,主治也。经言,《灵枢·九针十二原篇》文也。井,山谷中泉水之所出也。荥,小水尚未能流利者也。输,输泻之所注也。经,由输而经过之径也。合,水流而会合之处也。井主心下满者,井应木,木者肝,肝主满重节痛也。荥应火,火者心,心主身热也。输应土,土者脾,脾主体重也。经主咳嗽寒热者,经应金,金者肺,肺主寒热也。合主气逆而泄者,合应水,水者肾,肾主泄也。此论五脏为病之一端耳。不言六腑者,举脏足以该腑也。然《内经》辨病取穴之法,实不止此,不可执一说而不知变通也。按:此七难论输穴也。然某穴至某穴之一寸者,将谓周尺耶,秦尺耶,汉尺耶,抑近世之尺耶?聚讼纷纭,莫衷壹是,皆为不明同身取寸之义也。或以患人之中指中节取寸,便为独得心传,殊不知瘦人指长而身小,则背腹之横寸,岂不太阔。肥人指短而身长,则背腹之横寸,岂不太狭。有身长指长而头小者,则头间之寸,岂不嫌长。有身短指短而头大者,则头间之寸,岂不嫌短。似此肥瘦长短之差讹,安能准的。所谓同身取寸者,必问其身体而取之也。考其法以《灵枢·骨度篇》尺寸为主,再量人身尺寸,随取而折之,自无长短肥瘦之差讹。假如《骨度篇》云:肩至肘,长一尺七寸,量患人由肩至肘,长一尺三寸六分,以八折合之,所云某穴至某穴一寸者,仅得八分,余可类推。此同身取寸之活法,针灸之要事,不可不知也。

📖 **语 译**

六十八难问:五脏六腑的经脉皆有井、荥、输、经、合穴,这些穴位是主治什么病症的呢?

答:医经上说,经气发出的地方,称为井穴;经气微流的地方,称为荥穴;经气灌注的地方,称为输穴;经气畅流的地方,称为经穴;经气深入的地方,称为合穴。主治心下胀满,取井穴;主治身体发热,取荥穴;主治身体困重、关节疼痛,取输穴;主治气喘、咳嗽、怕冷、发热,取经穴;主治气逆和下泄,取合穴。这就是五脏六腑十二经脉的井、荥、输、经、合穴所主治的病症。

第六十九难

六十九难曰：经言虚者补之，实者泻之，不实不虚，以经取之①。何谓也？

然：虚者补其母，实者泻其子，当先补之，然后泻之②。不实不虚③，以经取之者，是正经自生病，不中他邪也，当自取其经，故言以经取之④。

📖 **注 释**

①针刺补虚泻实为基本大法，不实不虚则平补平泻，并取本经之穴。

徐灵胎：虚，血气虚也。实，血气实也。补之，行针用补法也。泻之，行针用泻法也。其说详《素问·离合真邪论》等篇。以经取之，言循其本经所宜刺之穴也。

②补母泻子为五行生克之理取其相应之经。

徐灵胎：母，生我之经，如肝虚则补肾经也，母气实，则生之益力。子，我生之经，如肝实则泻心经也，子气衰，则食其母益甚。详见下文七十五难。

杨曰：春得肾脉为虚邪，是肾虚不能传气于肝，故补肾。肾有病则传之于肝，肝为肾子，故曰补其母也。春得心脉为实邪，是心气盛实，逆来乘肝，故泻心。心平则肝气通，肝为心母，故曰泻其子也。

③指虚实均不突出的一般证候。

徐灵胎：一本作不虚不实。

杨曰：不实不虚，是诸脏不相乘也。

④以经取之，取本经之穴。正经自生病，即十二正经本经所生之病。

徐灵胎：正经自病，如四十九难所云之类是也。自取其经，即于本经取所当刺之穴，不必补母泻子也。

丁德用：此经先立井、荥、输、经、合配象五行，即以十二经中各有子母，递相生养，然后言用针补泻之法也。假令足厥阴肝之络中虚，即补其足厥阴经合，是母也；实即泻足厥阴经荥，是子也。如无他邪，即当自取其经，故言以经取之也。

杨曰：春得弦多及但弦者，皆是肝脏自病也，则自于足厥阴少阳之经而补泻焉，当经有金、木、水、火、土,随时而取之也。

叶霖:经言,《灵枢·经脉篇》也。虚,血气虚也。实,血气实也。补之,行针用补法也。泻之,行针用泻法也。以经取之,言循其本经所宜刺之穴也。母,生我者也。子,我生者也。《经脉篇》载十二经,皆有盛则泻之,虚则补之,不盛不虚,以经取之,虚者补其母,实者泻其子。盖子能令母实,母能令子虚也。假令肝病虚,则补其母合,即足厥阴之合曲泉穴是也。肝病实,则泻其子荥,即足厥阴之荥行间穴是也。当先补之,然后泻之两句,滑氏谓即后篇阳气不足,阴气有余,当先补其阳,而后泻其阴之意。然于此义不属,非误即羡文也。若忧愁思虑则伤心,形寒饮冷则伤肺,恚怒气逆则伤肝,饮食劳倦则伤脾,久坐湿地、强力入水则伤肾,正经自病,非五邪所伤者,即于本经取当刺之穴以刺之,不必补母泻子也。

 语 译

六十九难问:医经上说,治疗虚证,用补法;治疗实证,用泻法;治疗不实不虚的一般病证,就在本经取穴治疗。这是什么道理呢?

答:虚证,可补其母脏之经的穴位;实证,可泻其子脏之经的穴位。在治疗上应当先用补法,然后用泻法。不实不虚的病证,治疗时,取本经腧穴即可,因为这是本经自生的病,并未受到他经之邪的传变,故只需取其本经的输穴,所以说以经取之。

第七十难

七十难曰：春夏刺浅，秋冬刺深者，何谓也？

然：春夏者，阳气在上，人气亦在上，故当浅取之；秋冬者，阳气在下，人气亦在下，故当深取也①。

春夏各致一阴，秋冬各致一阳者，何谓也②？

然：春夏温，必致一阴者，初下针，沉之至肾肝之部，得气，引持之阴也。秋冬寒，必致一阳者，初内针，浅而浮之至心肺之部，得气，推内之阳也③。是谓春夏必致一阴，秋冬必致一阳④。

注释

①春夏经气浮而刺浅，秋冬经气沉潜而深刺。

徐灵胎：《灵枢·终始篇》云：春气在毛，夏气在皮肤，秋气在分肉，冬气在筋骨，刺此病者，各以其时为齐。两经虽互有异同，此其大较也。阳气，谓天地之气。人气，谓营卫之气。上，谓皮肉之上。下，谓筋骨之中。浅取、深取，必中其病之所在，则易已也。

滑寿：春夏之时，阳气浮而上，人之气亦然，故刺之当浅，欲其无太过也。秋冬之时，阳气沉而下，人气亦然，故刺着当深，欲其无不及也。经曰：必先岁气，无伐天和，此之谓也，四明陈氏曰：春气在毛，夏气在皮，秋气在分肉，冬气在骨髓，是浅深之应也。

丁德用：春夏刺浅，秋冬刺深者，经言春夏刺井、荥，从肌肉浅薄之处；秋冬刺经、合，从肌肉深厚之处。此是因时随所在刺之也。

杨曰：经言春气在毫毛，夏气在皮肤，秋气在分肉，冬气在筋骨，此四时之气也。其四时受病，亦各随正气之探浅，故用针者，治病各依四时气之深浅而取之也。

叶霖：《灵枢·终始篇》曰：春气在毛，夏气在皮肤，秋气在分肉，冬气在筋骨。此四时之气也。其四时受病，亦各随正气之浅深，故用针以治病者，各依四时气之深浅而取之也。阳气者，谓天地之气也。人气者，谓营卫之气也。上言皮肉之上，下言筋骨之中，浅取深取，必中其病也。滑氏曰：春夏之时，阳气浮而上，人气亦然，故刺之当浅,欲其无太过也。秋冬之时,阳气沈而下,人气亦然,故刺之当深,欲其无不及也。经曰:必先岁气,毋伐天和,此之谓也。

②致,招致,引导之义。一阳,心肺之气。一阴,肝肾之气。

徐灵胎:致,取也,谓用针以取其气也。温,时令温也。阳盛则阴不足,故取阴气以补阳也。沉之,谓深入其针至肾肝筋骨之位。引,谓引其气而出之至于阳之分也。

虞庶:经言春夏养阳,言取一阴之气以养于阳,虑成孤阳。致者,都也,及也,言到于肾肝引持一阴之气。肝肾,乃阴也。

叶霖:致,取也。温,时令温也。寒,时令寒也。经言春夏养阳者,阳盛则阴不足,必取一阴之气以养阳也。秋冬养阴者,阴盛则阳不足,必取一阳之气以养阴也。沈之,深入其针至肾肝之位,引其阴气,出之于阳也。浮之,谓浅内其针至心肺皮血之位,推其阳气,入之于阴也。按:滑氏曰:春夏气温,必致一阴者,春夏养阳之义。初下针,即沈之至肾肝之部,俟其得气,乃引针而提之,以至于心肺之分,所谓致一阴也。秋冬气寒,必致一阳者,秋冬养阴之义也。初内针浅而浮之,当心肺之部,俟其得气,推针而内之,以达于肾肝之分,所谓致一阳也。然致阴致阳之说,越人特推其理有如是者耳。凡用针补泻,自有所宜,初不必以是相拘也。

③内,通纳。浅而浮之,为针刺之法,浅取浮刺之法。得气,即针下得其经气,指产生针感反应。

徐灵胎:寒,时令寒也。阴盛则阳不足,故取阳气以补阴也。浮之,谓浅纳其针至心肺皮血之位。推,谓推其气而入之至于阴之分也。此即经文所谓从阴引阳,从阳引阴之义。

虞庶:经言秋冬养阴,言至阴用事,无阳气以养其阴,故取一阳之气以养于阴,免成孤阴也。心肺,乃阳也,故言至心肺之部也。

④此即为春夏引导一阴,秋冬引导一阳的手法。

滑寿:致,取也。春夏气温,必致一阴者,春夏养阳之义也。初下针,即沉之至肾肝之部,俟其得气,乃引针而提之以至心肺之分,所谓致一阴也。秋冬气寒,必致一阳者,秋冬养阴之义也。初内针,浅而浮之当心肺之部,俟其得气,推针而内之,以达于肾肝之分,所谓致一阳也。

杨曰:入皮三分,心肺之部,阳气所行也。入皮五分,肾肝之部,阴气所行也。阳为卫,阴为荣。春夏病行于阳,故引阴以和阳。秋冬病行于阴,故内阳以和阴也。

虞庶:杨氏所注言三分为心肺之部,五分为肝肾之部、此乃玄珠密语,分天地气而言之,故有三分五分之说也。

丁德用：人之肌肤，皆有厚薄之处，但皮肤之上，为心肺之部，阳气所行；肌肉之下，为肾肝之部，阴气所行。其春夏阳气上腾，所用针沉，手内针至肾肝之部，得气引持阴气，以和其阳气，故春夏必致一阴也。秋冬阴气下降，所用针浮，手至心肺之部，得气推内针入，引持阳气，以和其阴气也，故秋冬必致一阳也。所以经云，春夏必致一阴，秋冬必致一阳也。

叶霖：《灵枢·终始篇》曰：春气在毛，夏气在皮肤，秋气在分肉，冬气在筋骨。此四时之气也。其四时受病，亦各随正气之浅深，故用针以治病者，各依四时气之浅深而取之也。阳气者，谓天地之气也。人气者，谓营卫之气也。上言皮肉之上，下言筋骨之中，浅取深取，必中其病也。滑氏曰：春夏之时，阳气浮而上，人气亦然，故刺之当浅，欲其无太过也。秋冬之时，阳气沉而下，人气亦然，故刺之当深，欲其无不及也。经曰：必先岁气，毋伐天和，此之谓也。

语译

七十难问：春夏针刺宜浅刺，秋冬针刺宜深刺，这是什么道理呢？

答：春夏两季，自然界的阳气上升，人身的经气也趋向于肌肤浅层，故采取浅刺的方法。秋冬两季，自然界的阳气向下，人身的阳气也趋向于筋骨深层，故采取深刺的方法。

问：春夏两季需引导一阴之气，秋冬两季需引导一阳之气，这是什么道理？答：春夏气候温暖，必须引导一阴之气，即开始下针时，要深刺到肾肝所主的筋骨部分。待针感后，再将针提举以引肝肾的经气上达阳分。秋冬气候寒冷，必须引导一阳之气，即开始进针时，要浅刺到心肺所主的血脉皮肤部分。待针感产生后，再将针推进以送入心肺的经气深达阴分。上述就是所谓春夏必须引导一阴之气，秋冬必须引导一阳之气的针法。

第七十一难

七十一难曰：经言刺营无伤卫，刺卫无伤营。何谓也①？

然：针阳者，卧针而刺之②；刺阴者，先以左手摄按所针荥俞之处，气散乃内针③。是谓刺营无伤卫，刺卫无伤营也④。

注释

①刺营分不要伤及卫分。刺卫分不要伤及营分。

徐灵胎：营主血在内，卫主气在外，营卫有病，各中其所，不得诛伐无过也。此即《素问·刺齐论》所云：刺骨无伤筋，刺筋无伤肉，刺肉无伤脉，刺脉无伤皮，刺皮无伤肉，刺肉无伤筋，刺筋无伤骨之义。

②卧针，即平卧针体进针，又称平刺。

徐灵胎：阳，卫也。卫在外，欲其浅，故侧卧其针，则针锋横达，不及营也。

③摄，同捏。按，按压，通过摄按使所针之处气血消散，继而进针。

徐灵胎：阴，营也。营在内，针必过卫而至营，然卫属气，可令得散，故摄按之使卫气暂离其处，则针得直至营，而不犯卫也。

④阐明治此毋伤彼之义。

滑寿：荣为阴，卫为阳。荣行脉中，卫行脉外，各有所浅深也，用针之道亦然。针阳必卧针而刺之者，以阳气轻浮，过之恐伤于荣也。刺阴者，先以左手按所刺之穴，良久令气散乃内针，不然则伤卫气也。无毋通，禁止辞。

丁德用：人之荣为阴，卫为阳，二者为之表里。其卧针取之，恐伤于荣也。针荣先以左手摄按所刺之穴，令阳散而内针者，盖恐伤于卫也。

杨曰：入皮三分为卫气，病在卫，用针则浅，故卧针而刺之，恐其深伤荣气故也。入皮五分为荣气，故先按所针之穴，待气散乃内针，恐伤卫气故也。

虞庶：三阴三阳，各主气血，至有多少不同，故圣人说行针之道，无令至有伤于荣卫也。《血气形志篇》曰：太阳多血少气，少阳少血多气。阳明多气多血，厥阴多血少气，少阴多气少血，太阴多气少血。启玄子注曰：血气多少，天之常数，故用针之道，常泻其多也。

叶霖：营卫者，血气之道路，以阴阳而分表里者也。营为阴，卫为阳，营行脉中属里，卫行脉外属表，若营卫有病，各中其所，不得诛伐无过也。《素问·刺齐论》曰：刺骨无伤筋，刺筋无伤肉，刺肉无伤脉，刺脉无伤皮，刺皮无伤肉，刺肉无伤筋，刺筋无伤骨，亦此义也。卫为外表，阳行乎脉外，欲其浅，散刺卫者，宜卧针而刺之，以阳气轻浮，过之恐伤营也。营为里，阴行乎脉中，欲其深过卫，始可至营也，故刺营者，先以左手摄按所刺之穴良久，使卫气渐散离其处，然后内针，则针得至营，而不伤卫矣。此刺阳刺阴之道也。

📖 **语 译**

七十一难问：医经上说，刺营莫伤卫，刺卫莫伤营。这是什么意思呢？

答：针属阳的卫分，应该横刺；针属阴的营分，应该先用左手，引持按压所要针刺的穴位，使局部的经气散开后再进针。这就是刺营莫伤卫，刺卫莫伤营的针法。

第七十二难

七十二难曰：经言能知迎随之气，可令调之；调气之方，必在阴阳。何谓也①？

然：所谓迎随者，知营卫之流行，经脉之往来也。随其逆顺而取之，故曰迎随②。调气之方，必在阴阳者，知其内外表里，随其阴阳而调之，故曰调气之方，必在阴阳③。

 注释

①迎随，逆顺之义。方，法也。

徐灵胎：《灵枢·终始篇》云：阳受气于四末，阴受气于五脏。故泻者迎之，补者随之，知迎知随，气可令和，和气之方，必通阴阳。引经文本此。盖阳经主外，故从四末始，阴经主内，故从五脏始。迎者，针锋迎其来处而夺之，故曰泻。随者，针锋随其去处而济之，故曰补。通阴阳者，察其阴阳之虚实，不得误施补泻也。详见七十九难中。

②所谓迎随手法，是在明了经气流行的方向基础上所采用的针刺补泻手法。迎，是逆其经气而进针，为泻法。随，是顺从经气而进针，为补法。

徐灵胎：知往来逆顺，正经文所谓迎随之义，越人之所本也。诸家论说纷纷，皆属误解，盖经学之不讲久矣！

滑寿：迎随之法，补泻之道也。迎者，迎而夺之；随者，随而济之。然必知荣卫之流行，经脉之往来。荣卫流行，经脉往来，其义一也。知之而后可以视夫病之逆顺，随其所当而为补泻也。

③调气之方，指调气之法。调气之法必用迎随补泻。必须明了阴阳表里经气运行的方向。

徐灵胎：阳主外、主表，阴主内、主里，察其虚实而补之、泻之，令调和也。

丁德用：夫荣卫通流，散行十二经之内，即有始有终，共始自中焦。注手太阴一经一络，然后手阳明注一经一络。其经络有二十四，日有二十四时，皆相合。此凡气始至而用针取之，名曰迎而夺之。其气流注终而内针，出而扪其穴，名曰随而济之。又补其母亦名曰随而补之，泻其子亦名曰迎而夺之。又随呼吸出内其针，亦曰迎随也。此者是调阴阳之法,故曰:必在阴阳也。

杨曰:荣气者,常行不已。卫气者,昼行于身体,夜行于脏腑。迎者,逆也。随者,顺也。谓卫气逆行,荣气顺行。病在阳,必候荣卫行至于阳分而刺之。病在阴,必候荣卫行至于阴分而刺之。是迎随之意也。又迎者,泻也。随者,补也。故经曰:迎而夺之,安得无虚?言泻之则虚也。随而济之,安得无实?言补之则实也。调气之方,必在阴阳者。阴虚阳实,则补阴泻阳,阳虚阴实,则补阳泻阴,或阳并于阴,阴并于阳,或阴阳俱虚,或阴阳俱实,皆随病所在而调其阴阳,则病无不已。

虞庶:迎,取也。乃五行六气,各有胜复,假令木气有余之年,于旺前先泻其化源。《玄珠密语》曰:木之行胜也,苍埃先见于林木,木乃有声,宫音失调,倮虫不滋,湿雨失合,先于十二月泻其化源,故曰迎。不足之年,补于化源,故曰随。调气之方,必在阴阳者,言引外至内,引内至外也。谓月生无泻,满无补,定人之呼吸,观日之寒温,从阳引阴,从阴引阳,春夏致一阴,秋冬致一阳。故曰:调气之方,必在阴阳也。知其内外表里者,谓察脉之浮沉,识病之虚实,以外知内,视表如里。故曰知其内外表里也。随其阴阳而调之者,谓各随病在何阴阳脉中而调治之也。

叶霖:经言,《灵枢·终始篇》曰:阳受气于四末,阴受气于五脏,故泻者迎之,补者随之,知迎知随,气可令和,和气之方,必通阴阳,是迎随之法,补泻之道也。阳经主外,故从四末始,阴经主内,故从五脏始。迎者,针锋迎其气之方来而未盛,以夺之也。随者,针锋随其气之方去而未虚,以济之也。然必知营卫之流行,经脉之往来,知之而后可察病之阴阳逆顺,随其所当而施补泻也。调气之方,必在阴阳者,在,察也。内为阴而主里,外为阳而主表,察其病在阴在阳,是虚是实,而补之泻之,或从阳引阴,或从阴引阳,或阳病治阴,或阴病治阳,而令其调和也。杨氏曰:阴虚阳实者,则补阴泻阳,阳虚阴实者,则补阳泻阴。或阳并于阴,阴并于阳。或阴阳俱虚,或阴阳俱实。皆随其病之所在而调之,则病无不已也。按:针法言补,不可深泥,丹溪亦常论之,非无谓也。《素问·阴阳应象大论》曰:形不足者,温之以气,精不足者,补之以味。针乃砭石所制,既无气,又无味,破皮损肉,发窍于身,气皆从窍而出,何得为补?经谓气血阴阳俱不足,勿取以针,和以甘药者是也。然《内》《难》凿言补泻之法者何耶?夫读书贵乎融贯,不可胶刻。迎而夺之,因属泻其实邪,随而济之,亦可去其虚邪。盖邪去则正安,去邪即所以补正,非针法之补,能生长血气也。仲景治虚劳而伤其营卫者,以大黄䗪虫丸主之,方中多属攻药,以瘀血去,肺气利,则新血自生,正气自复,而营卫行,营卫行则肌肉充,而虚劳补矣,此先圣后贤,其意一也。将谓针法之补,可代参地,则《灵枢·根结篇》何以有营气不足,病气不足,此阴阳气俱不足也,不可刺之,刺之则重不足,重不足则阳阳俱竭,血气皆尽,五脏空虚,筋骨髓枯,老者绝灭,壮者不复之说。若明乎此,补泻非可以一法尽,岂独针刺之无误,即汤药亦不致南辕北辙矣。

📖 **语译**

七十二难问:医经上说,懂得针刺手法上的迎随补泻,就可以使经脉之气得以调和。调气的方法,必须首先辨别阴阳经气的运行方向。这是什么道理呢?

答:所谓迎随,就是更懂得营卫之气在经脉中的流通运行的方向,以及各经脉的往来循行的部位。随着它行走的方向进行逆取或顺取,所以称为迎随。调气的方法,必须先辨别阴阳不同经脉的情况,懂得病变有内外表里,随着它的阴阳经脉偏盛偏衰而进行调治,这就是调气的方法,必须首先辨别阴阳的原因。

第七十三难

七十三难曰：诸井者，肌肉浅薄，气少不足使也，刺之奈何？^①

然：诸井者，木也；荥者，火也。火者，木之子，当刺井者，以荥泻之^②。故经言补者不可以为泻，泻者不可以为补。此之谓也^③。

注释

①井穴在四肢趾指端，故云肌肉浅薄，气少不足使。气少，经气尚微。使，为针所用也。

徐灵胎：诸井皆在手足指末上，故云肌肉浅薄。气藏于肌肉之内，肌肉少，则气亦微。不足使，谓补泻不能相应也。

②此指刺井代荥的方法。

徐灵胎：此泻子之法也。如用补，则当补其合，可类推。然惟井穴为然，盖以其气少不足为补泻，泻子补母，则气自应也。

虞庶：不至而至，故春乃泻荥也。

丁德用：诸井在手足指梢，故言肌肉浅薄也。井为木，是火之母。荥为火，是木之子。故肝木实，泻其荥。

杨曰：冬刺井，病在赃，取之应井。刺井者，则泻其荥，以去其病，故经曰：冬阴气紧，阳气伏。故取井以下阴气，逆取荥以通阳气也。

③强调辨母子关系而补泻之。

徐灵胎：言泻则当以子，补则当以母，不可误施。

丁德用：肝木气虚不足，补其合，泻之复不能补，故言不可以为补也。

叶霖：诸井在手足指梢，故曰肌肉浅薄也。气藏于肌肉之内，肌肉浅薄，则气亦微，故曰气少不足使也。井为木，是火之母，荥为火，是木之子，故肝木实，泻其荥，此泻子之法也。如用补，则当补其合也。但泻之复不能补，故曰不可以为补。盖泻则当以子，补则当以母，不可误施也。六十九难以别经为子母，此则以一经为子母，义虽各殊，其理一也。按：滑氏曰：详越人此说，专为泻井者言也。若当补井，则必补其合，故引经言补者不可以为泻，泻者不可以为补，各有攸当也。补泻反，则病益笃，而有实实虚虚之患,可不谨欤!然泻于法下,故字上,该有论补母之法,故以此二句总结之,否则文气不属,此中或有阙简,经言无考,姑俟知者。

 语 译

七十三难问:各个井穴,皆在四肢远端肌肉浅薄的部位,经气较少不足的以使用针刺实施泻法,如果针刺需要泻时,应该采取什么方法呢?

答:五脏阴经各个井穴,皆属木,各个荥穴,皆属火。火,为木之子,应当针刺泻井穴的,可以改针刺荥穴。所以医经上说,当补的不可以用泻法,当泻的不可以用补法。就是这个道理。

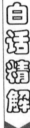

第七十四难

七十四难曰：经言春刺井，夏刺荥，季夏刺俞，秋刺经，冬刺合者，何谓也？

然：春刺井者，邪在肝；夏刺荥者，邪在心；季夏刺俞者，邪在脾；秋刺经者，邪在肺；冬刺合者，邪在肾①。

其肝、心、脾、肺、肾，而系于春、夏、秋、冬者，何也？

然：五藏一病，辄有五也②。假令肝病，色青者肝也，臊臭者肝也，喜酸者肝者，喜呼者肝也，喜泣者肝也③。其病众多，不可尽言也④。四时有数，而并系于春、夏、秋、冬者也⑤。针之要妙，在于秋豪者也⑥。

📖 **注 释**

①季夏，指长夏。

徐灵胎：此亦以五脏所属为言也。井与春皆属木，荥与夏皆属火，输与秋皆属金，合与冬皆属水，故四时有病，则脏气亦与之相应，故刺法亦从时也。

丁德用：其言春刺井者，谓邪在肝，无令肝木邪害于脾土，故刺诸井也。夏刺荥者，谓邪在心，无令心火邪害于肺金，故刺诸荥也。季夏刺输者，谓邪在脾，无使脾土邪害于肾水，故刺诸输也。秋刺经者，谓邪在肺，无令肺金邪害于肝木，故刺诸经也。冬刺合者，谓邪在肾，无令肾水邪害于心火，故刺诸合也。此是断五邪之原法也。

杨曰：用针微妙法无穷，若不深达变通，难以救疾者矣。至如此说，则是变通之义也。经云：冬刺井，春刺荥，此乃云春刺井，夏刺荥，理极精奇，特宜留思，不可固守，以一概之法也。

虞庶：春刺井，夏刺荥，季夏刺输，秋刺经，冬刺合，乃经之大法也。七十三难以言春刺于荥，此乃木旺未毕，火夺木旺法曰实邪，故泻之于荥。所以经言泻者，不可以为补也。

叶霖：春刺井者，井为木，非必春刺井，以其邪在肝木也。荥为火，夏刺荥者，以其邪在心火也。输为土，季夏刺输者，以其邪在脾土也。经为金，秋刺经者，以其邪在肺金也。合为水,冬刺合者,以其邪在肾水也。经言无考。越人去古未远,古医经犹得见之,而今亡矣。按:《灵枢·顺气一日分为四时篇》曰:脏主冬,冬刺井。色主春,春刺荥。时主夏,夏刺输。音主长夏,长夏刺经。味主秋,秋刺合。是谓五变以主五输,与此同。盖以五脏之气,应五时之变,而取五输,各有所主,刺隔一穴者,皆从子以透发母气也。一言刺之正,一言刺之变,所以不同也。若《四时气篇》曰:春取经,血脉分肉之间,甚者深取之,间者浅刺之。夏取盛经孙络,取分肉间,绝皮肤。秋取经输,邪在腑,取之合。冬取井荥,必深留之。此言四时之气,各有所在,故春取经脉于分肉之间,夏取盛经孙络,分肉皮肤,盖春夏之气,从内而外也。秋取经输,邪在腑,取之合,此秋气之复从外而内也。冬取井荥,必深留之,谓冬气之藏于内也。《本输篇》曰:春取络脉诸荥,大筋分肉之间,甚者深取之,间者浅取之。夏取诸输孙络,肌肉皮肤之上。秋取诸合,余如春法。冬取诸井诸输之分,故深留之。此言阴阳气血,随四时之生长收藏,而浅深出入也。春气在脉,故宜取络脉。夏气在孙络,长夏气在肌肉,故宜取孙络肌肉皮肤之上,此春夏之气,从内而外也。秋气降收,故如春法,盖复从孙络而入于络脉也。冬气收藏,故欲深而留之。此四时出入之序,人气之所处,病之所舍,五脏应五时之所宜也。此两节又不同,然各有义理之所在,不必求合也。

②五脏一病,指五脏各有一病。辄有五也,指五脏可各通过色、臭、味、声、液体现五种病情。

徐灵胎:言有五者之证现于外也。

③此以肝举例说明五脏一病而分别表现五种情况。

徐灵胎:说详四十九难中。此举邪之在肝者,以例其余也。

④以此类推,五脏之病,不可胜穷。

徐灵胎:言五者之变,不可胜穷也。

⑤五脏之病并与四时相联系。

徐灵胎:言病虽万变,而四时实有定数,治之之法,总不出此,其道简约易行也。

⑥豪,通毫。此句指针刺的微妙,精细入微。

徐灵胎:豪,通毫。此又推言用针之道,其微妙之处,乃在秋毫之间,又非四时之所得而尽,学者又不可因易而忘难也。

丁德用:人之五脏系于四时,五脏一病辄有五者,谓五声、五色、五味、五液、五香、五臭。若持针者,皆能断其五邪,令中病原,故知针之要妙,在于秋毫,不可不通也。

杨曰:五脏六腑病,各有形证,今略举肝家一脏以为法尔。虽言春刺井,夏刺荥,若一脏有病,脉亦随之,诊而取之。假令肝自病,实则取肝中火泻之,虚则取肝中木补之,余皆仿此。即秋毫微细之意也,言用针微细若秋毫矣。

虞庶:五脏各有声、色、臭、味、液,以为形证,以合四时井、荥、输、经、合,而行补泻之法也。微妙之理,若秋毫之在目也。

叶霖:此复问肝心脾肺肾系于春夏秋冬之故,然五脏一病,辄有五邪,未可拘也。假令肝病,色青者肝也,肝主色也。臊臭者肝也,而中有心病,心主臭,入肝为臊也。喜酸者肝也,而中有脾病,脾主味,入肝为酸也。喜呼者肝也,而中有肺病,肺主声,入肝为呼也。喜泣者肝也,而中有肾病,肾主液,入肝为泣也。举一肝脏,余可类推,以明五脏六腑之病众多,不止于此,而皆统于金木水火土五行之所属,如四时之有定数,而并系于春夏秋冬之所属也。然其用针要妙,则在于秋毫之间,而其变无穷也。惟所问五脏之病,何以与四时相应,而答辞止言病状如此,滑氏疑有阙误,信夫!

语译

七十四难问:医经上说,春天宜刺井穴,夏天宜刺荥穴,季夏宜刺输穴,秋天宜刺经穴,冬天宜刺合穴,道理何在?

答:春天宜刺井穴,是病邪在肝的缘故;夏天宜刺荥穴,是病邪在心的缘故;长夏宜刺输穴,是病邪在脾的缘故;秋天宜刺经穴,是病邪在肺的缘故;冬天宜刺合穴,是病邪在肾的缘故。

问:这样把肝、心、脾、肺、肾五脏联系于春夏秋冬,又是什么道理呢?

答:五脏中有一脏发生病变,往往随其相应季节而表现出色、臭、味、声、液五方面的症状。比如肝脏发生疾病,肝病的症状,面部色青;肝病的症状,会有臊臭气;肝病的症状,喜食酸味;肝病的症状,是常有呼叫声发出;肝病的症状,是时有眼泪流出。五脏疾病的症状很多,是无法一一叙述的。一年四季都有一定的节气,而井、荥、输、经、合穴都联系于春、夏、秋、冬的气候。针刺的微妙之处,就在于要很好地掌握这些微细的变化。

第七十五难

七十五难曰：经言东方实，西方虚，泻南方，补北方，何谓也①？

然：金、木、水、火、土，当更相平②。东方木也，西方金也。木欲实，金当平之；火欲实，水当平之；土欲实，木当平之；金欲实，火当平之；水欲实，土当平之③。东方肝也，则知肝实；西方肺也，则知肺虚。泻南方火，补北方水。南方火，火者，木之子也④；北方水，水者，木之母也。水胜火⑤，子能令母实，母能令子虚⑥，故泻火补水，欲令金不得平木也⑦。经曰：不能治其虚，何问其余。此之谓也⑧。

注释

①东方指代肝，西方指代肺，南方指代心，北方指代肾。

徐灵胎：此即六十九难泻子之法。南方为东方之子，北方为西方之子、东方之母。说详下文。

②当更相平，指五行通过生克制化，达到平衡。

徐灵胎：更，更递。更相平，言金克木，本克土，循环相制，不令一脏独盛而生病也。

③阐明五行生克制化规律。

徐灵胎：此言五行本然之道也。

④通过泻火而使金气盛，金气盛而使木气虚，重新达到平衡。

徐灵胎：实则泻其子也。

⑤补水而胜火。

徐灵胎：木之母胜木之子也。

⑥指一行之子能令一行之母实，而一行之母能令一行之子虚。如泻木之子火，可使金气盛，金盛可生木之母水而使水盛。即为子能令母实。而补木之母之水，水盛则能克木之子之火，即母能令子虚。

徐灵胎：木之子火，为木之母水所克，则火能益水之气，故曰子能令母实。水克火,能夺火之气,故曰母能令子虚。

⑦此语与五行之理不合,故诸家以不字为衍文。

徐灵胎:子能令母实,泻子则火势益衰,而水得以恣其克伐;母能令子虚,补母则水势并旺,而火不敢留其有余,如此则火不能克金,而反仰食木之气以自给,使金气得伸,而木日就衰,则金自能平木也。不字诸家俱以为衍文。

丁德用:四方者,五行之正位也,其旺应四时。即春应东方木,夏应南方火,秋应西方金,冬应北方水,长夏应中央土。南方火实,胜西方金,即北方水来复胜,火水且待争,反害于肺。今当先泻南方火,实即还北方水,肺金得平也。平者,调四方虚实之法也。

杨曰:五行以胜相加,故木胜土,金胜木。木,肝也;金,肺也。肺气虚弱,肝气强实,木反凌金,金家不伏,欲来平木,金木若战,二脏则伤。故用针者,诊知其候,则须泻心,心气既通,肝气则复。又补于肾,肾家得气,传而养肝,肝气已定,则肺不复来平肝,然后却补脾气,脾是肺母,母气传子,子便安定。故曰不能治其虚,何问其余。此之谓也。一本说杨氏曰:金克木,今据肝家一条以例五脏:假令东方木肝实,西方金肺虚,肝木实凌肺金虚,金本克木,肝欲制肺,肺及不伏,二脏争胜,反害于火,宜泻其心。心属火,火者,木之子,子气既通,肝虚则伏,肝气既复,则肺不复来,然后补其脾,脾是肺母,母气授子,子气便实,故言母能令子实,子能令母虚,不能治其虚,何问其余。

虞庶:五脏五行,更相平伏,宜凭补泻以调治之。《素问》曰:邪气盛则实,真气夺则虚,以下凡有虚实,皆准此也。经言木实金虚,泻火补水也。夫木实者,谓木有余,则土遥畏之;土畏之,则金无所养而令金虚也。若不泻火,火必盛而烁金,金乃仇雠于木,金木相胜而致两相刑克,故泻火,火者,木之子,子合母气,木亦不实,火亦不平,金土亦无所畏,乃行气养于金也。金虚者,乃补水御火。补水养木,御火,火不平金,养木,木亦安复,故曰子能令母实也。木有余,则土乃畏木,土不能传气与金,金乃虚,故曰母能令子虚也。

⑧此言以治虚证为要,虚证如不能治,余病勿论。

徐灵胎:言治金虚之法当如此,不可止取一经以为补泻也。若此义不明,则治虚之法且不能,安能治他病乎?二语经文无考。

叶霖:此章诸家诠注,皆未足达越人之旨,惟徐氏《经释》,庶乎近焉,今就其义而引申之。东方实,西方虚者,东方木也,肝也,西方金也,肺也。人之五脏,应乎五行,宜平伏,不宜偏胜,若或一脏独胜,则疾病生,须凭补泻以调之也。调之之法,而言泻南方,补北方者,南方火为木之子,北方水为木之母也。论五行本然之道,木实金当平之,火实水当平之,土实木当平之,金实火当平之,水实土当平之,此自然之理也。今东方肝实,西方肺虚,金虚何能平木,论治当抑其太过,扶其不及,故曰泻南方火,补北方水,此实则泻其子也。夫火者,木之子也,水者,木之母也,泻火则火衰,而盗泄母气,其火之势减,亦不能凌金,补水则火气愈弱,更窃木气,故曰水胜火也。况木气即泄,金不受凌,则虚者自复,复则遂得平木之实用。水既克火,其势益实,是以木之母水,胜木之子火也。而谓之子令母实,母令子虚者,盖木之子火,为木之母水所克制,则火能益水之气,故曰子令母实。而水克火,能夺火之气,故曰母令子虚也。观上下文义,则此"子母"两字,皆就肝木而言,抑木即所以扶金也。越人犹恐读者误会,更申其义曰,故泻火补水者,欲令金得以平木也。若不知治金虚之法,止以一经为补泻,则他病亦不能治也。"金"下之"不"字,滑氏谓衍文宜删,极是。按:滑氏曰:金不得平木,"不"字疑衍文。东方实,西方虚,泻南方,补北方者,木、金、火、水,欲更相平也。木、火、土、金、水之欲实,五行之贪胜而务权也。金水木火土之相干,以五行所胜,而制其贪也。经曰:一脏不平,所胜平之。东方肝也,西方肺也,东方实则知西方虚矣。若西方不虚,则东方安得过于实耶?或泻或补,要亦抑其盛,济其不足,损过就中之道也。水能胜火,子能令母实,母能令子虚。泻南方火者,夺子之气,使食母之有余。补北方水者,益子之气,使不食于母也。如此,则过者退而抑者进,金得平其木,而东西方无复偏胜偏亏之患矣。越人之意,大抵谓东方过于实,而西方之气不足,故泻火以抑其木,补水以济其金,是乃使金得与水相停,故曰欲令金得平木也。若曰金不得平木,则前后文义窒碍,竟说不通,使肝木不过,肺金不虚,复泻火补水,不几于实实虚虚耶?八十一难文义,正与此互相发明。九峰蔡氏谓水火金木土,惟修取相制,以泄其过,其意亦同。故结句云,不能治其虚,何问其余,盖为知常而不知变者之戒也。此篇大意,在肝实肺虚,泻火补水上。或问子能令母实,母能令子虚,当泻火补土为是。盖子有余,则不食母之气。母不足,则不能荫其子。泻南方火,乃夺子之气。使食母之有余。补中央土,则益母之气,使得以荫其子也。今乃泻火补水何欤?曰:此越人之妙,一举而两得之者也。且泻火一则以夺木之气,一则以去金之克。补水一则以益金之气,一则以制火之光。若补土则一于助金而已,不可施于两用,此所以不补土而补水也。或又问母能令子实,子能令母虚,五行之道也。今越人乃谓子能令母实,母能令子虚,何哉?曰:是各有其说也,母能令子实,子能令母虚者,五行之生化。子能令母实,母能令子虚者,针家之予夺,固不相侔也。四明陈氏曰:仲景云,

286

木行乘金，名曰横。《内经》曰：气有余，则制己所胜，而侮所不胜。木实金虚，是木横而凌金，侮所不胜也。术实本以金平之，然以其气正强而横，金平之则两不相伏而战。战则实者亦伤，虚者亦败。金虚本资气于土，然其时土亦受制，未足以资之，故取水为盒之子，又为木之母，于是泻火补水，使水胜火，则火馁而取气于木，木乃减而不复实，水为木母，此母能令子虚也。木既不实，其气乃平，平则金免木凌，而不复虚，水为金子，此子能令母实也。所谓金不得平，木不得凌，以金平其木，必泻火补水，而旁治之，使木金之气，自然两平耳。今按陈氏此说，亦自有理，但为"不"之一字所缠，未免牵强费辞，不若直以"不"字为衍文尔。观八十一篇中当知"金平木"一语可见矣。滑氏注，于释子令母实，母令子虚，未能明显，不若陈氏之说，较为晓畅也。然以木为火之母，水为金之子为言，其义虽通，于越人之旨，究隔一间。又按：王氏曰：余每读至此难，未尝不叹夫越人之得经旨，而悼夫后世之失经旨也。先哲有言，凡读书不可先看注解，且将经文反覆而详味之，得自家有新意，却以注解参校，庶乎经旨昭然，而不为他说所蔽。若先看注解，则被其说横吾胸中，自家却无新意矣。余平生所佩服此训，所益甚多。且如《难经》此篇，其言周备纯正，足为万世法，后人纷纷之论，其可凭乎？夫实则泻之，虚则补之，此常道也，人皆知之。今肝实肺虚，乃不泻肝而泻心，此则人亦知之，至于不补肺补脾而补肾，此则人不能知，惟越人知之耳。夫子能令母实，母能令子虚，以常情观之，则曰心火实，致肝木亦实，此子能令母实也。脾土虚，致肺金亦虚，此母能令子虚也。心火实固由自旺，脾土虚乃由肝木制之，法当泻心补脾，则肝肺皆平矣。越人则不然，其子能令母实，子谓火，母谓木，固与常情无异。其母能令子虚，母谓水，子谓木，则与常情不同矣。故曰水者木之母也。"子能令母实"一句，言病因也。"母能令子虚"一句，言治法也。其意盖曰，火为木之子，子助其母，使之过分而为病矣，今将何以处之，惟有补水泻火之治而已。夫补水者，何谓也？盖水谓木之母，若补水之虚，使力可胜火，火势退而木势亦退，此则母能虚子之义，所谓不治之治也。若曰不然，则"母能令子虚"一句，将归之脾肺乎？既归于脾肺，今何不补脾乎？夫五行之道，其所畏者，畏所克耳。今火大旺，水大亏，火何畏乎？惟其无畏，则愈旺而莫能制，苟非滋水以求胜之，孰能胜也。"水胜火"三字，此越人寓意处，细观之，勿轻忽也。虽泻火补水并言，然其要又在补水耳。后人乃言独泻火，而不用补水。又曰泻火即是补水，得不大违越人与经旨之意乎？若果不用补水，经不必言补北方，越人不必言补水矣。虽水不虚，而火独暴旺者，固不必补水亦可也。若先因水虚而致火旺者，不补水可乎？水虚火旺，而不补水，则药至而暂息，药过而复作，将

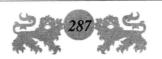

287

积年累月，无有穷已;安能绝其根哉?虽苦寒之药，通为抑阳扶阴，不过泻火邪而已，终非肾脏本药，不能滋养北方之真阴也。欲滋真阴，舍地黄、黄檗之属不可也。且夫肝之实也，其因有二:心助肝，肝实之一因也;肺不能制肝，肝实之二因也。肺之虚也，其因亦有二:心克肺，肺虚之一因也;脾受肝克，而不能生肺，肺虚之二因也。今补水而泻火，火退则木气削，又金不受克而制木，东方不实矣。金气得平，又土不受克而生金，西方不虚矣。若以虚则补母言之，肺虚则当补脾，岂知肝气正盛，克土之深，虽每日补脾，安能敌其正盛之势哉?纵使土能生金，金受火克，亦所得不偿所失矣，此所以不补土而补水也。或疑木旺补水，恐水生木，而木愈旺，故闻独泻火不补水论，忻然而从之。殊不知木已旺矣，何待生乎，况水之虚，虽峻补不能复其本气，安有余力生木哉，若能生木，则能胜火矣，或又为补水者，欲其不食于母也，不食于母，则金还矣。岂知火克金，土不生金，金之虚已极，尚不能自给，水虽食之，何所食乎?若然，则金虚不由于火之克，土之不生，而由于水之食耳，岂理也哉?纵水不食金，金亦未必能复常也。"金不得平木"一句，多一"不"字，所以泻火补水者，正欲使金得乎木也，"不"字当删去。不能治其虚，何问其余，虚指肺虚而言也。泻火补水，使金得平木，正所谓能治其虚，不补土，不补金，乃泻火补水，使金自平，此法之巧而妙者。苟不能晓此法，而不能治此虚，则不须问其他，必是无能之人矣，故曰不能治其虚，何问其余，若夫上文所谓金、木、水、火、土更相平之义，不解而自明，兹故弗具也。夫越人，亚圣也，论至于此，敢不敛衽。但说者之斁蚀，故辨之。愚按:伯仁受针法于东平高洞阳，故专以针法补泻注，安道不习针，故以用药论，若越人则一以贯之，学者习玩斯篇，于补泻之法，获益非浅。

语译

七十五难问:医经上说，属东方的肝偏盛，属西方的肺偏虚，采用泻属南方的心火，补属北方的肾水的治法，其中的道理何在呢?

答:金木水火土五行之间，彼此间应当相互制约而保持相对平衡。东方属木，西方属金。如果木将要偏盛时，金就制约它;火将要偏盛时，水就制约它;土将要偏盛时，木就制约它;金将要偏盛时，火就制约它;水将要偏盛时，土就制约它。东方属肝，东方实时就可断定肝脏偏盛，西方属肺，则可得知西方虚是说肺脏偏虚。治疗时，就可以采用泻属南方的心脏，补属北方水的肾脏的治法。因为南方属火，火是木之子;北方属水,水是木之母。水能胜火,子脏能充实母脏之气,母脏能使子脏之气趋于虚衰,所以泻南方心火和补北方肾水,目的是恢复肺金制约肝木的作用。医经上说:无法掌握治疗虚证的法则,就不能够懂得治疗其他疾病的方法,讲的就是这个道理。

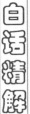

第七十六难

七十六难曰:何谓补泻?当补之时,何所取气?当泻之时,何所置气?

然:当补之时,从卫取气①;当泻之时,从营置气②。其阳气不足,阴气有余,当先补其阳,而后泻其阴③;阴气不足,阳气有余,当先补其阴,而后泻其阳④。营卫通行,此其要也⑤。

注释

①指取何气以补,当泻之时,气又置于何处。当补应取气于卫。

徐灵胎:言取何气以为补;而其所泻之气,则置之何地也。卫主气,故取气于卫。其法详下七十八难中。

虞庶:肺行五气,溉灌五脏,通注六经,归于百脉。凡取气须自卫取气,得气乃推内针于所虚之经脉浅深分部之所以补之。故曰,当补之时,从卫取气,此之谓也。

②用泻法时,置气于营分。

徐灵胎:从营置气,谓散其气于营中也。

虞庶:邪在荣分,故内针于所实之经,待气引针而泻之。故曰:当泻之时,从荣置气,置者,取也,迎也。

③此为泻有余而补不足的原则。

徐灵胎:此承上文而言补泻之法,尤当审其阴阳虚实也。卫为阳,营为阴,卫虚而营实,则补阳泻阴;营虚而卫实,则补阴泻阳;而其补泻之法,则又有先后也。《灵枢·终始篇》云:阴盛而阳虚,先补其阳,后泻其阴而和之;阴虚而阳盛,先补其阴,后泻其阳而和之。此其说之所本也。

虞庶:假令胆不足,肝有余,先补足少阳而后泻足胶阴也。

④仍为泻实补虚之大法。

虞庶:反于上法。

⑤使营卫通行畅达,是其关键。

徐灵胎:阴阳得其平,则营卫之气通畅流行矣。要,谓要法也。

滑寿:《灵枢》五十二-篇曰:浮气之不循经者为卫气,其精气之行于经者为荣气。盖补则取浮气不循经者,以补虚处;泻则从荣置其气而不用也。置,犹弃置之置。然入之病,虚实不一,补泻之道,亦非一也。是以阳气不足,而阴气有余,则先补阳而后泻阴以和之。阴气不足,而阳气有余,则先补阴而后泻阳以和之。如此则荣卫自然通行矣。补泻法,见下篇。

杨曰:此是阴阳更虚更实之变,须通荣卫,病则愈也。

丁德用:其当补之时,从卫取气。卫者,阳也。故从卫取气,方其补也。当泻之时,从荣置气。荣者,阴也。故从荣置气,置荣而后泻之。阴阳有余不足,当先补其不足,然后泻其有余,故得荣卫通行,即是持针之要妙,故言其要也。

叶霖:卫为阳而主气,乃阳明水谷之悍气,合经脉中出诸气街之气血,散入孙络,缠布周身,以充肤热肉,澹渗毫毛者也。营为阴而主血,乃奉心化赤之血气,由心至胞室,循行十二经脉,日夜五十周,以应呼吸漏下者也。《灵枢·卫气篇》曰:浮气之不循经者为卫气,其精气之行于经者为营气是也。此言用针取何气为补,而其所泻之气,则置之何地也。答辞谓补则从卫取气,盖取浮气之不循经者以补虚处,泻则从营置气,置犹弃置之置,盖从营置其气而不用也。然人之病情不一,补泻之法,尤当审其阴阳虚实也。若卫虚而营实者,以阳气不足,阴气有余,则先补阳而后泻阴以和之。若营虚而卫实者,以阴气不足,阳气有余,则先补阴而后泻阳以和之。如此补泻之法,先后有序,则阴阳得其平,营卫之气,自然通畅流行矣。《终始篇》曰:阴盛而阳虚,先补其阳,后泻其阴而和之;阴虚而阳盛,先补其阴,后泻其阳而和之。所谓盛则泻之,虚则补之,此其义也。

📖 **语译**

七十六难问:补泻指的是什么呢?当用补法的时候,又该从什么地方取气?当用泻法的时候,从什么地方处置其气?

答:当用补法的时候,应从卫分取气,当用泻法的时候,应从营分散气。若是阳气不足,阴气有余的情况,应当先补其阳气,然后泻其阴气。如果是阴气不足,阳气有余的情况,应当先补其阴气,然后泻其阳气。使得营卫之气能够正常流通运行,这就是针刺补泻的关键。

第七十七难

七十七难曰：经言上工治未病，中工治已病者，何谓也？

然：所谓治未病者，见肝之病，则知肝当传之与脾，故先实其脾气，无令得受肝之邪，故曰治未病焉。中工治已病者，见肝之病，不晓相传，但一心治肝①，故曰治己病也。

注释

①此为古人以五行生克之理为基础提出的治未病的思想。

徐灵胎：木旺侮土也。补其脾气，则能御肝，不受克贼也。专治肝而肝邪入脾，则脾又病，经所谓故病未已，新病复起者也。

滑寿：见肝之病，先实其脾，使邪无所入，治未病也，是为上工。见肝之病，一心治肝，治已病也，是为中工。《灵枢》五十五篇曰：上工刺其未生也，其次刺其未盛者也，其次刺其已衰者也。下工刺其方袭者也，与其形之盛者也，与其病之与脉相逆者也。故曰方其盛也勿敢毁伤。刺其已衰，事必大昌。故曰上工治未病，不治已病，此之谓也。

丁德用：《素问》曰：春胜长夏，长夏胜冬，冬胜夏，夏胜秋，秋胜春，此四时五行相胜之理也。人之五脏，有余者行胜，不足者受邪。上工先补不足，无令受邪，而后泻有余，此是治未病也。中工持针，即便泻有余，故言治已病也。

杨曰：五脏得病，皆传其所胜，肝病传脾之类是也。若当其旺时，则承受传，即不须行此方也。假令肝病当传脾，脾以季夏旺，正旺则不受邪，故不须实脾气也。若非季夏，则受肝邪，便当预令实脾气，勿令得受肝邪也。如此者，谓之上工。工，犹妙也，言妙达病源者也。其中工未能全解，故止守一脏而已。

叶霖：《灵枢·逆顺篇》曰：上工刺其未生者也，其次刺其未盛者也，其次刺其已衰者也，下工刺其方袭者也，与形之盛者也，其病之与脉相逆者也。故曰；方其盛也，勿敢毁伤，刺其已衰，事必大昌。故曰：上工治未病，不治已病，此之谓也。此言治病，上工刺其病之未生，其次刺其初来未盛，再其次则刺其已衰，如兵法之避其来锐，击其惰归也。

故伯高曰：无迎逢逢之气，无击堂堂之阵，无刺熇熇之热，无刺漉漉之汗，无刺浑浑之脉，无刺病与脉相逆者是也。下工不知此义，刺其邪之方袭于经脉之中，或刺其邪之方盛于皮腠之间，或刺其邪正相攻之时，不能图功，皆足以偾事也。此论刺法须及其病未生，并方退之时，乃可用针。然凡病皆当预图于早，勿待病成方治，以贻后悔也。治之早则用力少而成功多，所谓曲突徙薪之勋，宜加于焦头烂额之上也。治病固当如此，而处天下事概当如此，岂止针法为然哉？夫五脏之气旺，则资其所生，由肝生心，心生脾，脾生肺，肺生肾，肾生肝，顺传则吉也。病则侮其所克，肝克脾，脾克肾，肾克心，心克肺，肺克肝，逆传则凶也。上工治未病者，治所传未病之脏也。是以见肝之病，知肝传脾，当先实脾，使肝病不得传而可愈也。故曰治未病。中工昧此，见肝病而徒治其肝，则肝病未已，脾病复起，故曰治已病也。《素问·玉机真脏论》曰：五脏受气于其所生，传之于其所胜，气舍于其所生，死于其所不胜，病之且死，必先传行至其所不胜，病乃死。此言气之逆行也，故死。亦此义也。按：此章乃古医经奥旨微言，越人畅其厥义，然尤有未尽者，仲景《金匮》引申之，足为后学津筏。问曰：上工治未病，何也？

师曰：夫治未病者，见肝之病，知肝传脾，当先实脾，四季脾旺不受邪，即勿补之。中工不晓相传，见肝之病，不解实脾，惟治肝也。夫肝之病，补用酸，助用焦苦，益用甘味之药调之。酸入肝，焦苦入心，甘入脾，脾能制肾，肾气微弱，则水不行，水不行则心火气盛，心火气盛，则制肺，肺被制，则金气不行，金气不行，则肝气盛，则肝自愈，此治肝补脾之要妙也。肝虚则用此法，实则不在用之。

经曰：虚虚实实，补不足，损有余，是其义也。余脏准此。此条须分三段看，上段言肝病必传于脾，木克土也。上工必先实脾，脾实不受木克，则肝病以不得传而可愈也。然脏气之衰旺，与时令相流通，四季辰戌丑未四月，每季土旺十八日，舍算奇零，以五行各旺七十二日之数。脾土当旺，则不受邪，即勿补之，而肝木亦不得肆其侮也。设过补脾，又犯实实之戒矣。中工不识五行衰旺传克之义，见肝之病，惟治已病之肝，不知实未病之脾也。中段言肝之为病多虚，盖虚则受邪也。肝木既虚，肺金必侮其不胜，上工治此，必在肺金未侮肝木之先有以制之。用酸以补肝木之本体，用焦苦以助其子心火，使不泄肝木之气，而克制肺金，用甘以益脾土而制水，水弱则火旺，火旺则金制，金制则木不受克，而肝病自愈矣。此亢则害，承乃制，隔二隔三之治，故曰此治肝补脾之要妙也。末段言肝虚则用此法，肝实不用此法也。中工不明虚实之理，虚者泻之，是为虚虚。实者补之，是为实实。故又引经文补不足，泻有余，以证其义。而再曰，余脏准此，盖举一肝脏，一隅三反，余可类推也。此与七十五难之泻南方,补北方之义略同。而尤氏注《金匮》,不明隔治之理,谓"酸入肝"以下十五句,为后人添注,误矣。

语译

七十七难问:医经上说,医术高明的医生能够预防尚未发生的疾病,医术一般的医生只能待疾病已经发生时,才能治疗,这是什么意思呢?

答:所谓治未病,例如看到肝脏有病,就应该懂得肝病往往会传给脾脏,因此预先充实脾气而使它不会受到肝脏病邪的侵犯,这就是所谓的治未病。医术一般的医生,见到肝脏有病,不懂得它会传给脾脏的道理,只是一味的专治肝病,所以说其只能治疗已经发生的疾病。

第七十八难

七十八难曰：针有补泻，何谓也？

然：补泻之法，非必呼吸出内针也①。知为针者，信其左；不知为针者，信其右②。当刺之时，先以左手厌按所针荥、俞之处，弹而努之③，爪而下之④，其气之来，如动脉之状⑤，顺针而刺之，得气⑥，因推而内之⑦，是谓补；动而伸之⑧，是谓泻。不得气，乃与男外女内⑨；不得气，是谓十死不治也⑩。

注释

①指针刺补泻并非单指依据呼吸而出入针的方法。

徐灵胎：《素问·离合真邪论》云：吸则内针，无令气忤……候呼引针，呼尽乃去，大气皆出，故命曰泻……呼尽内针，静以久留，以气至为故……候吸引针，气不得出，各在其处，推合其门，令神气存，大气留止，故命曰补。此呼吸出内之法，越人以为其道不尽于此，当如下文所云也。

杨曰：补者，呼则出针，泻者，吸则内针。故曰呼吸出内针也。

虞庶：谓用针补泻之法，呼吸取生成之数为之。

叶霖：针法之补泻，候呼内针，候吸出针者，补也；候吸内针，候呼出针者，泻也。《素问·离合真邪论》曰：吸则内针，无令气忤，静以久留，无令邪布，吸则转针，以得气为故，候呼引针，呼尽乃去，大气皆出，故命曰泻。呼尽内针，静以久留，以气至为故，如待所贵，不知日暮，其气以至，适而自护，候吸引针，气不得出，各在其处，推阖其门，令神气存，大气留止，故命曰补。此《内经》呼吸出内，补泻候气之常法也。

②此在强调针刺补泻之时，更要注重协调人体与针体的左手，不要单单注重持针的右手。

徐灵胎：信其左，谓其法全在善用其左手，如下文所云是也。信其右，即上呼吸出内针也。持针以右手，故曰信其右。

杨曰：凡欲下针之法，先知穴处，便以左手按之，乃以右手弹其所按之处。

丁德用：知为针者信其左，谓左手先按压刺之穴。

③厌，通压，此指左手按压腧穴处，并弹击揉努使之经气充沛。

徐灵胎:弹,指击也。努,揉也。

杨曰:脉动应在左手之下。仍即以左手指按之。

④爪,此指用左手掐捏。

徐灵胎:以爪掐至肉中也。

⑤经气到来,如脉动之状努起。

徐灵胎:动其血气,则气来聚如脉口之动,此左手所候之气也。

丁德用:以其气来,如动脉而应其手。

⑥顺其经脉之气而进针,使之产生针感。

徐灵胎:谓气至针,此针下所候之气也。

杨曰:然后循针而刺之,待气应于针下。

丁德用:即内其针,亦是迎而夺之,为之泻,气过而顺针而刺之,是为随而济之也。

⑦依就着经气而推进针体。因,依就也。

徐灵胎:推入其针,气亦从之入也。

杨曰:因推入荣中,此足补也。

虞庶:自卫得气,推之于所虚之分,开穴出针,曰补也。

⑧动,动摇针体。伸,提插针体。

徐灵胎:谓摇动而引出其气也。

杨曰:若得气便摇转而出之,此是泻也。

虞庶:自荣取穴引针,开穴出针,曰泻也。侯吸内针,呼尽出针,曰先补后泻,反此行之,则曰先泻后补也。《玄珠密语》称其补泻法云:按之得气,内于天部。天部得气,推之至地部,天地气相接则出针曰泻,反此行之曰补。与此义相反。

⑨如没有针感,则用男浅刺于卫,女深刺于营的方法。

徐灵胎:男则候之于卫之外,女则候之于营之内。

杨曰:若久留针而待气不至,则于卫中留针,待气久不得,又内入于荣中,久留待气。

丁德用:其男子阳气行于外,女子阴气行于内,男子则轻手按其穴,女子则重手按其穴。

⑩如仍没有针感,是为经气败绝的死证。

徐灵胎:候气而气不至,则营卫已脱,针必无功。十死,言无一生也。

滑寿:弹而努之,鼓勇之也。努读若怒。爪而下之,掐之稍重,皆欲致其气之至也。气至指下,如动脉之状,乃乘其至而刺之。顺,犹循也,乘也。停针待气,气至针动,是得气也。因推针而内之,是谓补。动针而伸之是谓泻,此越人心法。非呼吸出内者也,是固然也。若停针候气,久而不至,乃与男子则浅其针而候之卫气之分,女子则深其针而候之荣气之分。如此而又不得气,是谓其病终不可治也。篇中前后二气字不同,不可不辨。前言气之来如动脉状,未刺之前,左手所候之气也。后言得气不得气,针下所候之气也。此字两节,周仲立乃云:凡候气左手宜略重之。候之不得,乃与男则少轻其手于卫气之分以候之,女则重其于于荣气之分以候之。如此则既无前后之分,又昧停针待气之道,尚何所据为补泻耶?

杨曰:如其三处气候不应于针者,谓阴阳俱尽,不可复针。如此之候,十人十死,故云十死不治。卫为阳,阳为外,故云男外,荣为阴,阴为内,故云女内也。

丁德用:过时而气不至,不应其左于者,皆不可刺之也。刺之则无功,谓气绝,故十死不治也,何持留针而候气也。

叶霖:越人以针法不仅乎此,善于用针者,凡下针之时,先定其穴,便以左手压按所针之处,以指弹击而努揉之,以爪掐引而下之,以致其气。其气之来,如动脉之状,顺针而刺之,针得气,推其针而内入之,是谓补。摇动其针而引伸之,是谓泻。若候气久而不至,于男子则候之于卫外,女子则候之于营内。若再求之不得,则营卫之气已脱,针必无功,是属不治之证也。按:滑氏曰:弹而努之,鼓勇之也。努,读若怒。爪而下之,掐之稍重,皆欲致其气之至也。气至指下,如动脉之状,乃乘其至而刺之。顺犹循也,乘也,停针待气,气至针动,是得气也。因推针而内之,是谓补。动针而伸之,是谓泻。此越人心法,非呼吸出内者也。是固然矣,若停针候气,久而不至,乃与男子则浅其针而候之卫气之分,女子则深其针而候之营气之分,如此而又不得气,是谓其病终不可治也。篇中前后二"气",字不同,不可不辨。前言气之来如动脉状,未刺之前,左手所候之气也。后言得气不得气,针下所候之气也,此是两节。周仲立乃云:凡候气左手宜略重之,候之不得,乃与男则少轻其手于卫气之分候之,女则重其手于营气之分候之,如此则既无前后之分,又昧停针待气之道,尚何所据为补泻耶?

📖 **语 译**

七十八难问:针刺有补法和泻法,是怎样进行操作实施呢?

答:补泻的针法,呼吸出入并非行针的唯一方法。懂得针法者,应更注重左手;不谙针法者,才只注重右手。当针刺的时候,先以左

手压按所刺荥输的部位，用手指轻弹皮肤使脉络和肌肉得以申张，
再用爪甲稍用力向下掐切，当经脉之气来临之际，好象动脉搏动的
形状，就顺势将针刺入，等到针下有针感，便把针推进而纳入深部，
这就是所谓的补法，摇动针身并提插引气外出的，就是所谓的泻法。
假如进针后不得气，则男子当用浅提插、女子当用深提插的方法，如
果仍然不能得气，就是经气败绝的死症了。

难经

白话精解

第七十九难

七十九难曰：经言迎而夺之，安得无虚？随而济之，安得无实？虚之与实，若得若失；实之与虚，若有若无。何谓也？

然：迎而夺之者，泻其子也；随而济之者，补其母也。假令心病，泻手心主俞^①，是谓迎而夺之者也^②；补手心主井，是谓随而济之者也^③。所谓实之与虚者，牢濡之意也^④。气来实牢者为得，濡虚者为失，故曰若得若失也^⑤。

注释

①指泻其子时，应逆其经气而劫夺之；补其母应顺从经气而济助之。

徐灵胎：迎随，解见七十二难。经语见《灵枢·九针十二原篇》。按此子母即以本经井、输所属五行生克言，非如七十五难指五脏所属子母也。心病属火，本当取荥。阴受气于五脏，其经气从输及荥、及井，泻输则迎其来处而夺之，输属土，心之子也。

虞庶：心病却泻手心主输，心者，法不受病。受病者，心包络也。手心主者，则手厥阴心包络也，包络中输者，上也。心，火也。土是火子，乃泻其输，此乃泻子也。

叶霖：经言，《灵枢·九针十二原篇》曰：迎而夺之，恶得无虚，随而济之，恶得无实。迎之随之，以意和之，针道必矣。《小针解》曰：言实与虚，若有若无者，言实者有气，虚者无气也。为虚为实，若得若失者，言补者佖然若有得也，泻则恍然若有失也。此节全引经文问补泻虚实之义也。迎而夺之者，泻也。随而济之者，补也。假令心病泻于心主输者，心为君主，法不受病，受病者，手心主包络也。《灵枢》所谓少阴无输者是也。心，火也，包络属手厥阴，相火也。其输大陵，土也。土为火之子，泻其输，乃实则泻其子也。

②治心病而取心包经的输穴，并用迎而夺之的方法，为泻法。

虞庶：迎谓取气，夺渭泻气也。

叶霖：迎谓取气，夺谓泻气也。

③治心病而取心包经的井穴，并用随而济之的方法，为补法。

徐灵胎：补井则随其去处而济之，井属木，心之母也。其说已详见七十二难中。

299

按：心病泻手心主穴者，《灵枢·邪客篇》云：诸邪之在心者，皆在心之包络。又云：少阴独无腧者……其外经病而脏不病，故独取其经于掌后锐骨之端，其余脉出入屈折，其行之徐疾，皆如手少阴心主之脉行也。六十六难亦以手厥阴心主之大陵穴为心之原，此其义也。

滑寿：迎而夺之者泻也，随而济之者补也。假令心病，心火也，土为火之子，手心主之输太陵也，实则泻之，是迎而夺之也。木者火之母，手心主之井，中冲也。虚则补之，是随而济之也。迎者迎于前，随者随其后。此假心为例，而补泻则云手心主，即《灵枢》所谓少阴无输者也。当与六十六难并观。

虞庶：心火井木，今补心主之井，谓补母也。水者，火之母也。随谓自卫取气，济谓补不足之经。

叶霖：心主之井，中冲木也，木为火之母，今补心主之井，乃虚则补其母也。随谓自卫取气，济谓补不足之经也。

④牢濡，此指针下对施针者产生的指感。牢为得，似是一种沉滞感，为补。濡为失，似是一种濡软感，为泻。

徐灵胎：一作濡牢。

虞庶：牢濡，虚实之意也。

⑤牢为若得，即补。濡为若失，即泻。

徐灵胎：气，指针下之气也。其气来而充实坚牢为得，濡弱虚微为失，言得失则有无在其中矣。

滑寿：气来实牢濡虚，以随济迎夺而为得失也。前云虚之与实，若得若失，实之与虚，若有若无。此言实之与虚，若得若失。盖得失有无，义实相同。互举之，省文尔。

杨曰：此是当脏自病，而行斯法，非五脏相乘也。

丁德用：五脏虚即补其母，是谓随而济之；实则泻其子，是谓迎而夺之。况欲行其补泻，即先候其五脏之脉，及所刺穴中如气来牢实者，可泻之；虚濡者，可补之。若持针不能明其牢濡者，故若得若失也。

叶霖：五脏虚即补其母，是谓随而济之也；实即泻其子，是谓迎而夺之也。欲为补泻，当先候针下之气：如气来充实坚牢者为得，可泻之。如气来濡弱虚微者为失，可补之。设不明实牢虚濡，安能辨其若得若失也哉！按：汪机曰：《内经》岐伯曰：迎而夺之，恶得无虚，言邪之将发也，先迎而亟夺之，无令邪布，故曰卒然逢之，早遏其路。又曰：方其来也，必按而止之，此皆迎而夺之，不使其传经而走络也。仲景曰：太阳病头痛，七日已上自愈者，以其行经尽故也。若欲作再经者，针足阳明，使经不传则愈。《刺疟篇》曰：疟发身方热，刺跗上动脉，开其孔，出其血立寒。疟方欲寒，刺手阳明太阴、足阳明太阴，随井输而刺之，出其血，此皆迎而夺之之验也。夫如是者，譬如贼将临境，则先夺其便道，断其来路，则贼失其所利，恶得不虚，而流毒移害，于此可免矣。随而济之，恶得不实，言邪之已过也，随后以济助之，无令气忤。故曰神不足者，视其虚络，按而致之，刺而利之，无出其血，无泄其气，以通其经，神气乃平。谓但通经脉，使其和利，抑按虚络，令其气致。又曰：太阴疟，病至则善呕，呕已乃衰，即取之，言其衰即取之也。此皆随而济之，因其邪过经虚，而气或滞郁也。经曰：刺微者，按摩勿释，著针勿斥，移气于不足，神气乃得。岐伯曰：补必用员，员者行也。行者移也，谓行未行之气，移未复之脉，此皆随而济之之证也。所以然者，譬如人弱难步，则随助之以力，济之以舟，则彼得有所资，恶得不实其经，虚气之郁，于此可免矣。迎夺随济，其义如此。《难经》曰：迎而夺之者，泻其子也；随而济之者，补其母也。假令心病火也，土为火之子，手心主之输，大陵也，实则泻之，是迎而夺之也。木者火之母，手心主之井，中冲也，虚则补之，是随而济之也。迎者迎于前，随者随其后，此假心为例，余可类推。补泻之云于心主，所谓少阴无输，手少阴与手厥阴同治也。调气必在阴阳者，内为阴，外为阳，里为阴，表为阳，察其病之在阴在阳而调之也。如阴虚阳实，则补阴泻阳；阳虚阴实，则补阳泻阴。或阳并于阴，阴并于阳，或阳阴俱虚俱实，皆随其所见而调之。《内》《难》所论迎随不同者，《内经》通各经受病言，《难经》主一经受病言，病合于《内经》者，宜从《难经》子母迎随之法治之，各适其宜，庶合经意。又《玄珠经》曰：五运之中，必折其郁气，先取化源，其法：太阳司天，取九月泻水之源；阳明司天，取六月泻金之源；少阴司天，取三月泻火之源；太阴司天，取五月泻土之源；厥阴司天，取年前十二月泻木之源；乃用针迎而取之之法也。详此迎取之法，乃治气运胜实淫郁，故用此法以治之，与《内》《难》之法不同也。汪氏会通《内》《难》，释明迎随补泻之义，亦颇晓畅，有益来兹，不嫌重复，故并录之。

📖 语 译

七十九难问：医经上说，运用逆其经脉之气而劫取的泻法，怎么可能不使得病气由实转虚呢？运用随其经脉之气而济助的补法，又怎么能不使得正气由虚转实呢？用针刺法治疗虚证和实证时，补虚泻实，虚用补法，手下若有所得；实用泻法，手下若有所失。针刺实证和虚证，实证指下会感觉坚紧充实有力，虚证指下会感觉濡软空虚无力，这些应如何理解呢？

答：补虚泻实，迎而夺之的泻法，就是泻其子穴；随而济之的补法，就是补其母穴。例如心脏发生疾病，就当针泻手厥阴心包经的输穴，即所谓的迎而夺之的泻法。针补心包经的井穴，即所谓的随而济之的补法。所说实证与虚证的得失，是指针刺时指下感觉紧牢充实或软弱空虚的。指下感觉气来紧牢充实的就称为得，感觉软弱空虚的就称为失，所以说若有所得、若有所失。

难经白话精解

第八十难

八十难曰：经言有见如入，有见如出者，何谓也？

然：所谓有见如入者，谓左手见气来至，乃内针①，针入见气尽，乃出针②。是谓有见如入，有见如出也③。

注释

①有见如入，此仍指左手的感觉。

徐灵胎：即七十八难所谓动脉之状足也。滑氏谓：有见如入下当欠有见如出四字。

②气尽，似是针感消失，针下空虚感。

徐灵胎：气尽，其气来而复散也。

叶霖：此论针之出入，必见其气之已至已尽，而后可出可入也。

③如，此为连词。

徐灵胎：滑氏《本义》：如读若而，古字通用。

滑寿：所谓有见如入，下当欠有见如出四字。如读若而，《孟子》书望道而未之见，而读若如。盖通用也。有见而入出者，谓左手按穴待气来至乃下针，针入，候其气应尽而出针也。

丁德用：欲刺人脉，先以左手候其穴中之气，其气来而内针，候气尽乃出其针者，非迎随泻补之穴也。谓不虚不实，自取其经，施此法也。

杨曰：此还与弹而努之、爪而下之相类也。

叶霖：经言有见如入，有见如出者，谓凡欲刺，先以左手按其穴，候其穴中之气来，而内其针，针入候其气尽，乃出其针，非迎随补泻之法也。如读若"而"，《孟子》书望道而未之见，而读若"如"，盖通用也。

语 译

八十难问：医经上说，有见如入，有见如出，是什么意思？

答：所谓有见如入，有见如出，就是说先用左手压穴，指下感受到经气来临时，然后推针刺入。当针入后显现经气已散时，将针拔出。即所谓有见如入、有见如出的意思。

第八十一难

八十一难曰:经言无实实,无虚虚,损不足而益有余①。是寸口脉耶?将病自有虚实耶②?其损益奈何③?

然:是病,非谓寸口脉也,谓病自有虚实也。假令肝实而肺虚,肝者木也,肺者金也,金木当更相平④,当知金平木⑤。假令肺实而肝虚,微少气,用针不补其肝,而反重实其肺⑥,故曰实实虚虚,损不足而益有余。此者,中工之所害也⑦。

注释

①无,同毋。第一个实字为动词,意为补。第一个虚字为动词,意为泻。

徐灵胎:言实者宜泻,而反补之;虚者宜补,而反泻之;不足者,反损之;有余者,反益之,皆误治也。经文见《灵枢·九针十二原篇》。

②以上虚实,是指寸口脉象的表现呢,还是内在病机的虚实呢。

徐灵胎:一作也。言所谓虚实者,不知其指脉言,抑指病言也。

③指上文损益的含义是什么。

徐灵胎:言其损益之法,将何如而得也。

④此不是寸口脉的脉象体现,而是指疾病性质的虚实。金木更相平,指金木相克而达其平衡。

徐灵胎:说详七十五难中。

⑤以金克木。

徐灵胎:言当泻南方、补北方也。

⑥此指针刺补泻的错误。

徐灵胎:如此则肺益甚,而肝益虚矣。

⑦补泻反用所致的危害。

徐灵胎:害,谓不惟不能治其病,而反害其人也。

滑寿:是病二字,非误即衍。肝实肺虚,金当平木,如七十五难之说。若肺实肝虚,则当抑金而扶木也。用针者,乃不补其肝,而反重实其肺。此所谓实其实而虚其虚,损不足而益有余,杀人必矣。中工,中常之工,犹云粗工也。按《难经》八十一篇,篇辞甚简,然而荣卫度数、尺寸位置、阴阳旺相、脏腑内外、脉法病能、经络流注、针刺穴输,莫不该尽,而此篇尤创艾切切,盖不独为用针者之戒,凡为治者,皆所当戒。又绝笔之微意也。于乎越人当先秦战国时,与《内经》《灵枢》之出不远,必有得以口授面命,传闻晔晔者,故其见之明而言之详,不但如史家所载,长桑君之遇也。邵庵乃谓经之当难者,未必止此八十一条。噫!犹有望于后人欤?

丁德用:中者,伤也。谓昧学之工、不能明其五脏之刚柔,而针药误投,所以反增其害,十人全八,能知二脏也。令肝虚肺实,二脏之病,全六,反增其害也。

杨曰:上工治未病,知其虚实之原,故补泻而得其宜。中工未审传病之本,所治反增其害也。

叶霖:经言,《灵枢·九针十二原》也。大治病之法,以平为期,虚者补之,实者泻之,不足者益之,有余者损之。若实者宜泻,而反补之;虚者宜补,而反泻之;不足者反损之,有余者反益之;此皆误治也。故曰无实实,无虚虚,损不足,益有余也。但此,所谓之虚实者,不知其指脉言也,抑指病言也?故曰是寸口脉耶,将病有虚实耶?其损益之法,将如何以治之?故曰其损益奈何?然此非脉之虚实,乃病自有之虚实也,故曰是病非谓寸口脉也。假令肝实肺虚,则金无平木之力,当知泻南方火,补北方水,作隔二隔三之治,其金木始得相平也。设或肺实肝虚,便当抑金扶木。而粗工昧此,不知补肝,而反重实其肺,如此则肺益实而肝益虚,是不独不明隔治之法,而虚实莫辨,反损其不足,益其有余,不惟不能治其病,而反害其人矣。故复申之曰,实实虚虚,损不足,益有余,此者中工之害也。此章虽言针法之补泻,实为总结全篇纲领,盖医家于虚实之间,不容稍误,若或稍误,害如反掌,故越人不惮反覆叮咛,谆谆垂戒也。或问《难经》问难《内经》之义者也,而《内经》当难之义,未必止此,而越人独问八十一难,何所取义耶?邵庵原作"邵肌",日本天和四年甲子(1684)芳野屋作十郎刻《医家七部书》本《难经本义》赖浅政直三世批校本改"肌"作"庵",从改。曰:昉于老子道生一,一生二,二生三,三之为九,故九而九之,为八十一章。太玄以一元为三方,自是为九,而积之为八十一首。《素问·离合真邪论》九九八十一篇,以起黄钟数焉。古书多以八十一篇为数者,实本乎此。然辞虽简而义该,于诊法、经络、脏象、病能、腧穴、针法,莫不咸备。如脉有根本,人有元气,男生于寅,女生于申,木所以沉,金所以浮,金生于巳,水生于申,泻南方火,补北方水诸说,《灵枢》《素问》未见,皆足以羽翼经文。而诊法独取寸口以三部,其事约而易明,实为不磨之矜式也。详其设问之辞,称经言者,出于《素问》《灵枢》二经固多,亦有二经无所见者,盖摭于古医经。

是《难经》一书,实与《内经》相表里,而不可歧视者也。若潜心研究,寻其指趣,虽不能洞见五脏结,亦思过半矣。

六十九难至八十一难,论针法。

语 译

八十一难问:医经上说,治疗实证时,莫用补法,或治疗虚证时莫用泻法,以免损害其不足而反补益其有余。这是指寸口脉脉象的虚实呢?还是指疾病本身病理上的虚实呢? 它所造成的危害和补益的错误情况怎样呢?

答:这是指疾病,而非指寸口脉。是指疾病本身的虚实。如疾病属于肝实肺虚的,肝是属木的,肺是属金的,金与木本应相互制约,这就应该懂得用补肺泻肝法,使金木相互平衡。如疾病属于肺实肝虚的,肝气微弱不足,用针刺治疗不补偏虚的肝,而反更加补益偏盛的肺,所以说错误地补实泻虚,以致损其不足而补益有余。这些就是庸医所造成的恶果。